Cardiac Pathology as the
Diagnosis Modality

診断モダリティとしての心筋病理

【編集】
心筋生検研究会

南江堂

【編集・監修・執筆者一覧】

■編集
心筋生検研究会

■監修
和泉　徹	いずみ　とおる	恒仁会新潟南病院／北里大学
廣江　道昭	ひろえ　みちあき	国立国際医療研究センター循環器内科

■編集委員（五十音順）
今中　恭子	いまなか　きょうこ	三重大学大学院医学系研究科修復再生病理学
植田　初江	うえだ　はつえ	国立循環器病研究センター病理部・バイオバンク
加藤　誠也	かとう　せいや	福岡県済生会福岡総合病院病理診断科
坂田　泰史	さかた　やすし	大阪大学大学院医学系研究科循環器内科学
高野　博之	たかの　ひろゆき	千葉大学大学院薬学研究院分子心血管薬理学
竹村　元三	たけむら　げんぞう	朝日大学歯学部総合医科学講座内科学分野
寺﨑　文生	てらさき　ふみお	大阪医科大学医学教育センター・循環器内科
西川　俊郎	にしかわ　としお	東京女子医科大学病理診断科
布田　伸一*	ぬのだ　しんいち	東京女子医科大学大学院重症心不全制御学分野
室原　豊明	むろはら　とよあき	名古屋大学大学院医学系研究科循環器内科学
矢﨑　善一	やざき　よしかず	佐久総合病院佐久医療センター循環器内科

（＊：委員長）

■執筆者（五十音順）
赤木　達	あかぎ　さとし	岡山大学大学院医歯薬学総合研究科循環器内科学
池田　善彦	いけだ　よしひこ	国立循環器病研究センター病理部臨床病理科
和泉　徹	いずみ　とおる	恒仁会新潟南病院／北里大学
市田　蕗子	いちだ　ふきこ	富山大学医学部小児科学教室
井手　友美	いで　ともみ	九州大学大学院医学研究院循環器内科学
猪又　孝元	いのまた　たかゆき	北里大学北里研究所病院循環器内科
今中　恭子	いまなか　きょうこ	三重大学大学院医学系研究科修復再生病理学
植田　初江	うえだ　はつえ	国立循環器病研究センター病理部・バイオバンク
浮村　聡	うきむら　あきら	大阪医科大学内科学Ⅲ
宇都　健太	うと　けんた	東京女子医科大学第二病理学
江口　和男	えぐち　かずお	さいたま赤十字病院
大郷　恵子	おおごう　けいこ	国立循環器病研究センター病理部臨床病理科
奥村　貴裕	おくむら　たかひろ	名古屋大学大学院医学系研究科循環器内科学
尾上　健児	おのうえ　けんじ	奈良県立医科大学第1内科学教室
甲斐　久史	かい　ひさし	久留米大学医療センター循環器内科
加藤　誠也	かとう　せいや	福岡県済生会福岡総合病院病理診断科
加藤　靖周	かとう　やすちか	藤田医科大学医学部循環器内科学Ⅰ
神谷千津子	かみや　ちづこ	国立循環器病研究センター周産期・婦人科部
河合　祥雄	かわい　さちお	順天堂大学大学院スポーツ健康科学研究科／順天堂大学医学部附属順天堂医院健康スポーツ室

河村　俊治	かわむら　しゅんじ	東京女子医科大学東医療センター病理診断科
神﨑万智子	かんざき　まちこ	大阪大学大学院医学系研究科循環器内科学
木岡　秀隆	きおか　ひでたか	大阪大学大学院医学系研究科循環器内科学
木曽　啓祐	きそ　けいすけ	国立循環器病研究センター放射線部
北川　覚也	きたがわ　かくや	三重大学医学部附属病院中央放射線部
木村　彰方	きむら　あきのり	東京医科歯科大学難治疾患研究所分子病態分野
木村　朋生	きむら　ともなり	岡山大学大学院医歯薬学総合研究科循環器内科学
木村　光	きむら　ひかる	佐久総合病院佐久医療センター循環器内科
小垣　滋豊	こがき　しげとよ	大阪大学大学院医学系研究科小児科学
齋藤　恒徳	さいとう　つねのり	日本医科大学多摩永山病院循環器内科
坂田　泰史	さかた　やすし	大阪大学大学院医学系研究科循環器内科学
島田　俊夫	しまだ　としお	静岡県立総合病院検査部／臨床研究部
関口　守衛	せきぐち　もりえ	日本心臓血圧研究振興会／東京女子医科大学
高野　博之	たかの　ひろゆき	千葉大学大学院薬学研究院分子心血管薬理学
武田　充人	たけだ　あつひと	北海道大学大学院医学研究科小児科学
竹中　俊宏	たけなか　としひろ	垂水市立医療センター垂水中央病院内科・循環器内科
竹村　元三	たけむら　げんぞう	朝日大学歯学部総合医科学講座内科学分野
田中　道雄	たなか　みちお	都立広尾病院検査科
寺﨑　文生	てらさき　ふみお	大阪医科大学医学教育センター・循環器内科
中尾正一郎	なかお　しょういちろう	霧島記念病院循環器内科
中村　一文	なかむら　かずふみ	岡山大学大学院医歯薬学総合研究科循環器内科学
中村　浩士	なかむら　ひろし	国立病院機構呉医療センター中国がんセンター総合診療科
西川　俊郎	にしかわ　としお	東京女子医科大学病理診断科
西田　尚樹	にしだ　なおき	富山大学大学院医学薬学研究部法医学講座
布田　伸一	ぬのだ　しんいち	東京女子医科大学大学院重症心不全制御学分野
長谷川　洋	はせがわ　ひろし	千葉大学大学院医学研究院循環器内科学
坂東　泰子	ばんどう　やすこ	名古屋大学医学部附属病院循環器内科
平野　賢一	ひらの　けんいち	大阪大学大学院医学系研究科循環器内科学
廣江　道昭	ひろえ　みちあき	国立国際医療研究センター循環器内科
廣野　恵一	ひろの　けいいち	富山大学医学部小児科学教室
藤野　剛雄	ふじの　たけお	九州大学病院循環器内科学
松山　高明	まつやま　たかあき	京都府立医科大学大学院医学研究科細胞分子機能病理学
馬渡　一寿	まわたり　かずとし	久留米大学医学部内科学講座心臓・血管内科部門
馬渡　耕史	まわたり　こうし	鹿児島生協病院／鹿児島医療生活協同組合
室原　豊明	むろはら　とよあき	名古屋大学大学院医学系研究科循環器内科学
森本紳一郎	もりもと　しんいちろう	総合青山病院循環器内科
矢﨑　善一	やざき　よしかず	佐久総合病院佐久医療センター循環器内科
吉川　勉	よしかわ　つとむ	榊原記念病院循環器内科
吉澤佐恵子	よしざわ　さえこ	東京女子医科大学第二病理学
吉田　愛知	よしだ　あいち	鹿児島予防医学研究所病理部／鹿児島大学名誉教授（Ⅲ-2-a「Fabry病」の「病理」担当）
渡邊　直樹	わたなべ　なおき	名古屋大学大学院医学系研究科循環器内科学

序　文

　心臓における生検は，今から55年前の1962年に考案された今野・榊原式心内膜心筋生検鉗子により現実的となりました．その後の心臓カテーテル検査の発展とともに，生検による心筋の病理組織学的検査は疾患の診断に留まらず病態解明においてもその有用性が重んじられるようになり，今から約40年前の1979年に，今の「心筋生検研究会（Cardiac Biopsy Conference: CABIC）（ホームページ http://www.cabic.biz）」の前身である「心内膜心筋生検所見を読む会」が，岡田了三先生（順天堂大学循環器内科），河村慧四郎先生（大阪医科大学第三内科），関口守衛先生（東京女子医科大学日本心臓血圧研究所内科）により産声を上げました．その後は毎年会を重ねてきております．

　この40年近くの積み重ねにより証明されたことは，小さな心筋生検組織から得られる情報が，光学顕微鏡，電子顕微鏡から得られる形態学的解明ばかりでなく，分子生物学的手法，遺伝子解析などにより，これからも新たな世界をもたらすということです．高度先進医療だった心臓移植が今では世界中で一般の医療にまで広まったのはまさしくこの心筋生検の賜物でしょう．
　そして，20世紀後半に心筋生検とともに発展したもう一つのものが医用画像機器（モダリティ）です．コンピューターを駆使したCTやMRI，超音波診断装置に代表されるこれらモダリティは，現在，心臓病，とくに心筋疾患の臨床および研究に大きく貢献しています．私たちは，これらのモダリティから得られる情報とその元になる組織学的所見を理解しておかなければなりません．

　本書は，「心筋生検研究会（CABIC）」が，心臓病に携わる循環器医，画像診断医，病理医，そして総合診療医から研修医，基礎研究者，さらには検査技師の方々のために，循環器病学における各種モダリティとその病理組織所見を解釈し，病態を理解するためのテキストブックとして作成しました．

　本書が，先人たちが残した多くの業績を礎に，皆様の座右の書として，心臓病，とくに心筋疾患で病んでおられる患者さんの確定診断，病態解明，そして治療向上の一助になれば誠に幸いと思っております．

　最後になりますが，関口守衛先生が2016年10月にご逝去されました．ご冥福を心よりお祈り申し上げます．

2017年2月

編集委員長
心筋生検研究会（CABIC）幹事
布田伸一

目　次

■ 総　論

1. 心筋症の概念と変遷 …………………………………………………………………………… 2
2. 心内膜心筋生検（心筋生検）の歴史 ………………………………………………………… 5
3. 心筋疾患の診断までのアプローチ …………………………………………………………… 7
4. 心筋生検法の適応症・方法・合併症と対処法 ……………………………………………… 9
5. 心臓検体の取り扱い方法 ……………………………………………………………………… 13
6. 病理組織標本の観察法 ………………………………………………………………………… 20
   - a) 光学顕微鏡的評価 ………………………………………………………………………… 20
     1) 心筋細胞 ………………………………………………………………………………… 20
     2) 間質 ……………………………………………………………………………………… 23
     3) アーチファクト ………………………………………………………………………… 27
   - b) 電子顕微鏡的評価 ………………………………………………………………………… 29
   - c) 免疫組織化学的評価と *in situ* hybridization …………………………………………… 41
     1) 総論 ……………………………………………………………………………………… 41
     2) 評価のポイント ………………………………………………………………………… 44
   - d) 総合的解釈，臨床応用など ……………………………………………………………… 46
     1) 総合的解釈 ……………………………………………………………………………… 46
     2) 臨床応用 ………………………………………………………………………………… 48
7. 遺伝子検索 ……………………………………………………………………………………… 50
   - a) ウイルスゲノム …………………………………………………………………………… 50
   - b) 不全心筋における遺伝子発現の評価 …………………………………………………… 53
8. 画像診断における基礎的知識 ………………………………………………………………… 57
   - a) MRI，MDCT ……………………………………………………………………………… 57
   - b) SPECT/PET ……………………………………………………………………………… 61

■ 各　論

第Ⅰ章　炎症を主病態とする疾患

1. 急性心筋炎 ……………………………………………………………………………………… 78
   - a) 総論 ………………………………………………………………………………………… 78
   - b) リンパ球性心筋炎 ………………………………………………………………………… 80
   - c) 好酸球性心筋炎 …………………………………………………………………………… 83

d）巨細胞性心筋炎 ………………………………………………………………… 86
2. 慢性心筋炎 ……………………………………………………………………………… 89
3. 心臓サルコイドーシス ………………………………………………………………… 94
　　a）臨床 ……………………………………………………………………………… 94
　　b）病理 ……………………………………………………………………………… 98
　　c）診断基準 ………………………………………………………………………… 102
4. 心臓移植 ………………………………………………………………………………… 104
　　a）適応基準（申請手続きも含めて）…………………………………………… 104
　　b）移植心の拒絶反応 ……………………………………………………………… 106

第Ⅱ章　心拡大を主病態とする疾患

1. 拡張型心筋症 …………………………………………………………………………… 111
　　a）臨床 ……………………………………………………………………………… 111
　　b）病理 ……………………………………………………………………………… 113
　　c）症例 ……………………………………………………………………………… 116
2. アルコール性心筋症 …………………………………………………………………… 119
3. 薬剤性心筋症 …………………………………………………………………………… 122
4. 周産期心筋症 …………………………………………………………………………… 126
5. 膠原病合併心筋症（膠原病における心筋病変）…………………………………… 129
6. 筋ジストロフィ（神経・筋疾患）…………………………………………………… 132
7. 左室緻密化障害（心筋緻密化障害）………………………………………………… 136

第Ⅲ章　心肥大を主病態とする疾患

1. 肥大型心筋症 …………………………………………………………………………… 151
　　a）臨床 ……………………………………………………………………………… 151
　　b）病理 ……………………………………………………………………………… 155
　　c）症例 ……………………………………………………………………………… 158
2. リソソーム（ライソゾーム）病 ……………………………………………………… 162
　　a）Fabry 病 ………………………………………………………………………… 162
　　b）糖原病 …………………………………………………………………………… 165
　　c）ムコ多糖症 ……………………………………………………………………… 167
　　d）Danon 病 ………………………………………………………………………… 168
3. ミトコンドリア心筋症 ………………………………………………………………… 173

第Ⅳ章　拡張障害を主病態とする疾患

1. 拘束型心筋症 ··· 187
    a) 成人の拘束型心筋症 ·· 187
    b) 小児の拘束型心筋症 ·· 189
2. アミロイドーシス ··· 192
    a) 臨床 ··· 192
    b) 病理 ··· 196

第Ⅴ章　不整脈・伝導障害を主病態とする疾患

1. 不整脈原性心筋症 ·· 201

略語一覧 ·· 207
索　引 ·· 211

トピック

心筋症の原因遺伝子 ·· 54
質量顕微鏡 ·· 67
アポトーシスとオートファジー ·· 70
リバースリモデリング―①拡張型心筋症 ··· 125
リバースリモデリング―②補助人工心臓装着前後の変化 ·· 139
リバースリモデリング―③肺性心 ··· 141
たこつぼ型心筋症 ·· 142
中性脂肪蓄積心筋血管症（TGCV） ··· 146
CD36欠損症 ··· 178

メモ

心筋症の動物モデル ·· 73
原発性心内膜線維弾性症 ·· 149
透析心 ··· 171
高血圧心 ·· 180
糖尿病性心筋症 ··· 182
小児科領域の肥大心 ·· 184
ヘモクロマトーシス ·· 200

総　論

総論

1 心筋症の概念と変遷

　心筋症（cardiomyopathy）の概念は，1961年にGoodwinらによってまとめられた[1]．心筋を首座とする病変で発病し，最終的には心不全死する進行性疾患である．わが国では1970年以降，特発性心筋症と呼称されている．診断法の進歩とともに分類の精緻化が求められ，それにつれてアメリカ心臓協会（American Heart Association: AHA）や欧州心臓病学会（European Society of Cardiology: ESC）は積極的に加筆・修正してきた経緯がある．そのため，むしろ概念的に煩雑化し，広い理解を妨げている印象は拭いきれない．日本循環器学会はガイドラインを用いてその歪みを最小限に押し留め，実地臨床が混乱しないように工夫を重ねている現状にある[2]．

　すでに，19世紀後半には病理学者が心筋疾患の存在を指摘した[3]．1980年，心エコーや心筋病理の進歩を受けて，WHO/ISFC（World Health Organization/International Society and Federation of Cardiology）が心筋症の定義と分類を確立した[4]．原因が不明の特発性心筋症は，①拡張型心筋症，②肥大型心筋症，③拘束型心筋症の3タイプに分類され，原因が臨床的に特定できる心筋疾患（感染性，代謝性，全身性，遺伝性，過敏性・毒性）と区別した．すなわち，特発性心筋症は未知の原因による亜急性または慢性の心筋疾患と位置づけられた．1990年代に遺伝子解析が進み，肥大型心筋症における遺伝子変異の役割が明らかとなると「原因不明」とする心筋症定義との間に離齬が生じ，1995年にWHO/ISFCは改訂版を発表した[5]．その主旨は，特発性心筋症を「心機能異常を有する心筋疾患」と再定義し，新たに不整脈原性右室心筋症と分類不能心筋症が加えられ，さらに特定心筋疾患を特定心筋症と呼び変えている．この分類が現在のわが国の診療では広く受け入れられ，一般化している．つまり，特発性心筋症の基本要素は心不全，心拡大，心肥大，そして致死的不整脈の四つである．拡張型心筋症は収縮不全と心拡大を，肥大型心筋症は拡張不全と不均一心肥大を主徴とする．また，拘束型心筋症は拘束性心不全病態を，不整脈原性右室心筋症は致死的不整脈と右室の異常拡大を主徴とする．分類不能心筋症では心拡大や心肥大，それに致死的不整脈などは軽微であるにもかかわらず，心不全が前景に出る（図1）．

　この後，2006年のAHA分類（図2）[6]，2008年にはESC分類（図3）[7]と続いた．これらの分類の正当性にはなお歴史的な選択を必要としている．AHA分類は一次性心筋症が通常遺伝子病であるとし，心筋症の原因を①遺伝性，②後天性，それに③2つの混合疾患へと大胆に分けた．しかし，現在なお遺伝子診断の臨床的意義は明白ではなく，実地臨床が日々悩んでいる．ESC分類では，1995年分類の延長線上でこの不都合の解消が試みられた．遺伝性／非遺伝性の概念を導入し，

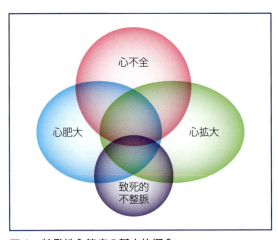

図1　特発性心筋症の基本的概念

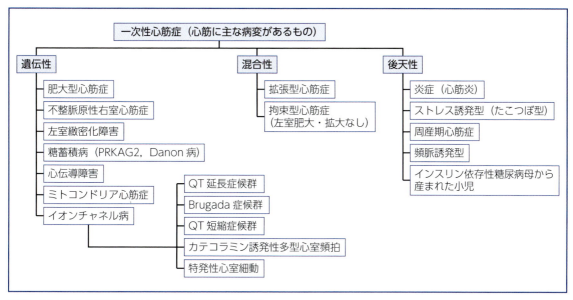

図2　アメリカ心臓協会（AHA）による定義と分類
（筒井裕之：心筋症：診断と治療の進歩．1．心筋疾患の分類—変遷と現状．日内会誌 **103**：277-284，2014／Maron BJ et al: Contemporary definitions and classification of the cardiomyopathies. Circulation **113**: 1807-1816, 2006）

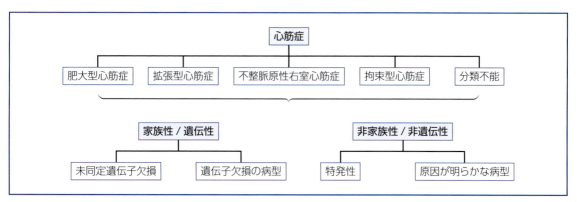

図3　欧州心臓病学会（ESC）による分類
（筒井裕之：心筋症：診断と治療の進歩．1．心筋疾患の分類—変遷と現状．日内会誌 **103**：277-284，2014／Elliott P et al: Classification of the cardiomyopathies: A position statement from the European Society Of Cardiology Working Group on Myocardial and Pericardial Diseases. Eur Heart J **29**: 270-276, 2008）

二次性心筋症（特定心筋症）を喜捨したが，この点も悩ましい．

わが国の心筋症臨床はこのような欧米の動きを注視しながら独自の歩みを続けている[2,3]．1970年に日本循環器学会総会で特発性心筋症との呼称が初めて提案され，1974年に厚生省特定疾患特発性心筋症調査研究班が発足した．その班研究成果を反映して，1985年に「心筋症の診断の手引き」が作成され，1994年と2005年に改訂が加えられた[8]．また，2002年から肥大型心筋症の診療に関するガイドラインおよびその改訂版[9]，2011年から拡張型心筋症ならびに関連する二次性心筋症の診療に関するガイドライン[10]が日本循環器学会から呈示され，今日に至っている．

わが国では拡張型心筋症と肥大型心筋症，それに二次性心筋症を診療する機会が多い．まず，これらの心筋症に対応できる臨床力が問われる．詳細な鑑別診断過程を経て，初めて特発性心筋症との診断にたどり着く．心筋生検はこの過程で独自な役割を担っている．その役割は今後変容していくであろうが，重要性は変わらない．ましてや拘束型心筋症や不整脈原性右室心筋症，それに分類不能の心筋症での在り様である．心筋症診療は，個人的力量に加えて，施設の力量も同時に試されていると心得るべきである．

近年，画像診断とバイオマーカーの技術進歩は著しい．特に，心筋症の臨床ではMRI（magnetic resonance imaging，核磁気共鳴画像法）の診断力が注目される．MRIを用いた診断プロセスや治療成績判定が今までの定義や分類を止揚する潜在力を秘めている．MRIは，生体の心筋情報のみならず，心筋マトリックスの情報を，しかも経時的に提供する．このことは心筋虚血や心筋感染，それに心筋代謝の動向のみならず，介入効果の指標となる心筋リバースリモデリングの到達度をバイオマーカーとともに刻々と教えてくれる．心筋病理をポイントで検索する心筋生検との合理的な協調診断のシステム構築が問われ出した．将来的にはこれら心筋症診断モダリティとの組み合わせが心筋症臨床をより豊かにするであろう．

現実に，心筋症の分類はAHA，ESC，それにわが国独自の分類と三者が存在する．病因に基づいた新しい分類を築こうとする方向性は三者に共通している．しかしながら，一方では形態的・機能的異常に基づいた伝統的な分類は心筋症臨床に広く浸透し，すでに深い説得力を得ている．遺伝子異常に基づく病因分類がさらなる世界的アドヒアランスを獲得するには，心筋症分類と臨床的成果が密接に関連する証左を早く創り上げ，一般化することが求められていると考える．

◆文献

1) Goodwin JF et al: Clinical aspects of cardiomyopathy. Br Med J **1**: 69-79, 1961
2) 筒井裕之：心筋症：診断と治療の進歩．1．心筋疾患の分類—変遷と現状．日内会誌 **103**：277-284，2014
3) 北風政史：心筋症：診断と治療の進歩．心筋症をどう考えるか．日内会誌 **103**：273-276，2014
4) Report of the WHO/ISFC task force on the definition and classification of cardiomyopathies. Br Heart J **44**: 672-673, 1980
5) McKenna WJ et al: Report of the 1995 WHO/ISCF task force on the definition and classification of cardiomyopathies. Circulation **93**: 841-842, 1996
6) Maron BJ et al: Contemporary definitions and classification of the cardiomyopathies. Circulation **113**: 1807-1816, 2006
7) Elliott P et al: Classification of the cardiomyopathies: A position statement from the European Society Of Cardiology Working Group on Myocardial and Pericardial Diseases. Eur Heart J **29**: 270-276, 2008
8) 厚生労働省難治性疾患克服事業特発性心筋症調査研究班：心筋症—診断の手引きとその解説，北畠 顕，友池仁暢（編），かりん舎，北海道，2005
9) 日本循環器学会ほか：循環器病の診断と治療に関するガイドライン（2011年度合同研究班報告，班長：土居義典）肥大型心筋症の診療に関するガイドライン（2012年改訂版），2012. http://www.j-circ.or.jp/guideline/pdf/JCS2012_doi_h.pdf
10) 日本循環器学会ほか：循環器病の診断と治療に関するガイドライン（2009-2010年度合同研究班報告，班長：友池仁暢），拡張型心筋症ならびに関連する二次性心筋症の診療に関するガイドライン，2011. http://www.j-circ.or.jp/guideline/pdf/JCS2011_tomoike_h.pdf

2 心内膜心筋生検（心筋生検）の歴史

　心筋の病理・病態を評価・診断しようとした心筋生検法は，1960年にSuttonらによってVim-Silverman針を使って経胸壁的に行われたneedle biopsyが最初である[1]．その後，臨床報告がなされたが，気胸や心タンポナーデなどの合併症が多く，普及するに至らなかった．

　心臓カテーテル検査が広く普及するようになった頃，1962年今野，榊原らが開発した心内膜心筋生検（心筋生検）鉗子によるカテーテル式心筋生検法が可能となった（図1）[2]．この画期的な方法によって，カテーテル検査時に，安易かつ安全に心筋生検が可能となり，種々の臨床研究が報告された．特に，関口が東京女子医科大学で今野と共同して世界的に心筋症の心筋病理について多くの知見を報告してきたことによって，心筋症への理解が深まってきた[3,4]．

　当初は日本で手広く用いられたものの，外国では少数の施設でしか用いられなかったが，1973年にStanford大学のCavesが当時行われるようになった心臓移植に対して内頸静脈から右室に入れて行う方法を開発してから[5]，海外でも広く用いられるようになった．さらにKing式[6]や河合式生

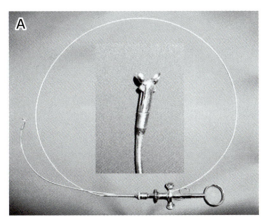

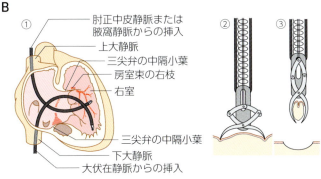

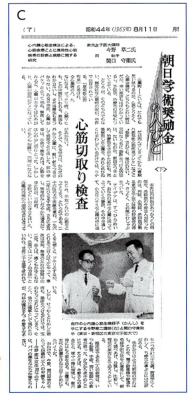

図1　Konno式心内膜心筋生検（心筋生検）鉗子について
A：鉗子の外観．金属でできており，先端（図中央）が開閉できるようになっている．B：心筋生検鉗子の挿入静脈と右室での生検の実際．右頸静脈や右大腿静脈からKonno式心筋生検鉗子を右室に挿入後，先端の鉗子を開き心筋に接着し，閉じて心筋を採取する．C：今野，関口らが「心内膜心筋生検法による心筋疾患ごとに原発性心筋疾患の診断と病態に関する研究」によって朝日学術奨励賞を受賞したときの朝日新聞の記事（1969年8月11日）．

検鉗子[7]が発明され，現在では多くの心筋疾患に応用され，診断・予後判定などの評価に役に立つようになっている．

　右室や左室など目的とする心腔へ到達しやすいロングシースを用いる方法[8,9]や，主に右室からの生検を目的とするショートシースなども開発されている．また，乳児・小児にも応用できるように工夫もなされている[10]．

◇文献

1) Sutton DC, Sutton GC: Needle biopsy of the human ventricular myocardium: Review of 54 consecutive cases. Am Heart J **60**: 364-370, 1960
2) Sakakibara S, Konno S: Endomyocardial biopsy. Jpn Heart J **3**: 537-543, 1962
3) Sekiguchi M, Konno S: Histopathological differentiation employing endomyocardial biopsy in the clinical assessment of primary myocardial disease. Jpn Heart J **10**: 30-46, 1969
4) Konno S et al: Catheter biopsy of the heart. Radiol Clin North Am **9**: 491-510, 1971
5) Caves PK et al: New instrument for transvenous cardiac biopsy. Am J Cardiol **33**: 264-267, 1974
6) Richardson PJ: King's endomyocardial bioptome. Lancet **7859**: 660-661, 1974
7) Kawai C, Kitaura Y: New endomyocardial biopsy catheter for the left ventricle. Am J Cardiol **40**: 63-65, 1977
8) Brooksby IA et al: Long sheath technique for introduction of catheter tip manometer or endomyocardial bioptome into left or right ventricle. Br Heart J **36**: 908-912, 1974
9) Mason JW: Techniques for right and left ventricular endomyocardial biopsy. Am J Cardiol **41**: 887-892, 1987
10) Lurie PR et al: Transvascular endomyocardial biopsy in infants and small children: Description of a new technique. Am J Cardiol **42**: 453-457, 1978

3 心筋疾患の診断までのアプローチ

日常の診療では，高血圧症，虚血性心疾患や心臓弁膜症などの患者を診察することが多い．しかし，日常見逃されている心疾患として原因不明の突然死や心不全を呈する「心筋疾患」「心筋症」は臨床上重要であり，それらの診断や治療に関する戦略が必要である．

心筋症の概念が変遷し，1995年にWHO/ISFCから提案された「心筋症の定義と分類」[1]によって，心筋症（cardiomyopathy；拡張型，肥大型，拘束型，不整脈原性右室心筋症，分類不能の心筋症）と原因または全身疾患との関連が明らかな心筋疾患についてはspecific cardiomyopathy（特定心筋症）とされた（表1）．さらに，2006年にはアメリカ心臓協会（AHA）から分子遺伝学的な分類[2]が提唱され，2008年には欧州心臓病学会（ESC）の分類[3]が発表されたが，臨床の場では理解しにくく，患者の病態に基づく診断アプローチが必要であると考えられた．そこで本書では，日本循環器学会ガイドラインに従って，特定心筋症（WHO/ISFC）を二次性心筋症（特定心筋症）と定義して，臨床現場に即した「心筋疾患」の診断フローチャート（図1）を基にシナリオ形式で診断・治療への戦略について説明する．

一般的には心筋疾患は，動悸，息切れ，めまいなど心不全症状や不整脈の症状，非定型的な胸部不快感・胸痛などの心疾患が疑われる症状を訴えて外来を受診したり，突然の激しい呼吸困難，意識消失などで救急搬送されて診断される．しかし，会社などの健診で，無症状にもかかわらず，胸部X線像や心電図などで偶然異常を指摘され，「心筋疾患」の早期診断への糸口になることも少なくない．

a 問診

まずは，病歴，家族内発症などの家族歴，既往歴，薬物・飲酒・食事など生活習慣についての情報を詳細に得ることが第一歩となる．

表1 心筋症の定義と分類（WHO/ISFC，1995年版）

心筋症 (cardiomyopathies)	■ 拡張型心筋症 ■ 肥大型心筋症 ■ 拘束型心筋症 ■ 不整脈原性右室心筋症 ■ 分類不能の心筋症
特定心筋症 (specific cardiomyopathies)	■ 虚血性心筋症 ■ 弁膜症性心筋症 ■ 高血圧性心筋症 ■ 炎症性心筋症 ■ 代謝性心筋症 ■ 全身疾患に伴う心筋症 ■ 筋ジストロフィ ■ 過敏症ないし毒物反応 ■ 周産期心筋症

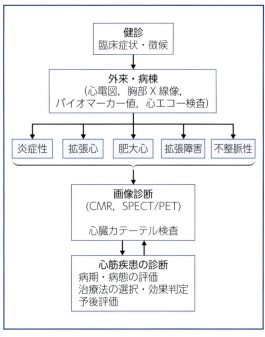

図1 臨床現場に則した「心筋疾患」の診断フローチャート

b 心電図，胸部X線像，血中バイオマーカー測定

通常行われる検査としての標準12誘導心電図，胸部X線像，血中バイオマーカー測定によって心筋疾患の有無を推定できる．心電図では低電位・高電位，ST/T異常などから心筋傷害や心肥大の有無，左房性P波による左心不全の診断が可能である．さらに特徴ある心電図やHolter心電図によって不整脈原性右室心筋症などの不整脈性心疾患が推測できる．胸部X線像では心拡大や肺うっ血が評価できる．血中バイオマーカーでは，BNP値は肥大・拡張心の評価に用いられ，CRP，WBC（好酸球分画），心筋逸脱酵素，炎症マーカーなどから炎症性心疾患が疑われる．

c 心エコー検査

さらに心エコー検査によって病態に関する情報が多く入手でき，特に心臓容積，心機能（壁運動），心筋の肥厚・壁性状，および弁膜逆流・狭窄所見などが正確に把握できる．すなわち，拡張心，肥大心や拡張障害性心筋疾患などが大まかに分類できる．

d その他の画像検査

近年，種々の画像診断（multimodality）が発展し，心筋性状や炎症について精度の高い評価ができることによって病態の把握が可能となる．

1) CMR（cardiovascular MR）

形態（肥厚部位）や機能（局所壁運動，収縮能，拡張能，容量）などが観察・算出できる．心筋組織性状の評価には，T2強調画像による浮腫性変化，ガドリニウム造影MRIの遅延造影（LGE）による線維化が評価できる．

2) 核医学検査（SPECT/PET）による心筋生化学・分子イメージング

心筋病理や心筋生化学・分子動態などの評価に臨床応用されている放射性医薬品には，①心筋血流を診る ^{201}Tl，^{99m}Tc標識心筋血流製剤，②心不全における心臓交感神経機能を診る ^{123}I-MIBG，③心筋傷害・炎症を診る ^{99m}Tc-PYP，^{67}Ga-citrate，^{18}F-FDG PETがある．特に ^{18}F-FDG PETによる心臓サルコイドーシスの診断は優れている．

e 心臓カテーテル検査，電気生理学的検査，心筋生検

最終的に，病態の重症度や予後推定を考慮した治療方針を構築するために心臓カテーテル検査（圧測定，造影），電気生理学的検査と心筋生検を施行して鑑別診断を行う．特に心筋生検の診断能を改善するためには高度な画像診断法で，異常所見がある心室の部位から生検することが望まれる．種々の検査結果を総合的に判断し，炎症性心疾患，拡張心，肥大心，拡張障害を呈する心疾患および不整脈性心疾患（表2）などを詳細に診断して治療戦略を構築する．

表2 病態から分類した心筋疾患の一覧

炎症性	心筋炎（リンパ球性，巨細胞性，好酸球性），慢性心筋炎，心臓サルコイドーシス，移植心の拒絶反応
拡張心	拡張型心筋症，アルコール性心筋症，抗腫瘍剤性心筋症，周産期心筋症，膠原病合併，ヘモクロマトーシス，神経・筋疾患，左室緻密化障害（心筋緻密化障害），原発性心内膜線維弾性症
肥大心	肥大型心筋症，リソソーム（ライゾゾーム）病（Fabry病，糖原病，ムコ多糖症，Danon病），ミトコンドリア病
拡張障害	拘束型心筋症，アミロイドーシス
不整脈性	不整脈原性右室心筋症

◆文献

1) Richardson P et al: Report of the 1995 World Health Organization/International Society and Federation of Cardiology task force on the definition and classification of cardiomyopathies. Circulation 93: 841-842, 1996
2) Maron BJ et al: Contemporary definitions and classification of the cardiomyopathies. Circulation 113: 1807-1816, 2006
3) Elliott P et al: Classification of the cardiomyopathies : a position statement from the European Society of Cardiology Working Group on Myocardial and Pericardial Diseases. Eur Heart J 29: 270-276, 2008

4 心筋生検法の適応症・方法・合併症と対処法

1962年に今野, 榊原によって考案されたカテーテル式心筋生検法[1]は, それまでの心臓の外側から心筋を直接穿刺して心筋組織を採取する方法に比し, 穿孔や冠血管損傷, 心タンポナーデの危険は当然少なく, 安全で有力な検査法として瞬く間に世界中に広まった. 心筋生検法の適応症・方法・合併症と対処法について記載する.

a 適応症

本法は, 心筋疾患の診断, 病態の評価, 治療効果の判定を目的としており, 前項に記載したような心筋疾患が適応となる. 最近, AHA/ACC/ESCから適応症に関して14の臨床シナリオに基づいた案が提唱されている[2](表1).

b 方法

1) 生検鉗子

長年, 今野・榊原式心筋生検鉗子が使用されていたが, 今ではディスポーザブルの心筋生検鉗子が使われる. 右室および左室心筋生検の際に使用されているわが国の代表的な生検鉗子とガイディングカテーテル (シース) を示す (図1). その使用にあたっては各施設によって, 合併症なく組織が採取されるようにシースや使用するカテーテルの選択およびその形状付けを工夫している.

2) 生検部位の決定と採取数

生検は, 疾患の特徴によって右室または左室から行うが, 施設によっては両心室から行うこともある. 基本的には心筋病変が局在する部位からの生検が望ましい. 最近では, MRI[3], FDG PET[4], electroanatomical mapping (CARTOシステム)[5] などを応用して病変部位を同定する, すなわち画像診断ガイド下に生検することによって診断率の向上に役に立つような試みがある.

生検の心筋採取数に関しては, 施行専門医の技量, 心筋疾患の特異性 (病変の普遍的・局所的存在), サンプリングエラーおよび安全性の担保などによって各施設で異なる. 一般的には3〜4個の組織採取が推奨される. 特に心筋炎や心臓サルコイドーシスの場合, 病変が散在性に存在するためサンプリングエラーを防ぐためにも多くの採取数が必要である. また, Fabry病, アミロイドーシス, ミトコンドリア病, 糖原病, Danon病などでは電子顕微鏡による診断が有用である. 心臓移植後のように移植後プロトコールに合わせて複数回の生検がなされる場合には, 前回までに採取した部位が瘢痕になっており, その部位や近傍を採取することも回を重ねるごとに多くなってくる. そのために採取部位を少しずつ変えていく工夫などが大切である.

3) 生検の実際 (図2)

a) 右室心筋生検法

図2A, Bに実際のロングシース法による右内頸静脈アプローチおよび大腿静脈アプローチによる右室心筋生検方法を図解する. 右内頸静脈アプローチでも大腿静脈アプローチでも, 一般的に心室中隔右室側が接線方向に造影される左前斜位

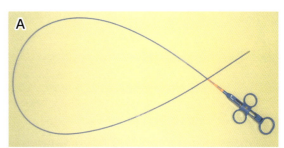
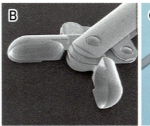
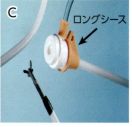

図1 心筋生検鉗子
Cordis社製の鉗子の全体像 (**A**) と先端像 (**B**) を示す. ロングシース (**C**) を利用して心室にアプローチする.

表1 心筋生検の適応症に関する臨床シナリオに基づいた案（AHA/ACC/ESC）

Scenario Number	Clinical Scenario	Class of Recommendation (I, IIa, IIb, III)	Level of Evidence (A, B, C)
1	New-onset heart failure of <2 weeks' duration associated with a normal-sized or dilated left ventricle and hemodynamic compromise	I	B
2	New-onset heart failure of 2 weeks' to 3 months' duration associated with a dilated left ventricle and new ventricular arrhythmias, second- or third-degree heart block, or failure to respond to usual care within 1 to 2 weeks	I	B
3	Heart failure of >3 months' duration associated with a dilated left ventricle and new ventricular arrhythmias, second- or third-degree heart block, or failure to respond to usual care within 1 to 2 weeks	IIa	C
4	Heart failure associated with a DCM of any duration associated with suspected allergic reaction and/or eosinophilia	IIa	C
5	Heart failure associated with suspected anthracycline cardiomyopathy	IIa	C
6	Heart failure associated with unexplained restrictive cardiomyopathy	IIa	C
7	Suspected cardiac tumors	IIa	C
8	Unexplained cardiomyopathy in children	IIa	C
9	New-onset heart failure of 2 weeks' to 3 months' duration associated with a dilated left ventricle, without new ventricular arrhythmias or second- or third-degree heart block, that responds to usual care within 1 to 2 weeks	IIb	B
10	Heart failure of >3 months' duration associated with a dilated left ventricle, without new ventricular arrhythmias or second- or third-degree heart block, that responds to usual care within 1 to 2 weeks	IIb	C
11	Heart failure associated with unexplained HCM	IIb	C
12	Suspected ARVD/C	IIb	C
13	Unexplained ventricular arrhythmias	IIb	C
14	Unexplained atrial fibrillation	III	C

（Cooper LT Jr et al: The role of endomyocardial biopsy in the management of cardiovascular disease: a scientific statement from the American Heart Association, the American College of Cardiology, and the European Society of Cardiology. Circulation **116**: 2216-2233, 2007）

4 心筋生検法の適応症・方法・合併症と対処法

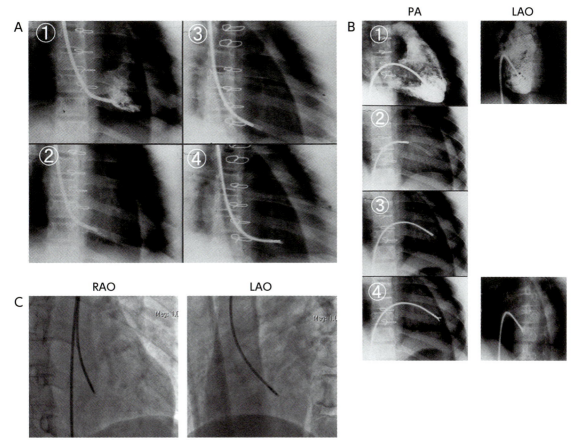

図2 右内頸静脈アプローチおよび大腿静脈アプローチによる右室心筋生検法と，大腿動脈アプローチによる左室心筋生検法
A：右室心筋生検法（右内頸静脈アプローチ）．①右内頸静脈より右室にシースを挿入し，右室造影を行う．②生検鉗子をシース内に進める．③生検鉗子をシース端まで進め，心筋組織採取部位を検討する．④生検鉗子をシース外に進め，jawを開き，心筋を採取する．
B：右室心筋生検法（大腿静脈アプローチ）．①大腿静脈より右室にシースを挿入し，正面像と左前斜位60°像から，心室中隔右室側を接線方向に描出し，また心室壁が薄く穿孔の危険性の高い右室流出路と心尖部を確認する．②生検鉗子をシース内に進める．③生検鉗子をシース端まで進め，心筋組織採取部位を検討する．④生検鉗子をシース外に進め，jawを開き，心筋を採取する．
C：左室心筋生検法（大腿動脈アプローチ）．大腿動脈よりシースを左室に挿入し，生検鉗子を導入して心筋を採取する．

45〜60°とそれに対応した正面像をあらかじめ造影しておく．心筋生検において最も危険な合併症である心室穿孔を避けるには，心室中隔右室側を接線方向に描出し，心室壁が薄く穿孔の危険性の高い右室流出路と心尖部を避けることが非常に重要である．右室流出路と心尖部については正面像からも確認しておく必要がある．以上の確認は右内頸静脈アプローチでも同様である．

実際に，心筋組織を採取する際は，ロングシースからjawと言われる生検鉗子先端を出して開く．ここで，jawを開いた状態で心筋壁に押し付けても，鉗子そのもののpushabilityは減じており，この時点での穿孔はほとんど生じない．注意しなければならないのは組織採取のためにjawを閉じたときで，鉗子そのもののpushabilityが増すため，閉じた拍子に鉗子を押し進めないよう注

11

意することが大切である．また，jaw を開いたものの，心筋壁に押し付けずに心室腔内で jaw を閉じてしまうと房室弁の腱索を断裂させてしまいかねない．確実に心筋採取を行う工夫として，jaw 先端での心電図（いわゆる心内心電図）をみていく方法もある．jaw 先端が心内膜に触れると心内心電図の ST が上昇するため，jaw と心内膜との距離感が得られる．

b）左室心筋生検法

左室の場合も，右室心筋生検法のアプローチと同様にロングシースを左室内に入れ，左室造影像を参照しながら生検部位を決める（図 2C）．心室穿孔を回避するためには心筋が菲薄な心尖部は絶対に避けなければならない．また，jaw を閉じる部位が浅いと僧帽弁腱索の断裂が生じかねず，そのために僧帽弁閉鎖不全が発生してしまうため，注意が必要である．

c 合併症と対応策

左右の心室生検による合併症のなかで治療が必要なものに，心室穿孔や三尖弁や僧帽弁腱索の断裂がある．心室穿孔による心タンポナーデを生じた際には，臨床的に患者の症状（胸部重圧感や胸痛，おくび，冷感など）とともに血圧低下をきたす．診断法では，心エコーによる心囊内血液貯留所見や，X 線透視下で左室壁運動の消失所見によって診断ができる．治療法としては，症状やバイタルサインに改善がみられない場合には心囊穿刺による貯留血液の排出を行い，出血量が多い場合にはそのまま心囊内にカテーテルを留置してドレナージを 1～2 日行うことが望ましい．まれに出血が激しく，バイタルサインが不穏な場合には，緊急手術として心囊切開や穿孔部位の閉鎖などを行うことも必要である．日本における 1998 年の全国アンケート調査では，19,964 生検例（左右）での心室穿孔率は 0.7%（147/19,964 例）で，死亡率は 0.05%（10/19,964 例）であった[6]．最近の報告では，心囊ドレナージを必要とした穿孔は右室 0.8%（4/490 例），左室 0.3%（2/622 例）で，死亡はなかった[7]．まれに三尖弁・僧帽弁腱索の断裂による閉鎖不全も生じる．

特に治療を必要としない合併症としては，一過性右脚ブロック（右室生検時にみられる），心室性頻拍などの不整脈，一過性胸痛などがみられる．

心筋生検法は安全であり，診断などに有用な検査ではあるが，合併症を回避するためにも右室，左室ともに心筋生検は心臓カテーテル検査に十分習熟した術者が行い，さらに心タンポナーデなどへの緊急手術が可能な施設にて行うべきである．

◇文献

1) Sakakibara S, Konno S: Endomyocardial biopsy. Jpn Heart J **3**: 537-543, 1962
2) Cooper LT Jr et al: The role of endomyocardial biopsy in the management of cardiovascular disease: a scientific statement from the American Heart Association, the American College of Cardiology, and the European Society of Cardiology. Circulation **116**: 2216-2233, 2007
3) Yoshida A et al: Direct comparison of the diagnostic capability of cardiac magnetic resonance and endomyocardial biopsy in patients with heart failure. Eur J Heart Fail **15**: 166-175, 2013
4) Imaizumi Y et al: Electron microscopy of contact between a monocyte and a multinucleated giant cell in cardiac sarcoidosis. Can J Cardiology **32**: 1577, 2016
5) Casella M et al: Feasibility of combined unipolar and bipolar voltage maps to improve sensitivity of endomyocardial biopsy. Circ Arrhythm Electrophysiol **8**: 625-632, 2015
6) Hiramitsu S et al: National survey of the use of endomyocardial biopsy in Japan. Jpn Circ J **62**: 909-912, 1998
7) Yilmaz A et al: Comparative evaluation of left and right ventricular endomyocardial biopsy: differences in complication rate and diagnostic performance. Circulation **122**: 900-909, 2010

5　心臓検体の取り扱い方法

　心筋組織検体（検体）は，剖検，外科手術による切除およびカテーテルを用いた心室からの心筋生検によって採取される．特に心筋生検は，心臓に現在起こっている変化を直接評価するための唯一の手段であり，種々の二次性心筋症（特定心筋症）の鑑別や確定診断だけでなく，心筋炎の治療効果判定や心臓移植後の拒絶反応モニタリングなどの経過観察にも用いられる．

　検体は，通常，光学顕微鏡を用いて一般組織染色により，心筋細胞肥大や変性，間質の線維化や炎症細胞浸潤，心内膜肥厚などを評価して診断を行う．それに加えて，免疫組織学，*in situ* hybridization（ISH）を用いて分子や遺伝子の変化を可視化したり，電子顕微鏡を用いた超微形態学的評価を行うことにより，より多くの情報を得ることが可能である．最近では，形態観察以外に分子生物学的，生化学的な病因・病態解析も試みられている．

　したがって，心筋症や心筋疾患を疑って心筋生検を行う際，通常の病理組織診断のみ行うのか，電子顕微鏡による評価，分子生物学的，生化学的な解析もするのかを考え，採取する検体数や適切な固定法，標本作製法を考慮する必要がある．

　図1に検体取り扱いの基本フローチャートを示す．一般に，形態観察の場合，疾患にもよるが3〜5個の生検標本が必要であり，そのうち，できるだけ1個は電子顕微鏡用試料を作製するのが望ましい．分子生物学的，生化学的解析では，生検標本を液体窒素による急速凍結あるいはRNA保存液で処理して解析まで保存する．

a　剖検心の取り扱い

　剖検心はその症例の最終像を示し，リアルタイムに病態の推移を把握することはできない．また，剖検心から得られた検体は死後経過時間のため分子生物学的，生化学的解析には適さないことが多い．しかし，剖検心は，心臓病変の全体像を把握するのに有用であり，特に肉眼所見では生前の画像モダリティで得られた情報と対比して確認することができる．左室心尖部から左室前壁部分を大動脈弁の左・右冠尖の交連部に向かって割線を入れると，ちょうど心エコーの長軸断面に一致し，左室流出路がよく観察できる（図2）．また，両心房から両房室弁を覗いて左室の鋭辺縁，右室の鈍辺縁に向かって前額断となる割線を入れる

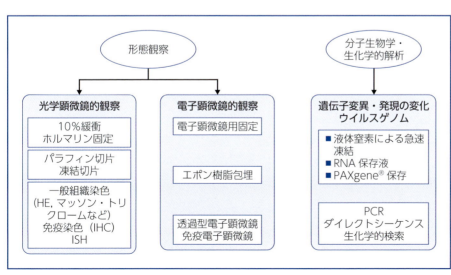

図1　心筋生検組織の取り扱い

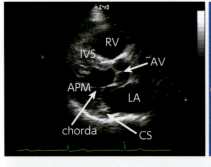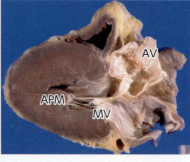

図2 傍胸骨-長軸断面心エコー図と実際の心臓の対比
IVS：心室中隔，RV：右室，LA：左房，APM：前乳頭筋，CS：冠静脈洞，AV：大動脈弁，MV：僧帽弁

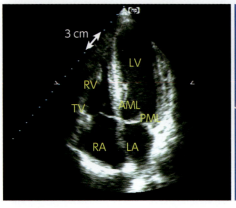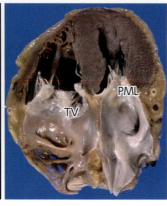

図3 心尖部四腔断面心エコー図と実際の心臓の対比
RV：右室，LV：左室，RA：右房，LA：左房，AML：僧帽弁前尖，PML：僧帽弁後尖，TV：三尖弁

と，心エコーの心尖部四腔断面に一致する（図3）．両心室を相対的に観察する場合は，両心室横断面（短軸断面）を作製するとわかりやすい．また，剖検心の組織標本では，心臓のすべての範囲を検索することができるため，病変が心内膜側に多いのか外膜側に多いのかといった病変分布をはじめ，生検鉗子の到達する範囲から採取される小さな検体では得られない，より多くの情報を得ることができる．

不整脈が問題となった症例では刺激伝導系の検索が必要であるが，心筋生検では現実的には困難であり，剖検心で行われる．刺激伝導系は，優位な自動能を有する洞（房）結節により発した律動的な電気刺激が心房を収縮させたのち，適切なタイミングで房室結節（田原結節）-His束-両脚-Purkinje細胞（線維）網を介して，心室全体に電気刺激を伝えて効率良く心室収縮させるための構造である（図4）．刺激伝導系は，一般の固有心筋細胞と組織形態学的に明らかに異なる「特殊心筋」により構成される．洞結節は上大静脈と右房

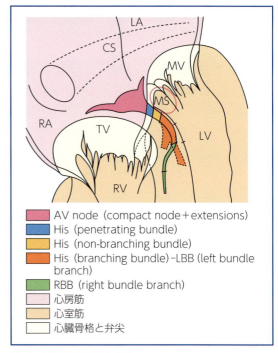

図4 刺激伝導路模式図
LA：左房，MV：僧帽弁，LV：左室，CS：冠静脈洞，MS：膜性中隔，RA：右房，TV：三尖弁，RV：右室

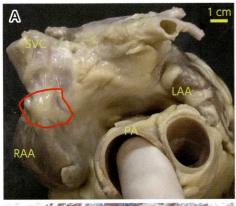
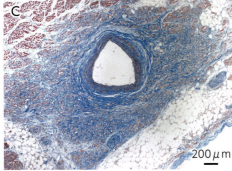
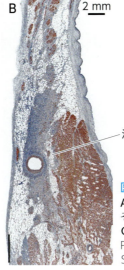

図5
A：洞結節の位置（赤線で囲んだ部位）およびその周辺部位，B：洞結節を含む右房組織，C：線維化した洞結節
PA：肺動脈，LAA：左心耳，RAA：右心耳，SVC：上大静脈

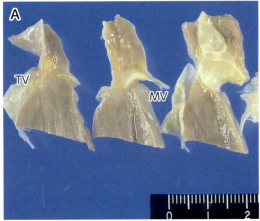
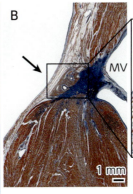
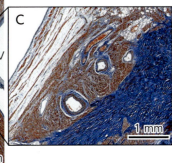

図6　房室結節
A：心房から心室への刺激伝導路，B：AV node，C：B図の黒枠部の拡大図（マッソン・トリクローム染色）．TV：三尖弁，MV：僧帽弁

の境界部に位置し（図5），房室結節-His束両脚は房室中隔接合部に位置する（図6）．洞結節や房室結節では高い自動能と遅い伝導速度を反映し，豊富な線維組織の中に細かい心筋細胞が方向性を持たずに配列している．His束・脚からPurkinje細胞では，速い伝導速度を反映して細胞径が大きい．Purkinje細胞は心内膜直下に網目状に広く分布し，細胞質にグリコーゲンを多く含むためやや淡明に見える（図7）

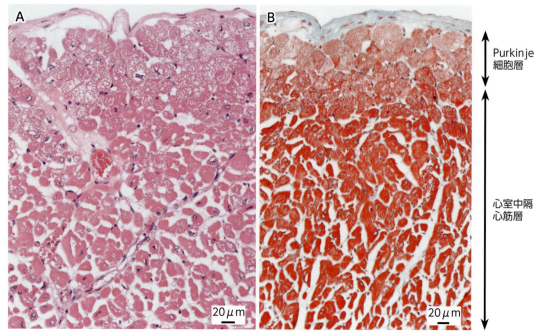

図7 Purkinje 細胞の組織図（心室中隔左室側）
Purkinje 細胞は通常の心室筋よりも腫大し，胞体が明るく顆粒状である．**A**：HE 染色，**B**：マッソン・トリクローム染色．

b 病理組織標本の取り扱い（図8）

1）パラフィン標本の作製

a）固定

　免疫染色の抗原性を維持するためには，0.1 M リン酸緩衝液に溶解した4％パラホルムアルデヒドを用時調製して固定するのが理想的であるが，一般的には，10％中性緩衝ホルマリンが使用されている．ホルマリンは分解してギ酸を生じるため，ホルマリンにリン酸ナトリウムを加えてpH約7.4に調整した10％中性緩衝ホルマリンが病理組織固定保存液として市販されている．ホルマリン原液は37％ホルムアルデヒド水溶液で，安定化材としてメタノールが10％程度添加されている．ホルマリン原液をリン酸緩衝液で10倍に希釈したものを使用することもある．固定液量は，検体の10倍以上が必要とされるが，心筋生検検体では5 mLで十分である．採取した検体は，生理食塩水に漬けず，乾燥を避けて，速やかに固定液を満たした標本瓶に入れる．生検組織を採取後そのまま放置するのは禁物である．固定時間は3時間以上，24〜48時間以内が望ましい．アーチファクトの一つである収縮帯（contraction band）を避けるため，固定液は室温で使用するのがよいが，固定時間が3時間以上の場合は4℃で保存することが望ましい．急性心筋炎などの緊急時には，数時間の固定後，迅速包埋プロセスを進める．逆に，すぐに包埋プロセスが進められない場合，長期間の固定は抗原性を失活させることがあるので，固定後70％エタノールに移しかえれば4℃で数週間保存できる．

b）包埋

　固定後の組織片はアルコール系列による脱水，キシロールによる脱アルコール後60℃で融解したパラフィンに浸透させ，冷却して包埋する．作製したパラフィンブロックは数年以上保存できる．

c）薄切

　通常の滑走式または回転（ロータリー）式ミクロトームで4〜5 μmに薄切する．薄切した切片

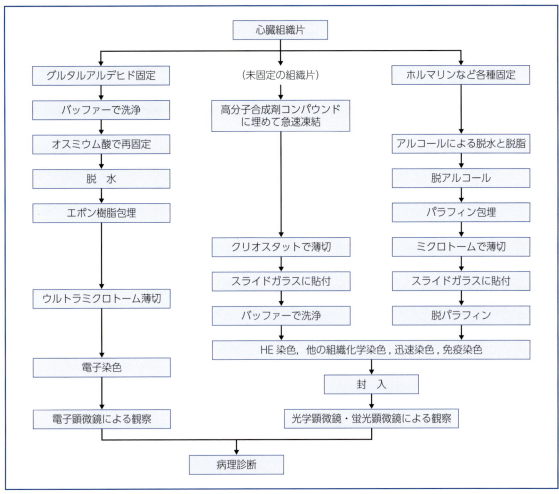

図8 病理組織標本作製の手順
詳細は本文を参照.

は，遮光し，乾燥剤を入れて密閉すれば4℃で数年間保存することも可能である.

2) 凍結標本の作製

心筋生検では，術中迅速診断を必要とする癌とは異なり，通常凍結標本を作製しないが，脂肪，酵素活性の検出や膜蛋白など不安定な抗原に対する免疫染色のために凍結切片を作製することがある．採取された検体を固定せずそのまま新鮮凍結切片を作製することが多い．採取した検体と包埋剤を入れたプラスチックボートをドライアイスで十分冷却（−80℃）した n-ヘキサンなどの有機溶剤に完全に沈め，急速凍結する．液体窒素（沸点−195.8℃）を用いることもあるが，冷えすぎないように調整するのが難しく，過凍結により包埋剤や組織にひび割れや気泡を生じることがあり，分子生物学的，生化学的解析に使用できても形態観察には向かないことがある．−20℃のクリオスタット庫内でクリオスタットを用いて，8～10μm の厚さの切片を作製する．切片は，風乾後，乾燥剤を入れて密閉すれば，−20℃で通常1～2週間保存できる.

3) 電子顕微鏡標本の作製

生検標本は，採取後直ちに 0.1 M リン酸緩衝液または 0.1 mol/L カコジル酸緩衝液に溶解した

2.5％グルタルアルデヒド固定液に浸し，4℃で4時間程度浸漬固定，緩衝液で洗浄した後，1％四酸化オスミウム溶液で約1時間後固定を行う．エタノール系列で脱水，プロピレン・オキサイドで浸透後，エポン樹脂に包埋する．包埋したブロックはガラスナイフを用いて0.5～1μm程度の厚切り樹脂切片を作り，0.1％トルイジンブルーで染色し，まず光学顕微鏡で調べて不要な部分を切り取る（トリミング）．次にダイヤモンドナイフを用いて超薄切片（80～90 nm）を作製，これにウランと鉛染色液にて電子染色を施し，電子顕微鏡下に観察する［詳細は，医学・生物学領域の電子顕微鏡操作マニュアル，水平敏知（編著），講談社，東京，1986を参照］．

免疫電子顕微鏡（免疫電顕）法を用いると細胞の内部における主に蛋白質の局在を観察できる．免疫電顕法は大別して2種類ある．1つはpre-embedding法，すなわち樹脂包埋前に組織切片上で免疫染色を行い，その後に再固定・包埋を施す方法である．本法では標的蛋白質の抗原性の失活は少ないが，超微形態の保持が良くない．もう1つはpost-embedding法であり，樹脂包埋された標本の超薄切片上で免疫染色を施す．この方法では，超微形態は良好に保持されるが，蛋白質の抗原性が失活ないし弱まる．通常の電子顕微鏡用心筋生検標本はグルタルアルデヒドとオスミウムで二重固定されエポン樹脂に包埋されており，100％近く蛋白質の免疫原性が失活しているため，例外を除いて免疫電顕法には使えない．凍結標本でpre-embedding法を施行するか，採取標本の量に余裕がある場合にはオスミウムを含まない免疫染色に適した固定液で固定し，（熱ではなく）紫外線で重合するような特殊な樹脂で包埋してpost-embedding法にもっていく［詳細は，渡辺・中根酵素抗体法（改訂四版），名倉 宏ほか（編集），学際企画，東京，2002を参照］．

c 染色法

1）一般染色法

心筋生検の染色法は標準的なヘマトキシリン・エオジン（Hematoxylin eosin: HE）染色に加えて，マッソン・トリクローム（Masson trichrome）染色，エラスティカ・ワンギーソン（Elastica van Gieson: EVG）染色，さらにPAS（periodic acid Schiff）染色などを行うことがある．特にマッソン・トリクローム染色は必須である．アザン（Azan）染色は，線維化の評価には良いが，マッソン染色の代用にはならない．できるかぎりサンプリングエラーを防ぐために，1つのガラスプレパラートに何枚かの薄切切片を載せて染色すると，病変をより正しく理解できる場合がある．

a）マッソン・トリクローム（Masson trichrome）染色

心筋組織の線維化を観察するために有用な染色法である．線維化の部分がアニリンブルーで「青色」，心筋細胞をはじめほとんどの細胞の細胞質がポンソー・酸フクシン・アゾフロキシン混合液で「明るい赤色」，核が鉄ヘマトキシリンで「黒色」に染色される．核が染色されるため，細胞に関する情報も得ることができる．この染色法には種々の変法があり，ホルマリン固定標本には媒染剤を用いたマッソン変法IIが推奨される．なお，Goldner変法では膠原線維染色としてアニリンブルーの代わりにライトグリーンが用いられているため，線維化病巣は緑色に染色される．

b）エラスティカ・ワンギーソン（Elastica van Gieson: EVG）染色

弾性線維の染色法であるワイゲルト（Weigert）染色と膠原線維の染色法であるワンギーソン染色を組み合わせた染色法である．この染色法で弾性線維はレゾルシン・フクシンで「黒紫色」，筋細胞はワンギーソン液中のピクリン酸により「黄色」，膠原線維は酸フクシンにより「赤色」，核は鉄ヘマトキシリンにより「黒色」に染色される．弾性線維が染まるため，血管壁を認識しやすくなるが，退色しやすく永久標本としては不適である．

c）ピクロシリウスレッド（Picrosirius red）染色

膠原（コラーゲン）線維量を計測するときに用いられる染色で，コラーゲンを「赤色」に，細胞質およびその他の蛋白質が多い組織を「黄色」に

染色する．2色のみであることから膠原線維を容易に識別でき，画像解析計測が容易に行える．また，偏光顕微鏡によって，Ⅰ型コラーゲンを主体とする赤色の太い線維と，Ⅲ型コラーゲンを主体とする緑色の細い線維を観察することが可能である（総論6-a-2「間質」参照）．

d）PAS（periodic acid Schiff）染色

「過ヨウ素酸Schiff反応」とも呼ばれる染色法で，多糖類が過ヨウ素酸で酸化されてアルデヒドを生じ［1:2グリコール基（-CHOH-CHOH-）のC-C結合が切断されてジアルデヒド（-CHO・CHO-）となる］，これがSchiff試薬と呈色反応を起こす．単純多糖類（グリコーゲン，セルロース，デキストラン）や中性ムコ多糖，糖蛋白，糖脂質などが「赤〜赤紫色」に染まる．PAS染色ではグリコーゲン，粘液，線維素，膠原線維，細網線維，基底膜，肥満細胞顆粒などのほか，血管内皮の検出，好塩基性変性などの評価に有用である．

e）コンゴレッド（Congo red）染色

アミロイド物質の検出に用いる．コンゴレッドで「赤橙色」を示し，偏光顕微鏡で複屈折により「緑色」に見える．心アミロイドーシスの診断には必須の染色法であるが，アミロイド物質の構成蛋白の鑑別には，AA蛋白，ATTR，ALλ鎖，κ鎖など免疫染色が必要である．

f）ベルリンブルー（Berlin blue）染色

三価の鉄を証明する染色法で，Perls法とも呼ばれる．心ヘモクロマトーシスにおける組織内のヘモジデリンの証明に有用である．

g）オイルレッドO（Oil red O）染色

ズダン（Sudan）Ⅲ染色と同様に中性脂肪を染色するのに用いられ，心臓Fabry病や中性脂肪蓄積心筋血管症などの蓄積病での活用が注目されている．凍結標本を用いて染色する．

それぞれの具体的な染色方法については成書［最新染色法のすべて，Medical Technology別冊，水口國雄（編集代表），医歯薬出版，東京，2011］を参照されたい．

6 病理組織標本の観察法

a）光学顕微鏡的評価

a-1）心筋細胞

心筋生検の評価としては，肥大，変性，細胞核の異常，配列異常，その他間質成分の線維化，心内膜，小血管について解析することが大切である．ここでは，肥大，変性，細胞核の異常，配列異常に関し，評価方法や所見の見方について解説する．

a 肥大

心筋細胞の横径を計測することが最も客観的な評価方法で，具体的には顕微鏡の対物レンズを20倍または40倍で観察し，接眼レンズに専用のマイクロメーターを装着して測ることができる[1]．核を有する心筋細胞を選び，核を横切る横径を測定する（図1）．心筋生検では約30～50個の細胞を計測する．分岐している部分や細胞が膨化・変性しているところは除外する．肥大判定基準は右室と左室で異なる（表1）．小児では年齢に応じて判定する[2,3]．慣れてくれば赤血球などの大きさと比較して，おおよその横径が推定できるようになる．多くの心筋症では心筋細胞肥大を呈する（図2）．

b 変性

心筋細胞の変性所見としては，心筋細胞の大小不同，空胞・水腫変性，顆粒状変性，好塩基性変性，筋細胞融解消失化などがある[2]．大小不同はしばしばみられる変性所見で，心筋細胞の大きさのばらつき（size variation）がみられ，後述する

表1 心筋生検法による心筋細胞肥大度の基準

程度	右室（μm）	左室（μm）
−	～15	～18
＋	16～20	19～23
＋＋	21～25	24～28
＋＋＋	26～	29～

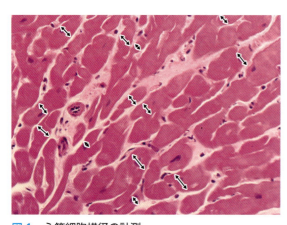

図1 心筋細胞横径の計測
縦断面で核を横断する径（矢印の部分）を顕微鏡に装着したマイクロメーターで計測する．HE染色，×200．

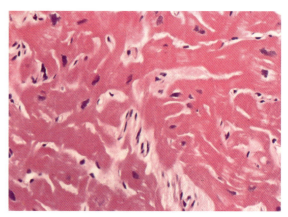

図2 肥大型心筋症の右室心筋生検組織像
心筋細胞の肥大と錯綜配列が認められる．核の変形・大型化がみられ，いわゆるbizarre myocardial hypertrophy with disorganization（BMHD）が観察される．HE染色，×200．

ような核の変性を伴うことが多い（図3）．

　空胞変性は，細胞質内におけるミトコンドリア増加やグリコーゲン顆粒の増加により，細胞質全体や核の周囲が淡明化し，空胞状に変性して見える．多くは心筋代謝が亢進して作業量が増加している状態を示し，不全心筋において観察されて非特異的なことが多い（図4）．二次性心筋症（特定心筋症）の糖原病やFabry病（図5）では著明な空胞変性がみられる．顆粒状の空胞変性は細胞内のミトコンドリアが異常増殖した場合などに胞体内に顆粒状物質の沈着として認められ，特にミトコンドリア心筋症などでは顕著にみられる（図6）．

　好塩基性変性は胞体内の変性物質が塩基性色素で染色され，拡張型心筋症などで時に観察され

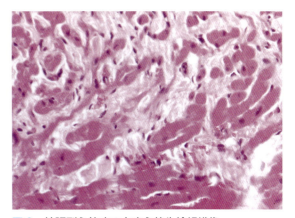

図3　拡張型心筋症の右室心筋生検組織像
心筋細胞の大小不同，核の変形・濃染，間質線維化，心筋細胞配列の乱れなどがみられる．HE染色，×200.

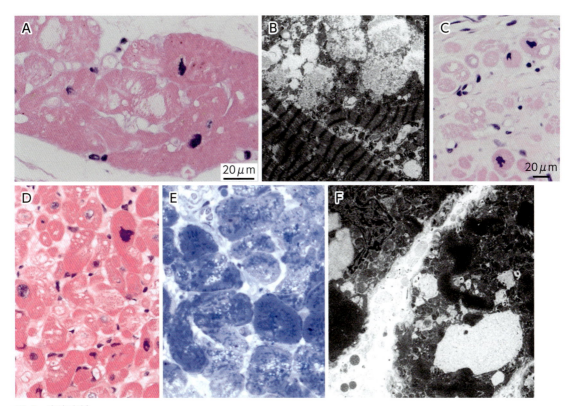

図4　空胞変性
A：拡張型心筋症症例の空胞変性，B：A図症例の電子顕微鏡像．microorganellaの消失，C：虚血における心筋細胞の空胞化，D：adriamycin心毒性における空胞化，E：D図症例の電子顕微鏡用厚切り標本，トルイジンブルー染色，F：D図症例の電子顕微鏡像，autophagic vacuoleを認める．

総論

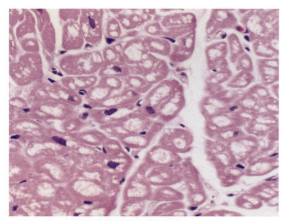

図5 Fabry病の右室心筋生検組織像
著明な空胞変性をみる．HE染色，×200．

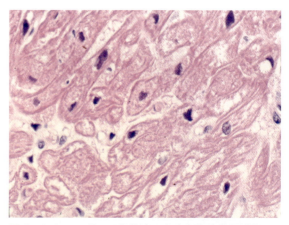

図6 ミトコンドリア心筋症の右室心筋生検組織像
胞体内に顆粒状変性をみる．HE染色，×400．

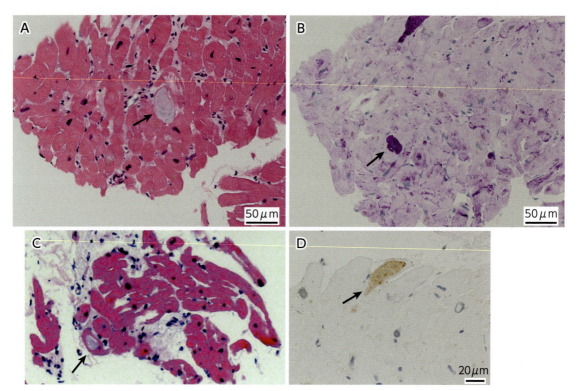

図7 各種染色による好塩基性変性
A，C：HE染色では灰青色に認められる．B：PAS染色では濃染を示す．D：C図と同一症例の抗ユビキチン免疫染色陽性像．

る．好塩基性変性はHE染色では灰青色の空胞病変として認め，PAS染色ではジアスターゼ処理抵抗性を示す（図7）．多くは加齢により非特異的に出現するが，古典的には甲状腺機能低下に関連して出現するとされ，糖原病Ⅳ型（Andersen病）にも関連がある．

c 心筋細胞核の異常

核の変化としては，変形，大型化，濃染，腫大などがある[4]．変形はしばしば濃染を伴っていることがあり，時に大型化を示すこともある．肥大型心筋症や拡張型心筋症などでしばしば観察され（図2），心筋細胞の肥大や変性所見の一環としてみられることも多い．心筋細胞のprimaryな病変として認められる場合のほか，炎症や血行動態による負荷など二次的な要因による場合もあり，種々な病変を反映していると考えられている．核の腫大は，変形や濃染を伴わない膨化所見で，炎症などによりみられることがある．

d 配列異常

心筋の配列異常には，配列の乱れ，異常樹枝状分岐，錯綜配列などがある[2]．配列の乱れは，拡張型心筋症や心筋炎の修復期，種々の心疾患による心筋リモデリングの際にみられる所見でさまざまな間質線維化を伴うことが多い．異常樹枝状分岐（図8）は，通常でもみられるわずかな樹枝状分岐が顕著となる病変で，肥大型心筋症や拡張型心筋症，心筋炎などの多くの疾患のほか，圧負荷・容量負荷などの二次的要因でもみられることがある．錯綜配列は，心筋が多方向に立体的交錯を呈して配列する状態で，心筋肥大や核の大型化，濃染などを伴うことが多い（bizarre myocardial hypertrophy with disorganization: BMHD）（図2）[5]．肥大型心筋症でしばしば観察されるが，拡張型心筋症の一部でもみられることがある[6]．

a-2) 間質

a 正常心筋の間質

心筋組織には，心筋細胞のほかに血管，線維芽細胞と，非細胞成分の，いわゆる結合組織がある．心筋細胞以外の構成成分をまとめて間質と呼ぶ．心筋細胞は心筋組織体積の75%を占めるが，心臓を構成する全細胞数の1/3程度に過ぎない．心臓は，心筋細胞のほかに，それよりはるかに多い数の線維芽細胞，血管内皮細胞，中膜平滑筋細胞・周皮細胞，脂肪細胞，免疫細胞など多彩な間質細胞と，その間隙を埋める細胞外マトリックスから構成される．マトリックスのうち，最も多い成分はコラーゲンで，成人で右室容積の30%，左室容積の2〜4%を占める．線維性のⅠ型コラーゲン（全コラーゲンの85%），Ⅲ型コラーゲン（11%）が大部分を占め，Ⅰ型，Ⅲ型は混在してコラーゲン線維（膠原線維）を形成する．主にⅢ型

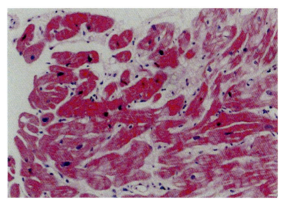

図8 拡張型心筋症の右室心筋生検組織像
心筋の異常樹枝状分岐がみられる．HE染色，×200．

◆文献

1) 廣江道昭ほか：心筋バイオプシー像．臨科学 11：1382-1396，1975
2) 関口守衛ほか：特発性心筋症とその類縁疾患の病理．臨成人病 12：437-451，1982
3) 関口守衛ほか：小児の心内膜心筋生検に関する基礎的研究．心筋細胞の経年変化．厚生省特定疾患特発性心筋症調査研究班，昭和54年度報告集，p56-60，1980
4) 関口守衛ほか：心内膜心筋生検法による生検心筋の病理．厚生省特定疾患特発性心筋症調査研究班，昭和52年度報告集，p75-93，1977
5) 廣江道昭ほか：心内膜心筋生検法による「心疾患の重症度」の判定について．最新医 32：78-90，1977
6) Nunoda S et al: Left ventricular endomyocardial biopsy findings in patients with essential hypertension and hypertrophic cardiomyopathy with special reference to the incidence of bizarre myocardial hypertrophy with disorganization and biopsy score. Heart Vessels 1: 170-175, 1985

総論

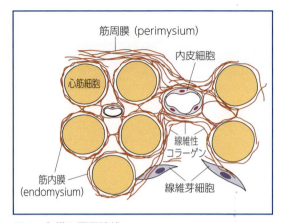

図1　心臓の膠原線維

コラーゲンで構成される細網線維は，細い網目状の構造を形成し，創傷治癒の初期段階に形成され，その後Ⅰ型コラーゲンに置き換わることで治癒が進むといわれる．線維性コラーゲンは，個々の心筋細胞を囲む筋内膜（endomysium）から，いくつかの心筋細胞を束ねる筋周膜（perimysium）へと階層的なネットワーク構造を形成する（図1）．膠原線維からなる骨組みは，心筋細胞の配列，血管との位置関係を維持する鋳型となって物理的に支持し，また，心筋細胞内で発生した収縮力を心臓全体に配分する．

マッソン・トリクローム染色など組織化学染色で膠原線維を容易に認識することができる．特にピクロシリウスレッド染色標本を偏光顕微鏡で観察すると複屈折を増強し，Ⅰ型コラーゲン主体の太い膠原線維は赤色の，Ⅲ型コラーゲン主体の細い線維は緑色の線維構造として検出でき（図2），線維の量はもちろん，その形状，配列，分布を評価することができる．しかし，線維を構成するコラーゲン分子を区別するためには免疫染色が必要である．非線維性コラーゲンとして，基底膜にⅣ型コラーゲン，細胞周囲にⅤ型コラーゲンが存在する．

膠原線維のほか，主にエラスチンからなる弾性線維も少量存在し，血管周囲や心内膜直下に多い．線維性マトリックス分子のほかに，心筋細胞を取り囲む基底膜にはラミニンなどがあり，その他，ヒアルロン酸，プロテオグリカンなど多彩な非構造性分子が存在し，心臓を構成する細胞の機能調節に関与すると考えられている．

b　間質病変

心筋細胞の再生能は非常に限られているため，傷害を受けた心臓の修復は主に間質細胞によって行われる．たとえば，ウイルス感染，虚血などによって組織が傷害されると，炎症が起きて，壊死に陥った組織を分解，除去し，心筋細胞の脱落した空間を，まずフィブリンやヒアルロン酸からなる provisional matrix で，さらに豊富な毛細血管からなる肉芽組織で一時的に充填し，最終的に膠原線維の塊である瘢痕組織で置換する．すなわち，病的心筋の間質の変化は，基本的に，さまざまな時期の創傷治癒反応と解釈することができる．

c　線維化

心筋間質にみられる変化として最も代表的なものは線維化である．線維化とは，間質の膠原線維量の増加を指す．一般に膠原線維の分布様式により，①置換性線維化，②間質性線維化，③血管周囲性線維化の3つに大別して考えることが多いが，心筋生検組織では④心内膜下の線維化がみられることが少なくない（図3）．心内膜下の線維化巣は弾性線維に富み，心機能低下例にしばしばみられる．

①置換性線維化：虚血やウイルス感染などにより心筋細胞が壊死・脱落した空間が膠原線維で置換されることを指し，心筋梗塞巣の瘢痕は置換性線維化の典型例である．線維化反応は，多彩な分子が次々に産生と分解を繰り返しながら置き換わり，徐々に成熟した太い膠原線維が形成される多段階反応である．

②間質性線維化：心筋細胞の脱落を認めず，個々の心筋細胞周囲を取り囲む線維が増加することを指す．

③血管周囲性線維化：小動脈や毛細血管外膜に膠原線維が増生し，徐々に放射状に広がって周囲の心筋細胞の間に入り込んでいく．間質性線維化と血管周囲性線維化を連続した病変として捉え，反応型線維化とする考え方もあり，高血圧

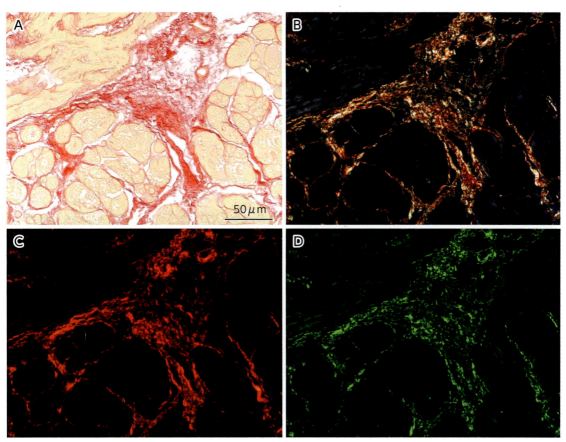

図2 ピクロシリウスレッド染色による膠原線維の観察
心内膜生検組織の通常の明視野顕微鏡像（**A**）で，膠原線維が赤く染色される．偏光顕微鏡を用いると線維構造を観察でき（**B**），それを適切なフィルターを用いて，赤色のI型コラーゲン主体の太い膠原線維（**C**）と，緑色のIII型コラーゲン主体の細い線維（**D**）に分けることができる．

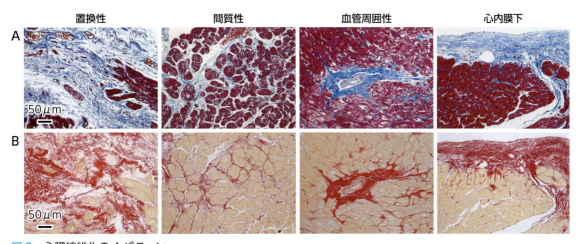

図3 心臓線維化の4パターン
A：マッソン・トリクローム染色，**B**：ピクロシリウスレッド染色

や糖尿病性心にみられるとされる．しかしその場合，多くは冠動脈硬化を合併し，微小心筋梗塞巣を置換する線維化巣が共存することが多いため，置換型と反応型の線維化を厳密に区別することは実際には困難である．

間質の変化は，心機能，特に拡張能に大きな影響をもたらすと想像され，主にMRIによる間質線維化の量的評価が精力的に行われている．生検や剖検で得られた心筋組織では，マッソン・トリクローム染色やピクロシリウスレッド染色などの組織化学染色が行われ，半定量により線維化の程度を記載することが多いが，研究レベルでは画像解析装置を使ってコラーゲンの面積率を測定して数値化する試みがなされる．実際には，組織をみれば，膠原線維量の変化は，多彩な分子から構成される間質の変化のうちほんの一部をみているに過ぎないことは明らかであるが，何を標的分子として，その何を評価するかという指標は未だ確立していない．最近，マトリックス分子のうち，線維などの構造物を形成しないmatricellular proteinという分子群が注目されている．matricellular proteinは，一般に正常では発現せず，組織傷害や炎症に伴って高発現し，炎症，修復，再生を制御する機能を持つ．循環器領域では，matricellular proteinのうち，ガレクチン-3，ペリオスチン，テネイシンCが血中バイオマーカーとして注目されているが，特にテネイシンCは，組織診断時の免疫染色で，活動性炎症の指標として用いられるようになってきている．

d　炎症細胞浸潤

心筋生検診断で最も重要な評価項目の一つである．炎症細胞の浸潤が明らかな場合はリンパ球およびそのサブセット，マクロファージ，好酸球，形質細胞など，免疫に関与する炎症細胞の種類を同定することが，病因の推定，治療法の選択に有用と考えられている．通常のHE染色による組織形態のみでは，炎症細胞の種類を同定するどころか，活性化した内皮細胞や線維芽細胞と炎症細胞を鑑別することすら困難なこともあるため，免疫染色が必須である．最近の免疫学の進歩と表面マーカーに関する膨大な知見の蓄積により，心臓の免疫炎症細胞に関する考え方も急速に変遷している．たとえば，最近では正常の心臓にも，あるサブタイプのマクロファージが存在してホメオスターシスの維持に貢献していると考えられるようになり，どの種類の細胞がどのくらい出現すれば異常なのか，明確な基準を決めることが模索されている（詳細は各論Ⅰ「炎症を主病態とする疾患」の各項参照）．

e　血管新生

心筋が何らかの傷害を受けて炎症が惹起されると，周囲から新しい血管が形成され，組織欠損部は毛細血管の塊である肉芽組織によって充填される．この組織修復初期に形成される脆弱で不規則な血管網は，組織標本上で毛細血管の増加，拡張，蛇行として認められることがあり，組織が炎症反応，修復反応を起こしていることを示す所見の一つである．

f　脂肪浸潤

正常でも，特に高齢者では右室の間質にしばしば脂肪浸潤がみられる．特に，前壁心尖部では，心筋組織が15％くらいまで脂肪組織に置き換わっていることもある．不整脈原性右室心筋症（ARVC）では，萎縮した心筋細胞の近くに，脂肪組織が線維化（瘢痕）と入り交じったいわゆるfibrofatty changeがみられるとされるが（各論Ⅴ-1「不整脈原性心筋症」参照），心筋細胞脱落後の間質による修復反応であると考えられている．

g　浮腫

血管外の細胞外の水分量が増大するため，間質の面積が広がり淡明化し，マトリックス成分が離解して見える．静水圧上昇や血管透過性亢進を反映する所見であり，炎症の存在を示唆する．標本作製上のアーチファクトにより，浮腫様に見えることもあるので注意する．

h 沈着

間質に，HE 染色で淡紅色硝子様物質としてアミロイドの沈着がみられることがある（各論Ⅳ-2「アミロイドーシス」参照）．

a-3) アーチファクト

アーチファクト（人工産物，artifact）は，検体採取から標本が作製されるまでの過程で生じる[1]．細心の注意が払われたとしてもアーチファクトが皆無の標本はほとんどないため，過大，過小な解釈により臨床現場を困惑させないためにも，臨床・病理相関を踏まえて所見の意味を問うことが大切である．特に心筋生検標本では，採取時と固定・包埋時に多彩なアーチファクトがみられる[2,3]．

a 検体の採取時に生じるアーチファクト

拍動する心臓から心筋生検鉗子によって採取するために，独特なアーチファクトがみられ，生検操作中に鉗子内で形成された凝血塊（フィブリン塊）（図1），鉗子の物理的圧挫による検体の挫滅所見（crash artifact）（図2）と収縮帯（contraction band）（図3）の形成がある．さらにピンセットなどによる乱雑な動作も採取した標本の挫滅の原因となる．まれにコンタミネーション（contamination）として手術用手袋のタルクなどが混入し，異物としてみられる．前回生検時の瘢痕（特に移植後生検の場合）がみられるサンプリングエラーがあり，その他，多量の脂肪組織，太い血管，乳頭筋や腱索の一部，中皮細胞（図4）の出現などは時に合併症と関連した所見である（総論4「心筋生検法の適応症・方法・合併症と対処法」参照）．

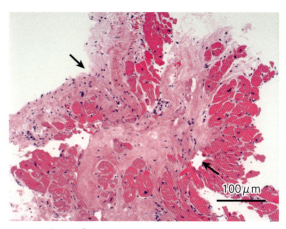

図2　バイオプトームによる圧挫
線維化の進行した硬い組織で中央部に亀裂（矢印）を生じている．亀裂部周囲に炎症細胞浸潤などの生体反応もなく，人工的に形成されたものと判断される．HE 染色．

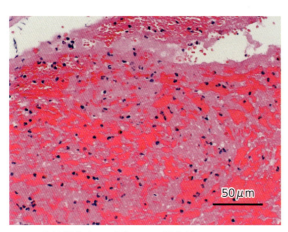

図1　生検操作中に形成された凝血塊
心内膜組織，心筋組織との関連はなく，壁在血栓を意味するものではない．HE 染色．

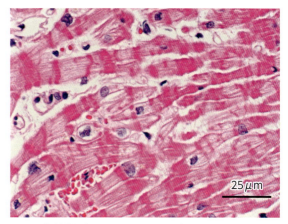

図3　収縮帯（contraction band）
心筋生検にみられる最も代表的なアーチファクトといえる．HE 染色．

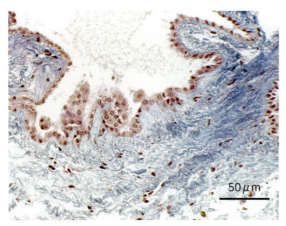

図4　中皮細胞
心外膜側の結合組織の表層に中皮細胞がみられ，穿通を示唆する組織所見といえる．マッソン・トリクローム染色．

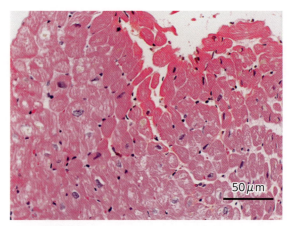

図5　染色むら
この標本では切片の辺縁がエオジンの桃赤色に過染している．HE染色．

b　固定から標本作製過程に生じるアーチファクト

通常，室温程度の固定液（一般的には中性緩衝10%ホルマリン液）で固定するが，小さな切片でも染色むら（図5）によって標本中心部で染色が薄くなり，変性などと判断を誤る危険性もある．核周囲の空胞所見にも，細胞輪郭に対して細胞質の内容が固定時に過収縮することによるアーチファクトが加味されている．

c　その他，光学顕微鏡標本にみられるアーチファクト

間質の浮腫は炎症や循環障害を反映する重要な組織変化であるが，組織の牽引により間質の疎開しやすい心筋生検標本では過大評価しやすく注意が必要である[2,3]．線維化は重要な所見であるが，通常用いられるアザンやマッソン・トリクローム染色では間質性粘液（ムコ多糖類）が膠原線維同様に青染するため，線維化を過大評価する可能性がある[3]．なお，アミロイドも同じく青染されるが，この場合はやや暗い色調となる．弾性線維はコンゴレッドなどのアミロイド染色で偽陽性を示すため間違ってはいけない（各論Ⅳ「拡張障害を主病態とする疾患」の各項参照）．血管に血管が嵌入（invagination）してみえるtelescoping

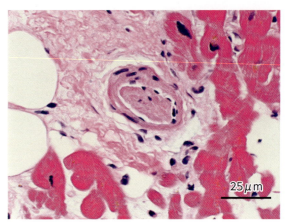

図6　小血管壁の嵌入像（telescope phenomenon）
血管腔内に前後の血管組織が内反して生じるアーチファクトである．HE染色．

artifactは血栓と誤解される可能性がある（telescope phenomenon；図6）[2,3]．心内膜肥厚が高度な場合，組織中に心筋が含まれず厚い心内膜だけがみられることがあるが，薄切時の切線の方向により心内膜の厚さは変わり得るので，内皮面から心筋層まで連続的に観察される断面で評価するのが望ましい．炎症性病態があると種々の間質細胞が増加するが，逆に間質細胞の増加は必ずしも活動性の炎症を示唆しない．心筋炎や炎症性心筋症の鑑別においては適切な免疫組織学的マーカーを

併用してリンパ球などを正しく認識し，実際にそれらが心筋傷害性に作用しているかを慎重に判断すべきであろう（各論Ⅰ「炎症を主病態とする疾患」の各項参照）．免疫染色で切片の周りだけ染まっているのは marginal effect であり，切片の伸展が悪いと剝げやすい組織の辺縁部は偽陽性となりやすい．

d 対策

担当技師とよく協議することが重要であろう[1]．予防策として，採取された検体を乱雑に扱うことなく速やかに固定することが大切である．通常，固定液として10％中性緩衝ホルマリン液が使用されるが，抗原性の保持を重視して用いられるパラホルムアルデヒドや電子顕微鏡用のグルタラール系固定液の場合は使用期限に注意する．組織が固定液に十分漬かっていないと乾燥し，標本のひび割れや収縮をもたらすので，運搬，標本送付時にも気を付けたい．

◆文献

1) 日本病理学会（編）：病理技術マニュアル3．病理組織標本作製技術，上巻，医歯薬出版，東京，1981
2) 由谷親夫：心筋生検の人工産物と注意事項．臨床医のための心筋生検アトラス，医学書院，東京，p6-11，1997
3) Hauck AJ, Edwards WD: Histopathologic examination of tissues obtained by endomyocardial biopsy. Cardiac Biopsy, Fowles RE (ed), Futura Publishing Company, New York, p95-153, 1992

b）電子顕微鏡的評価

a 電子顕微鏡でわかること

顕微鏡の性能は「分解能」（「解像力」ともいう）という用語で表現される．分解能とは二点を二点として識別できる最小の距離と定義される．一般に誤解されがちであるが，電子顕微鏡の光学顕微鏡に対する利点は倍率ではなく分解能である．光学顕微鏡でも高倍率の接眼レンズなどを用いれば理論的には無限に高倍率の画像は得られる．しかし，分解能以下の対象はどれだけ倍率を上げてもぼやけるばかりで細部が見えてくることはない．光学顕微鏡は可視光線の波長によって分解能が $0.2～0.3\mu m$ に制限されている．光学顕微鏡では直径数十μm 程度の標準的な大きさの細胞において，その形状からその中の核やその他の細胞内小器官も同定できる．しかし，それらの細部を見ることは不可能であり，ミトコンドリアなどは粒状あるいは糸状の物体として観察されるに過ぎない．

電子顕微鏡では，電子線の持つ波長が可視光線のものよりずっと短いので，分解能は $0.14\,nm$ 程度である（透過型電子顕微鏡の場合）．実際の電子顕微鏡観察では数千倍から数万倍の倍率で見ることが多いが，たとえば5千倍で物を見るということは2センチメートル四方のもの（例：1円玉）を100メートル四方（例：野球場）に引き延ばして見るということであり，いかに細部にわたって観察する作業であるかがわかる．

電子顕微鏡では光学顕微鏡の1,000倍以上の微細な対象を観察できるため，電子顕微鏡の最大の利点とは，すなわち微細構造（ultrastructure）の明瞭化に尽きる[1,2]．

本項では，電子顕微鏡検査が心筋生検標本の病理診断に，どのような場面でどのように役立っているかを以下のような例を挙げながら解説する．

- 細胞，細胞内小器官あるいは間質の同定を容易，あるいは可能にする．
- 心筋細胞の空胞変性（特に異常蓄積物）の正体を明らかにする．
- 細胞内小器官の変性所見がわかる．

b 細胞，細胞内小器官あるいは間質の同定

心臓の実質細胞は心筋細胞であるが，その数は心臓を構成する総細胞数の2～3割を占めているに過ぎず，他は血管を構成する細胞や線維芽細胞などの非心筋細胞である．ただし，体積ではその

比は真逆になる．すなわち，心筋細胞は非心筋細胞に比べて非常に大きい細胞であることがわかる．正常な心筋細胞の長径は100μm以上，短径は右室で15μm以下，左室で18μm以下である．心筋細胞は巨大であるため，長軸方向に縦断されている場合，電子顕微鏡下1視野に収まることはまずなく，心筋細胞では細胞内小器官の観察が主な作業となる．図1に心室心筋細胞の主な細胞内小器官[核，筋原線維，ミトコンドリア，リポフスチン，グリコーゲン，小胞体，ゴルジ（Golgi）装置，介在板]を呈示する．心筋細胞は非心筋細胞に比べその核も巨大である．正常な心筋細胞の細胞質はほとんど筋原線維で占められ，その他の小器官はあまり目立たない．

電子顕微鏡下では細胞，間質ともその姿が明瞭に現れる．サルコイドーシスにみられる類上皮細胞は，光学顕微鏡下には病理学の専門家以外にとって同定が難しい場合があるが，電子顕微鏡下ではその特徴的な形態から誰の目にも判別可能である[3]．心筋生検標本で電子顕微鏡下に類上皮細胞が1つでも見つかれば，結核が除外されている場合には心臓サルコイドーシスが強く示唆される（図2）．

心筋間質の膠原線維（光学顕微鏡下にマッソン・トリクローム染色またはアザン染色で青色に染まる）と弾性線維（エラスティカ・ワンギーソ

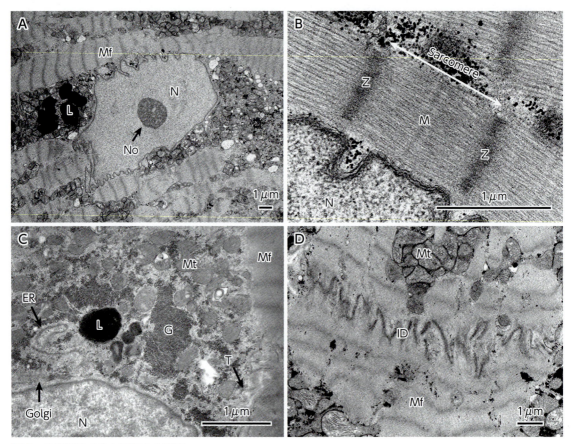

図1 心筋細胞の主な細胞内小器官
A，C：核とその周辺部．核（N），核仁（No），筋原線維（Mf），リポフスチン（L），ミトコンドリア（Mt），グリコーゲン顆粒（G），小胞体（ER），ゴルジ装置（Golgi），T管（T），B：筋節（サルコメア）．Z帯（Z），M線（M），D：心筋細胞同士を連結部である介在板（ID）．

6 病理組織標本の観察法

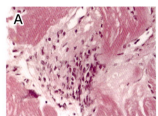

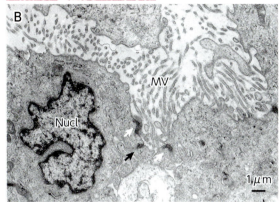

図2 心臓サルコイドーシス
A：心筋内サルコイド結節（HE染色）．B：電子顕微鏡下に観察された類上皮細胞．微絨毛（MV）．白矢印はsubplasmalemmal linear density, 黒矢印はデスモソームを示す．
(Takemura G et al: Usefulness of electron microscopy in the diagnosis of cardiac sarcoidosis. Heart Vessels **10**: 275-278, 1995 より改変)

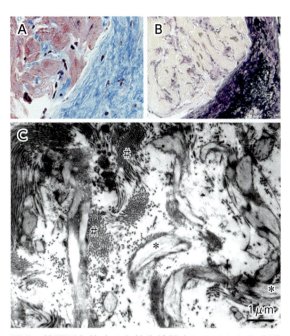

図3 拡張型心筋症の心筋生検標本にみられた心内膜下の線維化
A：マッソン・トリクローム染色で青色すなわち膠原線維が存在する．B：エラスチカ・ワンギーソン染色で黒色すなわち弾性線維が存在する．C：電子顕微鏡下に膠原線維（#）と弾性線維（*）の混在がみられる．

ン染色で黒色に染まる）も電子顕微鏡下に見ると，その構造の差は明白である（図3）．

　心アミロイドーシスにおけるアミロイド細線維は，光学顕微鏡下にはコンゴレッド染色により赤橙色に染まり偏光をかけるとアップルグリーンに光るが，コンゴレッドで染まらない場合があり注意を要する．皮膚や心臓で時にこのようなケースがみられるが，このような場合でも電子顕微鏡下にはアミロイド細線維は径8～12 nmで入り乱れた走行のフェルト状構造を呈する（図4）．

　心筋内細動脈の狭窄は，肥大型心筋症や心臓サルコイドーシスでみられる特徴的所見である．一方，肥大心，特に拡張相肥大型心筋症では毛細血管の腔の著しい狭小化が認められ，これは電子顕微鏡下に捉えられる（図5）[4]．

　心筋間質に脂肪滴がみられることがある（図6A）．この所見は右室では生理的な場合もあるが，左室では異常所見のことが多い．

c 心筋細胞の空胞変性，特に異常蓄積物の正体

　光学顕微鏡下に「空胞変性」という所見が得られることがよくある．心筋細胞内に無構造エリアが，特に核周囲，あるいは胞体全体に広範に広がっている所見である[図7（図7A以外）]．空胞と言ってもそこに何も存在しないわけではなく，疾患によって空胞の内容物は異なる．心筋生検標本の読影において電子顕微鏡が最も力を発揮するのが，このような空胞変性における空胞の内容物の同定であろう．以下に空胞変性をきたし，電子顕微鏡による検討なくしては診断困難，あるいは不可能な例を列挙する．

　Fabry病では，リソソーム内の加水分解酵素であるα-galactosidase（α-gal）活性が基準値より

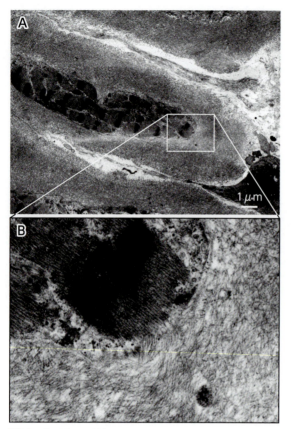

図4　心アミロイドーシス
A：アミロイド線維が心筋細胞を取り囲んでいる．B：A図の白枠部の拡大．アミロイド細線維は径8〜12 nmで走行が入り乱れている．

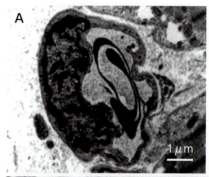
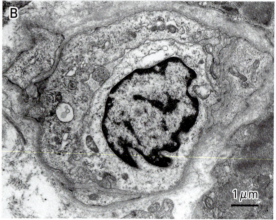

図5　心筋内毛細血管
A：狭窄のない毛細血管．管腔には赤血球がみられる．B：拡張相肥大型心筋症患者からの心筋生検にみられた著明な狭窄を有する毛細血管．
(Takemura G et al: Luminal narrowing of coronary capillaries in human hypertrophic hearts: an ultrastructural morphometrical study using endomyocardial biopsy specimens. Heart **79**: 78-85, 1998 より改変)

不足あるいは欠損しているため，この酵素で分解される基質（グロボトリアオシルセラミド：GL-3など）のスフィンゴ糖脂質が細胞内に蓄積し，組織や複数の臓器の機能が進行的に障害を受ける（詳細は各論Ⅲ-2-a「Fabry病」参照）．Fabry病に侵された心筋細胞は光学顕微鏡下には空胞変性がみられるが（図7B），電子顕微鏡下に見るとその空胞は無構造ではなく，特有なミエリン小体の集簇である（図8）．ミエリン小体は4.5 nmの周期性を持つ規則正しい同心円状構造物であるが，ミエリン膜間が不規則になったものもみられる．本症は原因療法（酵素補充療法）が可能な二次性心筋疾患であり，その確定診断は極めて重要である．

Danon病はリソソームの主要な膜蛋白であるLAMP2（lysosome-associated membrane protein 2）の遺伝子変異によるX連鎖優性遺伝のまれな疾患である（詳細は各論Ⅲ-2-d「Danon病」参照）．Danon病ではLAMP2欠損によりオートファジー機構が障害され，本来リソソームで消化されるべき老廃物が細胞内に蓄積される．これが光学顕微鏡下には空胞変性を呈する（図7C）．蓄積物は膜に包まれた種々の段階の消化物である．なかにはゼブラ小体様のミエリン構造もみられる

6 病理組織標本の観察法

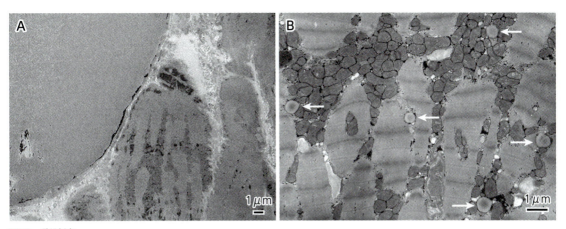

図6 脂肪滴
A：心筋間質の脂肪滴（図の左側）．B：心筋細胞内の脂肪滴（矢印）．リソソームと似るが電子密度が低く，大きさのバリエーションがある．

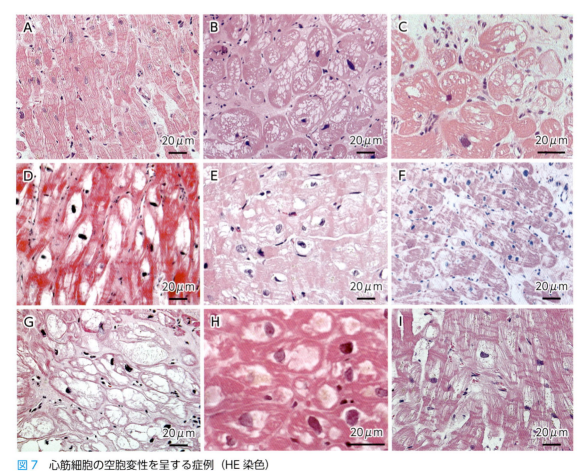

図7 心筋細胞の空胞変性を呈する症例（HE染色）
A：空胞変性なし，B：Fabry病，C：Danon病，D：ミトコンドリア病，E：糖原病，F：adriamycin心筋症，G：新種の糖原病，H：巨大オートファジー空胞を伴う心筋症，I：拡張型心筋症，非特異的な空胞変性．

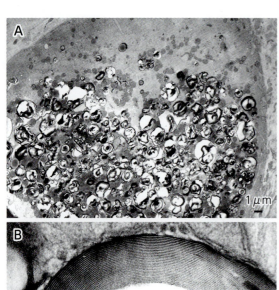
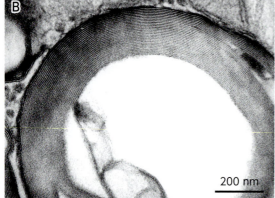

図8　Fabry病
A：心筋細胞内に特有なミエリン小体の集簇がみられる．
B：ミエリン小体は 4.5 nm の周期性を持つ規則正しい同心円状構造物である．

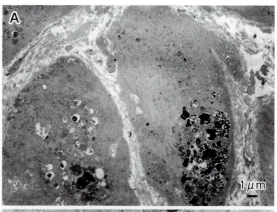
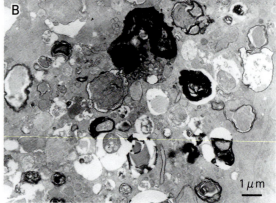

図9　Danon病
A：本来リソソームで消化されるべき老廃物が細胞内に蓄積される．B：蓄積物は膜に包まれた種々の段階の消化物である．

が，Fabry病のような規則正しい年輪様のミエリン小体はみられない（図9）．通常の光学顕微鏡標本に用いるパラフィン切片では標本作製の過程で，Fabry病やDanon病でみられる脂溶性蓄積物は標本から溶出してしまう．この意味からも空胞変性を呈する心筋細胞の電子顕微鏡標本作製は特に重要になってくる．

ミトコンドリア病では，ミトコンドリアの異常集積，あるいはその大量脱落により光学顕微鏡下の空胞変性がもたらされる（図7D, 10）．個々のミトコンドリアには巨大化や特徴的な構造変化，すなわち空胞化，クリスタの走行異常，クリスタの部分的融解，ねじれ，ミトコンドリア内部

へのグリコーゲンの蓄積などがみられる（図11）．しかし，このような形態変化がミトコンドリア病に特異的か否かは必ずしも明白ではない．すなわち，形態学的にミトコンドリア異常が著明な場合でもミトコンドリア関連遺伝子異常が捉えられない場合があるため，ミトコンドリア形態異常は不全心筋の単なる随伴現象である可能性がある．一方，ミトコンドリア病はミトコンドリアDNAのみならずミトコンドリア蛋白に関連する核DNAの異常によっても生じるが，遺伝子異常検索が必ずしも網羅的ではないため，遺伝子異常が見落とされている可能性もある．また，ある遺伝子異常形式がミトコンドリア形態異常と特異

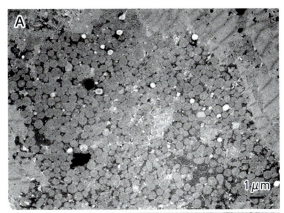
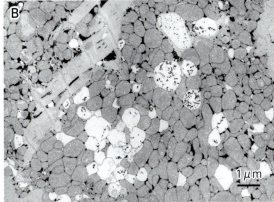
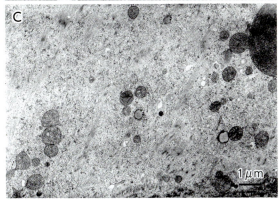

図10　ミトコンドリア病
A：ミトコンドリアの著明な集簇．B：ミトコンドリア集簇部で高頻度にミトコンドリアの変性〜脱落がみられる．C：おそらくミトコンドリアが大量に脱落した後と思われる無構造領域．

的に対応するか否かも今後の検討課題である．
　グリコーゲン顆粒が塊状に蓄積し，光学顕微鏡下に心筋細胞の空胞変性をきたす場合がある（図7E）．たとえばα-glucosidaseの欠損または活性低下によりグリコーゲンの消化が停止〜遅延する成人発症型糖原病Ⅱ型（Pompe病）はその典型である．未消化ないし消化不良のグリコーゲンがリソソーム内に大量に蓄積したものは，グリコゲノソーム（glycogenosome）と呼ばれる（図12）．Pompe病はFabry病に比べ罹病率は低いが，本疾患も酵素補充療法が可能であり確定診断が重要である．
　doxorubicin（adriamycin）の心毒性の特徴の一つは心筋細胞の著しい空胞変性であり，典型例はアドリア細胞（adria cell）と呼ばれる（図7F）．その実態は筋原線維の著明な消失である．すなわち粗になった筋原線維がわずかに細胞の周辺部に残存するに過ぎず，このような心筋細胞はもはや収縮力を有しないことが納得できる（図13）．
　図7Gは心筋細胞に著明な空胞変性がみられたが，電子顕微鏡下にはほぼ全領域がすりガラス状の均一な物質で置換された心筋細胞や，他の局面では細胞内小器官の消化途上のミエリン様残渣物の集合が観察された．これら蓄積物の正体は従来の知識では判定不能であったが，質量顕微鏡による検討により未報告のタイプのグリコーゲン蓄積病の一種であることが判明した（総論-トピック「質量顕微鏡」，67ページ参照）．
　オートファジーは，細胞が自己の細胞成分をリソソームに運び込み分解する作用で，非選択的な自己分解経路と定義される．本機構により処理される細胞内小器官はリソソームに運び込まれる前にオートファゴソームという膜構造物で包み込まれる．オートファゴソームとリソソームの合体したものをオートリソソームと呼ぶ．このような構造物は巨大な場合，光学顕微鏡下に空胞変性を呈する（図7H）[5]．
　不全心筋では，二次性心筋症（特定心筋症）でない場合でも空胞変性にはよく遭遇する（図7I）．この場合，空胞の構成物はミトコンドリア（mitochondriosis），リポフスチン，グリコーゲンなどが増生したものである．各細胞内小器官の増生の病態生理学的意義（過剰増加なのかター

総論

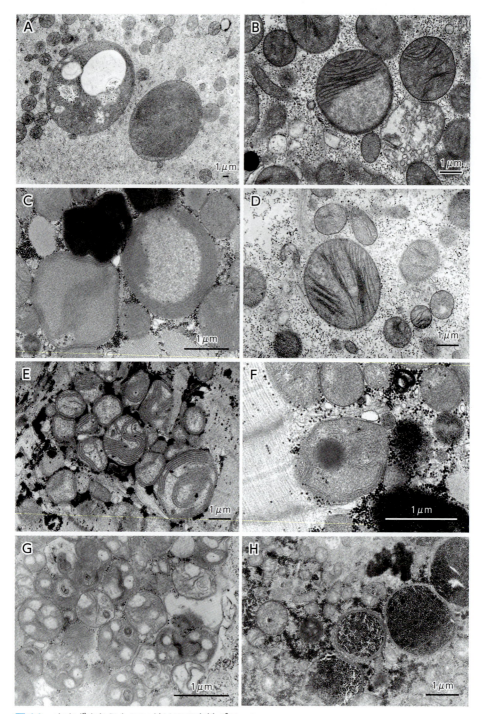

図11 さまざまなミトコンドリアの変性パターン
A：巨大ミトコンドリア，B：特徴的なクリスタの融解像，C：B図とは別パターンの特徴的なクリスタの融解像，D：絞った雑巾のようなクリスタのねじれ，E：レール状のクリスタの走行異常，F：ミトコンドリア内の脂質沈着，G：クリスタの多発的な変性，H：ミトコンドリア内のグリコーゲン蓄積

6　病理組織標本の観察法

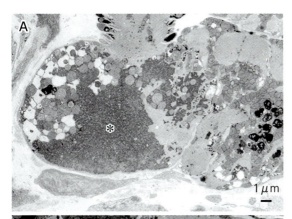

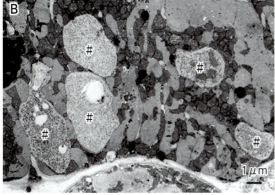

図12　糖原病
A：心筋細胞の胞体に無秩序にグリコーゲン顆粒（＊）が集簇している．B：グリコゲノソーム（#）が多発性にみられる．

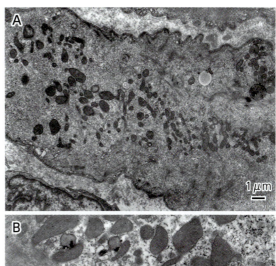

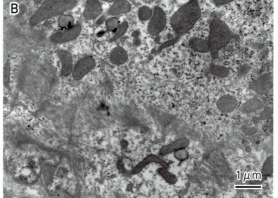

図13　adriamycin心筋症
A：筋原線維がほとんど消失したアドリア細胞．B：筋原線維の融解像がみられる．

ンオーバーの低下なのかなど）はほとんどわかっていない．

d　細胞内小器官の変性所見

　負荷を受けた心筋細胞は代償性肥大をきたすが，肥大心や不全心では心筋細胞核もまた肥大のみならず著しい変性すなわち核クロマチンの凝集と核膜の皺襞の増加を呈し，奇怪な核（bizarre shaped nucleus）を呈する（図14）[6]．このような核ではDNA損傷・修復のため転写・翻訳活性が増大しているという報告[7]があるが，詳しい病態生理学的意義についてはまだよくわかっていない．
　肥大型心筋症における心筋細胞の錯綜配列は有名であるが，心筋細胞のみならず筋束レベルでも錯綜配列がみられ[8]，電子顕微鏡下にみると筋原線維のレベルでも錯綜配列がみられる（図15）．
　肥大型心筋症の多くは，ミオシンやトロポニンなどの筋原線維構成蛋白質の遺伝子異常が原因であるが，それによって配列異常が生じる機序は不明である．
　糖尿病では毛細血管の基底膜肥厚がみられる．本所見は腎臓の糸球体係蹄壁で有名であるが，心筋の毛細血管，さらに心筋細胞でもみられることがある．
　心筋細胞内に脂肪滴がみられることがあるが，特定の心疾患でみられるということはなく，その病的意義は不明である（図6B）．
　不全心筋や虚血心筋ではオートファジー機構の

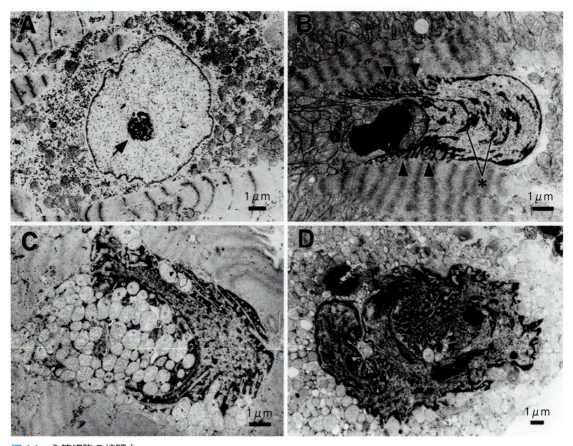

図14 心筋細胞の核肥大
A：肥大なし，B：軽度，C：中等度，D：高度．矢印：核仁，矢頭：核膜の皺襞．＊：凝集したクロマチンがみられる．
(Koda M et al: Nuclear hypertrophy reflects increased biosynthetic activities in myocytes of human hypertrophic hearts. Circ J **70**: 710-718, 2006 より改変)

亢進，あるいはその進行が停滞することによって心筋細胞内のオートファジー空胞，すなわちオートファゴソームやオートファゴリソソームが増加する（総論ートピック「アポトーシスとオートファジー」，70ページ参照）．空胞の中身はミトコンドリア（マイトファジー），グリコーゲン顆粒（グリコゲノソーム），変性の進んだミエリン様膜構造物などである．このような心筋では心筋細胞のリソソームも増加する（図16）．

不全心では，心室心筋細胞に二重膜構造の心房性特殊顆粒が出現することがある．これは心房性ナトリウム利尿ペプチド（ANP）ならびに脳性ナトリウム利尿ペプチド（BNP）の両者を含有している（図17)[9]．

不全心の心筋細胞では筋原線維の粗鬆化がみられ，電子顕微鏡下にはミトコンドリアなどの細胞内小器官の増生や筋原細線維の変性〜融解（図18）として観察される．後者の程度が強いほど，患者の予後が不良であることが最近報告された[10]．

e 電子顕微鏡用固定の勧め

電子顕微鏡的評価のためには，生検標本を採取時にグルタルアルデヒド液で固定する必要がある．後悔しないよう，ぜひ生検時に生検標本のうち1個ないし半個でも電子顕微鏡用に固定しておくことが推奨される．

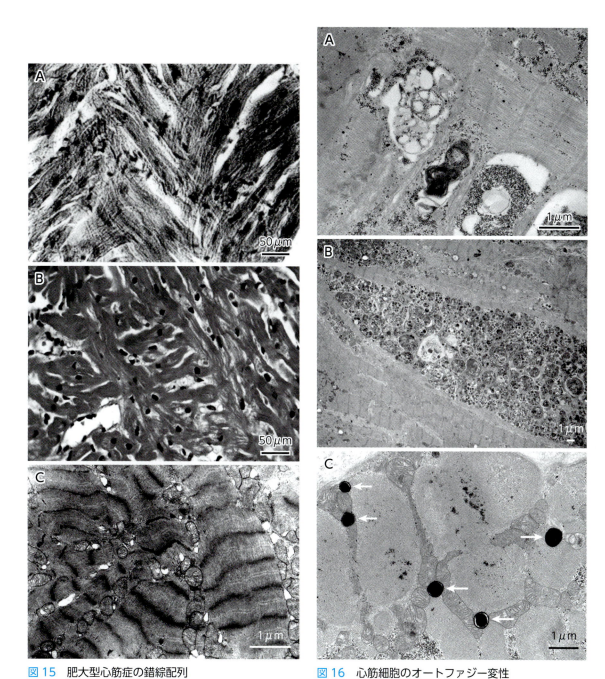

図 15　肥大型心筋症の錯綜配列
A：筋束レベル，B：心筋細胞レベル，C：筋原線維レベル
（A 図：Fujiwara H et al: Myocardial fascicle and fiber disarray in 25 μ-thick sections. Circulation **59**: 1293-1298, 1979 より改変）

図 16　心筋細胞のオートファジー変性
A：左からミトコンドリア，ミエリン様構造物，グリコーゲン顆粒を含むオートファジー空胞，B：オートファジー空胞の著しい蓄積像，C：リソソーム（矢印；電子密度の極めて高い，すなわち真っ黒な球形物）の出現と増生．

◆文献

1) 河村慧四郎：心筋不全の電子顕微鏡的観察—心肥大を中心として．最新医 **25**：19-24，1970
2) 関口守衛ほか：心内膜心筋生検法による生検心筋の電顕

総論

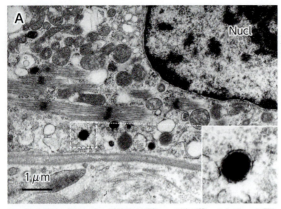

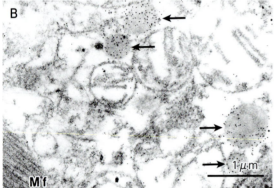

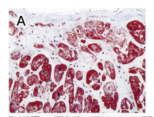

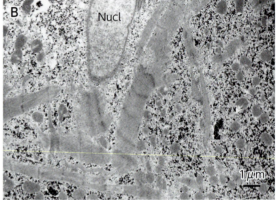

図17　不全心の心室心筋細胞における心房性特殊顆粒の出現

A：電子密度が高く二重膜に包まれている．B：ANPとBNPの二重免疫電子顕微鏡像．ANPは径5 nm，BNPは径15 nmの金コロイドで標識されている．各顆粒には両方の金コロイドが存在しており，ANP，BNPの両者を含むことがわかる．Nucl：核，Mf：筋原線維

(Takemura G et al: Expression of atrial and brain natriuretic peptides and their genes in hearts of patients with cardiac amyloidosis. J Am Coll Cardiol **31**: 754-765, 1998 より改変)

図18　筋原線維の粗鬆化

A：光学顕微鏡像所見（マッソン・トリクローム染色）．B：電子顕微鏡像下に筋原線維の変性～融解がみられる．Nucl：核

診断基準：その定量化と研究成果．信州医誌 **44**：85-98, 1996

3) Takemura G et al: Usefulness of electron microscopy in the diagnosis of cardiac sarcoidosis. Heart Vessels **10**: 275-278, 1995

4) Takemura G et al: Luminal narrowing of coronary capillaries in human hypertrophic hearts: an ultrastructural morphometrical study using endomyocardial biopsy specimens. Heart **79**: 78-85, 1998

5) Saijo M et al: Cardiomyopathy with prominent autophagic degeneration, accompanied by an elevated plasma brain natriuretic peptide level despite the lack of overt heart failure. Intern Med **43**: 700-703, 2004

6) Baandrup U et al: Electron microscopic investigation of endomyocardial biopsy samples in hypertrophy and cardiomyopathy. A semiquantitative study in 48 patients. Circulation **63**: 1289-1298, 1981

7) Koda M et al: Nuclear hypertrophy reflects increased biosynthetic activities in myocytes of human hypertrophic hearts. Circ J **70**: 710-718, 2006

8) Fujiwara H et al: Myocardial fascicle and fiber disarray in 25 μ-thick sections. Circulation **59**: 1293-1298, 1979

9) Takemura G et al: Expression of atrial and brain natriuretic peptides and their genes in hearts of patients with cardiac amyloidosis. J Am Coll Cardiol **31**: 754-765, 1998

10) Saito T et al: Ultrastructural features of cardiomyocytes in dilated cardiomyopathy with initially decompensated heart failure as a predictor of prognosis. Eur Heart J **36**: 724-732, 2015

c）免疫組織化学的評価と *in situ* hybridization

c-1）総論

a 免疫組織化学染色

　免疫組織化学とは，抗原-抗体反応という特異的な結合反応を利用として，目的とする分子の細胞内および組織内の局在を検出する手法である．この反応を可視化するために発色反応を組み合わせた手法を免疫組織化学染色（免疫染色）と呼ぶ．抗原と直接反応する抗体に標識し，1回の反応で検出する直接法と，標識されていない抗体（一次抗体）での抗原抗体反応後に，一次抗体に対する抗体（二次抗体）に標識し，2回以上の反応で検出する間接法がある（図1）．直接法は，抗原抗体反応が1回であるため染色時間が短く特異性は高いが，特異抗体それぞれに直接標識する必要があり，市販品も限られているため，汎用性に欠ける．間接法の利点は，組織の抗原に結合した多種類の特異的一次抗体を検出するために標識二次抗体を統一して使うことができ，汎用性が高いことである．さらに，力価や特異性の優れた二次抗体が多数販売されており，一般には間接法のほうが感度が高い．間接法をさらに感度の高い反応とするために，ABC法（avidin-biotinylated peroxidase complex method），LSAB法（labeled streptavidin biotinylated antibody method），PAP法（peroxidase-antiperoxidase method），高分子ポリマー法，CSA法（catalyzed signal amplification method），TSA法（tyramide signal amplification method）などの方法（増感法）が開発され，従来の方法では検出されない微量の抗原を検出することが可能である．アミノ酸ポリマー，デキストランポリマーペルオキシダーゼと二次抗体を結合させて酵素を高密度標識することで強い染色を得る高分子ポリマー法（シンプルステイン MAX-PO など）は，検出感度が良いうえに染色方法も簡単で，現在多くの施設で用いられている．

　抗原抗体反応を可視化する方法として，光学顕微鏡観察には酵素抗体法，蛍光抗体法が用いられる．金コロイド法を用いた電子顕微鏡観察も可能である．

1）酵素抗体法

　酵素抗体法は酵素によって抗体を標識し，酵素反応によって発色基質を沈着させることによりターゲットの抗原分子の局在を検出する方法であり，病理検査室レベルで一般に用いられる．標識酵素としては，安定性の高い horseradish 由来のペルオキシダーゼを用い，基質としてジアミノベンジジン（3,3'-diaminobenzidine: DAB；茶褐色）やアミノエチルカルバゾール（3-amino-9-ethyl carbazole: AEC；赤色）によって発色させるのが一般的であるが，多くの組織には内因性ペルオキシダーゼが存在しているため，はじめにこの内因性ペルオキシダーゼを失活させる必要がある．この欠点を補うため，標識酵素として植物性アルカリホスファターゼやその他の標識酵素が使用されている．酵素抗体法には前述の PAP 法，ABC 法，LSAB 法，高分子ポリマー法などの高感度法が開発されている．酵素抗体法は既存の光学顕微

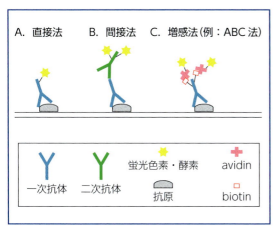

図1　直接法，間接法，増感法（例として ABC 法）の模式図

鏡があれば観察可能であり，また容易に永久標本を作製でき，何度でも観察可能である．酵素抗体法はホルマリン固定パラフィン切片を用いることが多い．ホルマリン固定された切片は形態保持に優れ，HE標本と対比して形態観察することが可能であるため，組織・細胞の構築と機能分子の局在を同時に観察し，形態と機能の関連を調べる有力な手がかりとなる．また，過去の症例のパラフィンブロック・切片を使った後ろ向き研究が可能なことも重要な利点である．

2）蛍光抗体法

抗体に蛍光色素を標識しておき，抗原抗体反応の後で励起波長を当てて蛍光発色させる．フルオレセイン（fluorescein isothiocyanate: FITC；緑色），テトラメチルローダミン（tetramethylrhodamine isothiocyanate: TRITC；赤色）のほか，より蛍光強度の高いCy，Alexa Fluor®など

多くの蛍光色素が利用される．蛍光抗体法には蛍光顕微鏡が必要であるが，特異的に反応する部位を暗視野の黒い背景の中の蛍光発色として検出するためコントラストが良く，非反応部との区別が明確である．反面，暗視野での観察のため，細胞の種類，形態，位置関係など組織構築の背景がわかりにくい場合がある．一般に非特異反応は少ないが，心筋細胞は自家蛍光を出すことがある．蛍光染色の最大の利点として，適切なフィルターを用いれば，多重染色によって複数抗原の同時観察が容易に行えることである（図2）．すなわち，同一組織切片上において，抗原の局在が異なる場合は，たとえば赤と緑など異なる色の光として検出され，局在が同じである場合は，たとえば赤と緑の光が混ざり合い黄色になるなど別の色彩に表現される．蛍光抗体法をホルマリン固定パラフィン切片で行うこともできるが，新鮮凍結切片は抗原

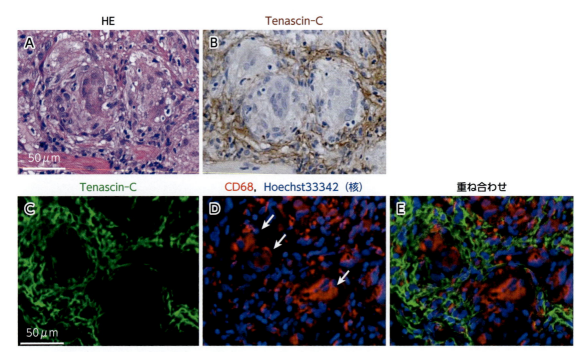

図2　心臓サルコイドーシス肉芽腫病変のパラフィン切片を用いた酵素抗体法（B）および蛍光抗体法（C～E）による免疫染色の例

HE染色組織（A）の隣接切片で，抗テネイシンC抗体を用いたDAB発色による酵素抗体法により，病巣の巨細胞周辺にテネイシンC（Tenascin-C）の沈着が茶色に見える（B）．
A，B図に近接した病巣を蛍光抗体法により，テネイシンC（緑），CD68（赤），核染（青）の三重染色を行うと，病巣にテネイシンCの沈着（C）と，CD68陽性の多核巨細胞（矢印）およびマクロファージが多数みられる（D）．画像を重ね合わせることにより両者の局在を正確に比較できる（E）．

性の保持が非常に良く，微量の抗原を的確に検出して細胞内微小器官レベルまで正確に局在を把握するのに適している．蛍光抗体法の最大の欠点は蛍光の減衰のため標本の永久保存ができないことであり，電子画像として保存する必要がある．

3）抗原賦活化法

ホルマリンに抵抗性の抗原を認識するモノクローナル抗体の開発，高感度ポリマー試薬の開発および抗原賦活化法の確立により，現在，多くの抗原がパラフィン切片で免疫組織化学的に同定できるようになった．賦活化の原理は，ホルマリン固定でメチレン架橋によりマスキングされた抗原を，メチレン架橋の解離により露出すると解釈されている．賦活化の種類には，①蛋白分解酵素処理法（トリプシン，ペプシン，プロテアーゼなど），②10 mM クエン酸緩衝液（pH 6.0），1 mM EDTA 液（pH 8.0，9.0）などの溶液中でのマイクロウェーブ，オートクレーブによる加熱処理法がある．抗体が認識しているエピトープにより，熱や pH における性質はさまざまであり，抗体ごとに至適条件を決定することが必要である．また，賦活化処理による切片の剥離を防止するために，シランコーティングなど剥離防止コート処理スライドへの貼り付けが必須である．

b *in situ* hybridization

組織 *in situ* hybridization（ISH）法は，組織切片を用いてある遺伝子の mRNA の局在を明らかにし，目的遺伝子を発現する細胞を同定する．ウイルスゲノムを検出し，ウイルス感染の診断に用いられることもある（図3）．通常は目的遺伝子 mRNA に対する相補的 RNA（DNA）をプローブとして反応させ，その後いくつかの工程を経て可視化する．細胞内で mRNA はほとんどの場合細胞質に存在するが，蛋白はその性質に応じて，産生細胞内あるいは外のさまざまな領域に存在する．したがって，mRNA の存在場所と蛋白の存在場所は必ずしも一致しない．したがって，細胞外に分泌される蛋白の産生細胞を同定するために有用である．ISH 法では細胞が死んだ状態で mRNA を検出するが，細胞死に伴い mRNA が急速に分解されるため固定条件が非常に重要である．用時調製した 4％パラホルムアルデヒド液を用い，4℃で 16〜24 時間固定することが多い．その後，パラフィン切片を作製し，①プローブが細胞内の核酸にアクセスできるようにする前処理，②ハイブリダイゼーション，③非特異的結合除去のための洗い，④プローブの可視化を行う．プローブの可視化として一番多用されている方法は digoxigenin（DIG）を取り込んだアンチセンス RNA をプロー

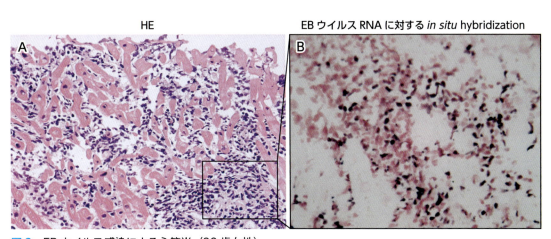

図3 EBウイルス感染による心筋炎（32歳女性）
リンパ球浸潤と心筋細胞の壊死，脱落を認める（**A**）．浸潤細胞内に EB ウイルス RNA（EBV encoded small RNA: EBER）の発現（黒紫）を認める（**B**）．

ブとして用い，アルカリホスファターゼ標識抗DIG抗体で認識，最終的にはNBT/BCIPなどのアルカリホスファターゼ基質の発色反応で検出する酵素抗体法である．固定せずに急速凍結したサンプルを用いて行うこともある．

c-2）評価のポイント

心筋生検標本の免疫組織化学染色（免疫染色）は，主に，①正常では陽性に染まるものが陰性になったり，分布が異なるなど染色パターンの変化により，分子の異常を診断する，②複数の特異抗体を用いた免疫組織化学の組み合わせによって病型を分類する，③浸潤している炎症性細胞やその種類を同定して炎症の診断精度を上げる，などのために行われる（表1）．通常，パラフィン切片を用いて行い，抗体もいくつか市販されている（表2）．本項では，免疫組織化学的評価が有用であると考えられる代表的な疾患と評価ポイントについて概説する．詳細は各論のそれぞれの項を参照されたい．

a 染色パターンの変化による分子異常の診断

1）筋ジストロフィ

筋鞘に関わるジストロフィン遺伝子変異により生じる進行性の骨格筋疾患である．ジストロフィンに対する抗体が数種類市販されており，心病変の診断確定のために，パラフィン切片を用いた免疫染色が行われる．正常では，心筋細胞の細胞膜全周性にジストロフィンの染色が認められるが，Duchenne型では完全欠損，Becker型では陽性に染まる細胞と染まらない細胞がモザイク状に入り交じったり，心筋細胞膜の染色が部分的に欠損したりする像がみられる．Duchenne型/Becker型症候性保因者でも，モザイク状染色あるいは部分欠損像が認められる（各論Ⅱ-6「筋ジストロフィ」参照）．

2）リソソーム（ライソゾーム）病

a）Fabry病

リソソームのα-galactosidase A（α-GLA）欠損により生じ，グロボトリアオシルセラミド（Gb3）がリソソーム内に蓄積する全身疾患である．HE染色にて，レース状空胞化が特徴的であり，血中α-GLA活性の測定とともに電子顕微鏡によるミエリン様層状構造物により診断される．しかし，α-GLA遺伝子変異を伴わず正常酵素活性を有するGb3蓄積症の報告例やヘミ接合体でも蓄積がびまん性に認められない例が存在するため，免疫染色（Gb3）を併用する．Gb3は有機溶媒に溶出するので，未固定あるいはホルマリン固定後凍結切片を用いることが望ましい（各論Ⅲ-2-a「Fabry病」参照）．

b）Danon病

正常のacid maltase活性を有するPompe病様を呈する疾患で，リソソームの膜に存在するlysosome associated membrane protein 2（LAMP2）の欠損がみられる．グリコーゲンの蓄積と多数の自家貪食空胞が認められる全身疾患である．グリコーゲンの証明，酸ホスファターゼ高活性とともに，免疫染色でLAMP2の陰性所見は補助診断として有用である（各論Ⅲ-2-d「Danon病」参照）．

c）CD36欠損症

長鎖脂肪酸の細胞膜トランスポーターであるCD36欠損により生じる疾患で，心血管病変では非対称性中隔肥大を伴う心肥大を呈する場合が多い．CD36に対する免疫染色で血管内皮細胞の陰性所見は補助診断として有用である（各論Ⅲ-トピック「CD36欠損症」，178ページ参照）．

d）ATGL欠損症

中性脂肪の分解酵素であるATGL（adipose

表1 免疫染色による診断

①染色パターンの変化による分子異常の診断
②免疫染色を組み合わせた病型分類
③炎症の診断

表2　心筋生検診断に使用可能な市販抗体の例

対象疾患	抗原	免疫動物	クローン名，供給元など
筋ジストロフィ	ジストロフィン (NCL-DYSA)	マウス モノクローナル	13H6
	ジストロフィン (NCL-DYSB)	マウス モノクローナル	34C5
Fabry病	グロボトリアオシルセラミド (Gb3)	マウス モノクローナル	BGR23
Danon病	lysosome-associated membrane protein 2 (LAMP2)	マウス モノクローナル	H4B4
ATGL欠損症	adipose triglyceride lipase (ATGL)	ウサギ ポリクローナル	CST社（#2138）
アミロイドーシス	アミロイドA	マウス モノクローナル	mc1
	light chain κ	ウサギ モノクローナル	H16-E
	light chain λ	ウサギ ポリクローナル	Dako社（A0193）など
	トランスサイレチン（TTR）	ウサギ モノクローナル	EPR3219
	$β_2$-ミクログロブリン	ウサギ ポリクローナル	Dako社（A0072）など
心筋炎	CD3（T細胞）	ウサギ モノクローナル	2GV6など
	CD68（マクロファージ）	マウス モノクローナル	KP1など
	major basic protein (MBP；好酸球顆粒)	ウサギ ポリクローナル	別名抗RPG2抗体としてAbcam社などから
	eosinophilic cationic protein (ECP；好酸球顆粒)	ウサギ ポリクローナル	Bioss Antibodies社などから
	テネイシンC	マウス モノクローナル	4F10

心筋生検（ホルマリン固定パラフィン切片）の染色に使える比較的使用頻度の高いもので，本書で解説したものをリストした．リンパ球，マクロファージなど炎症細胞マーカーの抗体は他にも数種類市販されているので，それぞれの施設の病理検査室などに照会されたい．

triglyceride lipase）の欠損により，細胞内に中性脂肪が蓄積する全身疾患である．末梢血塗抹標本での好中球空胞化（Jordans' anomaly）を特徴とし，診断的価値を有する．免疫染色（ATGL）にて脂肪細胞の陰性所見は補助診断として有用である．

b　免疫染色を組み合わせた病型分類

アミロイドーシスはβ pleated sheet構造により特徴づけられるamyloid fibrilsの組織への沈着を特徴とする．「アミロイドーシス診療ガイドライン2010」では，AL（免疫グロブリンL鎖），AA

（血清アミロイドA），ATTR（アミロイドトランスサイレチン），$β_2$-ミクログロブリンなど種々のアミロイド蛋白（前駆蛋白）に対する免疫染色による病型分類を推奨している（各論IV-2「アミロイドーシス」参照）．

c　炎症の診断

急性心筋炎，慢性心筋炎，サルコイドーシスのような炎症性心疾患では，生検組織診断によって，心筋内の炎症性病変の有無を確認するだけでなく，どのタイプの炎症なのか，急性期なのか治癒期なのかといった病期の把握，炎症活動性の評価など，病態を正確に診断することが，適切な治療法の選択に直結する．実際には，標本中に典型的な肉芽腫や組織破壊を伴う明らかな炎症性病変が含まれず，診断が難しいことがある．たとえば，臨床的に急性心筋炎と診断されても，心筋生検が7～14日を過ぎた時期になされると，典型的な心筋炎像を得られず陰性と判断されることがある．また，慢性心筋炎や，拡張型心筋症の一病型として最近提唱されている炎症性拡張型心筋症（inflammatory dilated cardiomyopathy: iDCM）は，間質に浸潤する炎症性細胞の増加を根拠として診断されるが，通常のHE染色のみでは炎症性細胞を同定するのも簡単ではない．そのため，CD3（T細胞），CD68（マクロファージ）などに対する免疫染色を行って評価する．ヨーロッパでは，抗MHC（major histocompatibility complex）クラスIIのHLA-DR免疫染色により抗原呈示細胞などの活性化を評価することも試みられている[1]．日本では細胞外マトリックス分子の一つのテネイシンCを活動性炎症の指標として診断補助に用いることがある[2]．好酸球性心筋炎では診断の確定のために，好酸球の顆粒成分である蛋白のeosinophilic cationic protein（ECP）やmajor basic protein（MBP）に対する免疫染色が行われる．また，たとえばT細胞のなかでもCD4（ヘルパーT細胞），CD8（細胞傷害性T細胞）など，浸潤している炎症性細胞のサブポピュレーションを詳しく検討することによる炎症の病態分類も試みられている．

◇文献

1) Kinderman I et al: Predictors of outcome in patients with suspected myocarditis. Circulation **118**: 639-648, 2008
2) Morimoto S et al: Diagnostic utility of tenascin-C for evaluation of the activity of human acute myocarditis. J Pathol **205**: 460-467, 2005

d）総合的解釈，臨床応用など

d-1）総合的解釈

心筋生検では特異的疾患や移植後拒絶反応が確定される場合を除いて，多くの場合，非特異的な所見を総合的に解釈し臨床現場に還元することが重要となる．光学顕微鏡所見については，総論6-a「光学顕微鏡的評価」に解説されているような心筋細胞の肥大，変性，配列異常，線維化などの評価項目を系統的に順次観察していくことで，見落としのリスクを減らし，症例ごとの組織像の特徴を浮かび上がらせることができる．病理レポートにこれらの項目ごとのスコアリングを掲載することは必須ではないが，鏡検時のチェックリストとしては有用であり，また心臓移植申請の際のレシピエントデータシートでは，線維化，細胞浸潤，心筋細胞肥大について4段階の判定（−～+++）が要求される[1]（図1）．総合的解釈においては臨床診断の妥当性が吟味されるが，肥大型，拡張型の心筋症をはじめ，ほとんどの特発性心筋症には特異的な病理組織所見はなく，この場合，心筋生検は除外診断の一助としての役割が大きくなる．それでも各論で解説されているような疾患ごとの特徴が得られている場合には臨床的な解釈を支持する根拠となるため，疑われている疾患，

心筋生検レポート

生検番号　　　　　施設名　　　　　依頼医
採取日　　年　月　日　　　　採取部位　　RV　　LV　　①
臨床診断
略病歴，主な臨床所見
Chest-XP　EKG　UCG　CT　MRI　PET　CAG　LVG など

病理組織所見
心筋細胞横径　平均　　μm　肥大度 0　1+　2+　3+　大小不同性
核変性像（核腫大　核不整　濃縮　複核など）
リポフスチン（　　）空胞変性（　　）好塩基性変性（　　）
筋原線維の粗鬆化（　　　）Contraction band（　　　）
心筋細胞配列の乱れ（　　　）錯綜配列（　　　）　　②
心内膜肥厚（　　　）
線維化（血管周囲性　間質性　置換性）0　1+　2+　3+
脂肪浸潤（　　）血管壁肥厚（　　　）
炎症性細胞浸潤 0　1+　2+　3+（リンパ球，好酸球，　　　）
肉芽腫（　　　）アミロイド沈着（　　　）
その他の変性所見：

HE　　　　　　　　　マッソン・トリクローム　　③
50μm　　　　　　　　50μm
④

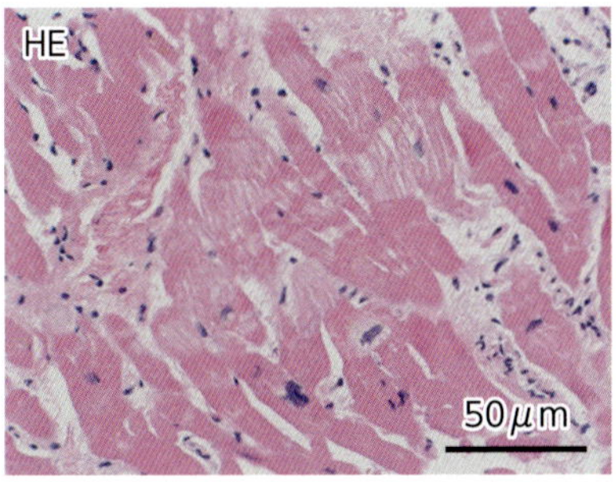

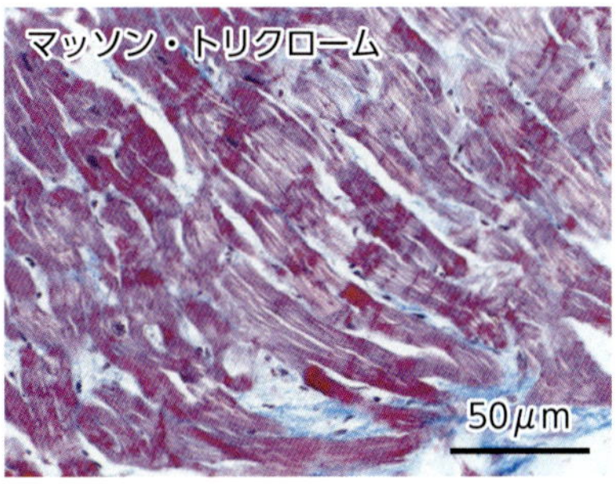

病理診断　non-specific pathology, see note
所見・所感

高度の肥大，核変性像を示す心筋組織で contraction band artifact も伴いますが，やや強い筋原線維の粗鬆化がうかがわれます．心筋の配列の乱れと一部に錯綜配列がみられます．蓄積性疾患を示唆する高度の空胞変性はみられません．軽度の壁肥厚を示す血管周囲や間質性に中等度の線維化がみられます．活動性の高い炎症性細胞浸潤，肉芽腫の形成，アミロイド沈着は明らかではありません．非特異的な組織像で何らかの二次性心筋症を示唆する所見は明らかではありません．したがって，臨床的に指摘されている DCM あるいは D-HCM の病態としても矛盾しない組織像と考えられます．

　　　　　　　年　　月　　日　　　　病理診断医　　Ｘ Ｘ Ｘ Ｘ

図1　心筋生検レポートの一例
①この部分は依頼時に臨床医に記入してもらうこともできるが，病理診断医が要約することにより症例の概要を整理し，マクロ的な心臓の機能形態を予測するのに役立つ．
②チェックリストは組織所見を抽出する際の目安となり，また心移植登録に際しスコアリングを要求される項目もある．
③臨床医とともに鏡検することが理想的であるが，組織写真を添付することでより的確に病理学的な情報を伝えることができる．
④特異的疾患や二次性心筋症（特定心筋症）では各論に準じて診断根拠を記載するが，非特異的所見であっても推定疾患や臨床所見に対応した特徴がないかコメントしたい．日数を要する電子顕微鏡所見は適宜，追加報告される．なお，この部分が正式な報告書となるので，上記①〜③の部分は鏡検時の下書き，臨床医とのコミュニケーションツールとして別紙にすることも可能であろう．

病態に対しては積極的に所見を拾い上げるようにし，同時にイメージングで指摘された所見との対比も念頭に置きたい[2]．臨床医，病理医の双方が心筋生検の有用性と限界について共通認識を持っておくことが重要であり，たとえば「心筋生検で肥大型心筋症と診断された」という表現は厳密には間違いであり，「心筋生検でも肥大型心筋症に特徴的な所見が得られた」，あるいは「心筋生検でも二次性心筋症は否定的であり肥大型心筋症と診断された」とすべきであることは共有しておきたい[3]．現実的な問題として，病理医の大多数は腫瘍病理に精通していても循環器疾患にはなじみが薄いことが多い．心筋生検所見を実臨床に活用するためには，双方が壁を乗り越えて協同できる体制を構築することが肝要であろう．多くの特発性心筋症の原因として遺伝子異常が指摘されているが，ゲノム情報の診断，治療への応用への道程はまだ狭まっておらず，基礎的な発症メカニズムの解明から社会的コンセンサスの確立までゲノム情報の臨床応用についての課題も残されている[4]．

◆文献

1) 由谷親夫：臨床医のための心筋生検アトラス，医学書院，東京，1997
2) 廣江道昭ほか：特集 心筋症 up to date CT MRI から診る．心筋病理との関連について．Heart View **17**: 236-241, 2013
3) 松山高明，植田初江：心内膜心筋生検標本の診断と所見の記載方法．診断病理 **31**：75-87，2014
4) 木村彰方：心筋症のゲノミクス．医のあゆみ **252**：1005-1014，2015

d-2) 臨床応用

本法は，原則的には病理組織の評価によって「心筋疾患の診断」を目的としている．しかし，多くの生検標本では，心筋細胞肥大，心筋細胞の変性・消失・断裂や間質の線維化など非特異的な病変を示すため，病理医にとっては診断や評価が難しい．一方，循環器医にとっては症例の病態・予後評価について役に立つ情報を得られることが期待されるため，病理医との話し合いが必要である．

a 病理形態による心機能，予後の評価

心筋症症例の光学顕微鏡による生検所見から心ポンプ機能低下に関与する病変，すなわち①心筋細胞の変性・消失，②心筋細胞の断裂，③間質の線維化の病変を半定量的に4段階（0～3点）に評価・総和して「病理組織学的心筋収縮不全度」を算出した結果，心機能や予後との関連が報告されている[1]（図1）．

電子顕微鏡による所見からも，筋原線維の断裂，ミトコンドリア腫大やクリスタの融解，細胞浮腫，間入板の開大，毛細血管内皮細胞の腫大，変性物質の心筋内沈着など半定量的評価から算出した「超微形態的心筋収縮不全度」が左室駆出率

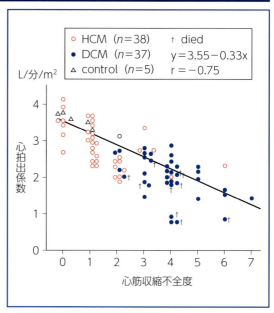

図1 心筋症における心筋収縮不全度と心拍出量との関係
心筋障害度の進展に伴い心機能の低下がみられる．
HCM：肥大型心筋症，DCM：拡張型心筋症
（廣江道昭：特発性心筋症における心内膜心筋生検法の病理組織学的所見と心機能・予後の定量的評価．特に肥大型とうっ血型の比較検討．東女医大誌 **52**：292-306，1982）

などの心機能と関連することがいわれてる[2]．さらに拡張型心筋症において，電子顕微鏡による評価によってサルコメア傷害が予後不良を示唆し[3]，心筋細胞のオートファジー変化がある症例では予後良好との報告がある[4]．拡張型心筋症で核クロマチンの超微形態の性状により患者の予後推定が可能であるという報告が最近なされた[5]．

b 病理形態による治療戦略

慢性心不全の治療薬としてβ遮断薬は広く汎用されており，心機能や予後の改善効果が優れている．しかし，拡張型心筋症症例において心不全の増悪，低血圧，徐脈などの副作用を示すことがある．心筋生検標本からポイントカウント法によって計測した線維化率（％評価）がβ遮断薬の効果の予測因子として有用との報告がある[6]．

◇文献

1) 廣江道昭：特発性心筋症における心内膜心筋生検法の病理組織学的所見と心機能・予後との定量的評価．特に肥大型とうっ血型の比較検討．東女医大誌 **52**：292-306, 1982
2) Sekiguchi M et al: Interrelation of left ventricular function and myocardial ultrastructure as assessed by endomyocardial biopsy: comparative study of hypertrophic and congestive cardiomyopathies. Recent Adv Stud Cardiac Struct Metab **12**: 327-334, 1978
3) Saito T et al: Ultrastructural features of cardiomyocytes in dilated cardiomyopathy with initially decompensated heart failure as a predictor of prognosis. Eur Heart J **36**: 724-732, 2015
4) Saito T et al: Autophagic vacuoles in cardiomyocytes of dilated cardiomyopathy with initially decompensated heart failure predict improved prognosis. Autophagy **12**: 579-587, 2016
5) Kanzaki M et al: A development of nucleic chromatin measurements as a new prognostic marker for severe chronic heart failure. PLoS ONE **11**: e148209, 2016
6) Yamada T et al: Which subgroup of patients with dilated cardiomyopathy would benefit from long-term beta-blocker therapy? A histologic viewpoint. J Am Coll Cardiol **21**: 628-633, 1993

7 遺伝子検索

a）ウイルスゲノム

心筋組織からのウイルスゲノムの検出は心筋炎の病因の確定，さらに拡張型心筋症のウイルス病因説の根拠の一つと考えられている．

a 心筋組織におけるウイルスゲノムの検出法とその意義

心筋炎患者において心筋生検組織や剖検組織からウイルス分離に成功することは極めてまれである．したがって，臨床の場では患者血清を用いたウイルス抗体価の測定を行い，2週間以上の間隔で採取された急性期と寛解期のペア血清を用い，ウイルス抗体価の4倍以上の変動をもって陽性と判断する方法が広く用いられてきた[1]．しかし陽性率は低く，感染臓器の同定は不可能であり，あくまでも傍証である．

一方，心筋組織からウイルスゲノムを検出することは，心筋炎の原因ウイルスの特定に大きく寄与する．ウイルスゲノム検出は，Bowlesらによるdot blot hybridization（DBH）法による報告に始まり[2]，その後，ポリメラーゼ連鎖反応（polymerase chain reaction: PCR）法や in situ hybridization（ISH）法による報告が多く行われてきており[3-5]，リアルタイムPCR法を用いた迅速かつウイルス量の評価も可能な心筋ウイルスゲノム検出も可能となっている[1]（表1）．

以前から拡張型心筋症の一部の病因がウイルス性心筋炎であるという仮説が提唱されてきた．その理由は，①臨床的に心筋炎から拡張型心筋症へ移行する例があること，②拡張型心筋症において心筋炎を示唆する炎症細胞浸潤が認められること，③拡張型心筋症において心筋炎ウイルスに対する抗体価が高いこと，④拡張型心筋症の心筋からウイルスゲノムが検出されるようになったこと，などである[6]．ウイルスゲノム検出法の開発により心筋炎の原因ウイルスの診断ならびに拡張型心筋症のウイルス病因の研究が飛躍的に進歩したといえる．ただし，PCR法による検出法が陽性であっても，単なるゲノムの断片が存在するという証拠に過ぎず，実際に複製しているウイルスが存在するという根拠としては不十分である．さらに，血中やリンパ球，線維芽細胞にウイルスが存在する場合も陽性となり，心筋細胞におけるウイルス感染の根拠とはならない[3]．一方，ISH法はウイルスの局在を示すことができるが，感度の面ではPCR法に劣る可能性がある．また，サンプリングエラーの可能性はいずれの方法でも解決できない．さらにコンタミネーション，グローバルな標準化，測定費用などの問題もあり，一般的な検査法ではない[1]．また，ヒトにおけるウイルスゲノムの存在とその意義，病態や抗ウイルス治療の効果判定など多くの課題が残されている[6]．

b ウイルスによる違い

心筋炎の病因はウイルス感染症が大半を占めるとされる．ウイルス性心筋炎の原因ウイルスとしてはコクサッキーウイルスを含むエンテロウイルスの頻度が最も高いとされてきた[1]．ヒトの心筋炎の心筋組織におけるエンテロウイルスゲノムの検出率は1.2～67%と幅がある（表1）[2-5]．コクサッキーウイルスはマウスの心筋炎モデルが確立しており，心筋細胞に感染し，増殖，細胞壊死を起こすことがわかっている．ウイルスに対する免疫反応としては，NK細胞，マクロファージ，CD4+ およびCD8+ リンパ球がその病態において連続的に関与する．動物モデルやヒトにおけるウイルス持続感染による心筋傷害機構に関する多くの報告があり[3]，なかでもウイルス感染に関連した自己免疫機構が重要とされている．コクサッキーウイルスが心筋で持続感染した場合，そのポリメラーゼがジストロフィンを融解し，心筋細胞

表1 諸種心疾患における心筋ウイルスゲノムの陽性頻度

報告者*	報告年	方法	拡張型心筋症	心筋炎	対照群
エンテロウイルス					
Bowles et al[2]	1986	DBH	5/11 (45%)	4/6 (67%)	0/4 (0%)
Tracy et al[3]	1990	ISH	8/16 (50%)	3/19 (18%)	
Kandolf et al[3]	1993	ISH	5/29 (17%)	6/25 (24%)	0/30 (0%)
Jin et al[3]	1990	PCR	3/20 (15%)	2/28 (7%)	0/9 (0%)
Weiss et al[3]	1991	PCR	0/11 (0%)	1/5 (20%)	0/21 (0%)
Koide et al[4]	1992	PCR	8/25 (32%)	3/9 (33%)	
Maisch et al[3]	1997	PCR	8/191 (4%)	5/102 (5%)	0/45 (0%)
Fujioka et al[5]	2000	PCR	9/26 (35%)		0/15 (0%)
Bowles et al[3]	2003	PCR		85/624 (14%)	1/215 (0.5%)
Kühl et al[3]	2005	PCR	22/245 (9%)	56/172 (33%)	
Pankuweit et al[3]	2005	PCR	11/866 (1.3%)	12/816 (1.2%)	
Kandolf et al[3]	2008	nPCR	312/3,219 (9.7%)		
サイトメガロウイルス					
Maisch et al[3]	1993	ISH	7/52 (14%)	4/62 (6%)	1/31 (3%)
Towbin et al[3]	1996	PCR	6/199 (3%)	0/132 (0%)	0/65 (0%)
Bowles et al[3]	2003	PCR		19/624 (3%)	
Kühl et al[3]	2005	PCR	1/245 (0.4%)	14/172 (8%)	
Pankuweit et al[3]	2005	PCR	16/866 (1.8%)	25/816 (3.1%)	
Kandolf et al[3]	2008	nPCR	68/3,219 (2.1%)		
アデノウイルス					
Towbin et al[3]	1996	PCR	46/199 (23%)	26/132 (20%)	0/65 (0%)
Bowles et al[3]	2003	PCR		142/624 (23%)	
Pankuweit et al[3]	2003	PCR	13/866 (1.5%)	12/816 (1.5%)	
Kühl et al[3]	2005	PCR	1/245 (0.4%)		
Kandolf et al[3]	2008	nPCR	35/3,219 (1.1%)		
パルボウイルス					
Pankuweit et al[3]	2003	PCR	6/31 (19%)	7/36 (19%)	1/26 (4%)
Bowles et al[3]	2003	PCR		144/624 (23%)	
Pankuweit et al[3]	2003	PCR	103/866 (12%)	166/816 (20.4%)	
Kühl et al[3]	2005	PCR	125/245 (51%)	64/172 (37%)	
Kandolf et al[3]	2008	nPCR	1,181/3,219 (36.7%)		
EBウイルス					
Bowles et al[3]	2003	PCR		3/624 (0.5%)	
Kühl et al[3]	2005	PCR	5/245 (2%)		
Kandolf et al[3]	2008	nPCR	238/3,219 (7.4%)		
ヒトヘルペスウイルス6					
Kühl et al[3]	2005	PCR	54/245 (22%)	19/172 (11%)	
Kandolf et al[3]	2008	nPCR	647/3,219 (20.1%)		
C型肝炎ウイルス					
Matsumori et al[8]	2000	PCR	3/26 (11.5%)	4/12 (33%)	0/52 (0%)

DBH：dot blot hybridization, ISH：*in situ* hybridization, PCR：polymerase chain reaction, nPCR：nested PCR
*Kandolf et al（2008年）は拡張型心筋症と心筋炎の区別なし．
（文献2〜5，8より作成）

を持続的に傷害するという報告もある[7]．

PCR法による検討では，心筋炎の33%，拡張型心筋症の32%でエンテロウイルスが陽性であり[4]，進行した病態の拡張型心筋症症例に行ったBatista手術による切除心筋を用いた検討では，35%の症例で遺伝子配列はコクサッキーウイルスと一致している[5]．さらにエンテロウイルスはプラス鎖の一本鎖RNAウイルスであるが，これらの陽性例の7/9例においてマイナス鎖RNAも検出されたことからウイルス活動性の大きな根拠となると考えられる[5]．また，これらの陽性例の多くで慢性心筋炎とも考えられる活動性の細胞浸潤と心筋細胞傷害を認めている．ただし，現状では拡張型心筋症の一部と慢性心筋炎の鑑別は困難である[6]．他の報告では拡張型心筋症におけるエンテロウイルスゲノムの検出率は0〜50%と大きな差があり（表1）[2-5]，したがって，エンテロウイルスゲノムの心筋組織からの検出頻度とその意義に関しての課題が多く残されている現象である．

一方，サイトメガロウイルス，アデノウイルス，パルボウイルスB19（PVB19），ヒトヘルペスウイルス（HHV）6やEpstein-Barr（EB）ウイルスなどは高頻度に心筋組織から検出されている（表1）[3]．さらに，インフルエンザウイルス，HIV，C型肝炎ウイルス，HHV1やサイトメガロウイルスも検出されたという報告もある（表1）[1, 3, 8]．ISH法による検討ではコクサッキーウイルスの局在は心筋細胞だが，PVB19は内皮細胞，EBウイルスやHHV6の局在は間質のT細胞やB細胞であるとされており，これらのウイルスの心筋傷害機構については不明な点が多い[3]．インフルエンザウイルスの大流行時にはインフルエンザ心筋炎の頻度が上がるという報告があるが，インフルエンザウイルスは心筋細胞への親和性が低いウイルスであり[9, 10]，ゲノム陽性でもその局在は心筋細胞ではない可能性がある．したがって，インフルエンザウイルスにおいては感染による炎症性サイトカインの産生亢進とそれに関連した血管内皮機能障害が心機能低下の本質である可能性が高く，動物実験でもそれを支持する報告がある[10]．心筋細胞以外の細胞への感染であっても，それが炎症性細胞を活性化させ，さらにそれらが産生する炎症性サイトカインが間接的に心筋細胞傷害を引き起こす可能性も十分考えられる[3, 10]．エンテロウイルス以外のウイルスの心筋組織からの検出の意義は今後の研究により少しずつ明らかになっていくと考えられる．

文献

1) 日本循環器学会ほか：循環器病の診断と治療に関するガイドライン（2008年度合同研究班報告，班長：和泉徹）．急性および慢性心筋炎の診断・治療に関するガイドライン（2009年改訂版），2009．http://www.j-circ.or.jp/guideline/pdf/JCS2009_izumi_h.pdf
2) Bowles NE et al: Detection of Coxsackie-B-virus-specific RNA sequences in myocardial biopsy samples from patients with myocarditis and dilated cardiomyopathy. Lancet 8490: 1120-1123, 1986
3) Pankuweit S, Klingel K: Viral myocarditis: from experimental models to molecular diagnosis in patients. Heart Fail Rev 18: 383-702, 2013
4) Koide H et al: Genomic detection of enteroviruses in the myocardium--studies on animal hearts with coxsackievirus B3 myocarditis and endomyocardial biopsies from patients with myocarditis and dilated cardiomyopathy. Jpn Circ J 56: 1081-1093, 1992
5) Fujioka S et al: Evaluation of viral infection in the myocardium of patients with idiopathic dilated cardiomyopathy. J Am Coll Cardiol 36: 1920-1926, 2000
6) 日本循環器学会ほか：循環器病の診断と治療に関するガイドライン（2009-2010年度合同研究班報告，班長：友池仁暢）．拡張型心筋症ならびに関連する二次性心筋症の診療に関するガイドライン，2011．http://www.j-circ.or.jp/guideline/pdf/JCS2011_tomoike_h.pdf
7) Badorff C et al: Enteroviral protease 2A cleaves dystrophin: evidence of cytoskeletal disruption in an acquired cardiomyopathy. Nat Med 3: 320-326, 1999
8) Matsumori A et al: Hepatitis C virus from the hearts of patients with myocarditis and cardiomyopathy. Lab Invest 80: 1137-1142, 2000
9) Ukimura A et al: A national survey on myocarditis associated with the 2009 influenza A (H1N1) pandemic in Japan. Circ J 74: 2193-2199, 2010
10) Pan HY et al: Up-regulation of ectopic trypsins in the myocardium by influenza A virus infection triggers acute myocarditis. Cardiovasc Res 89: 595-603, 2011

b) 不全心筋における遺伝子発現の評価

心筋生検は，臨床病理診断のみならず，得られた検体を細胞・分子レベルでの病態生理メカニズム解析に応用できる点でより有用とされている．不全心での遺伝子発現変化は，心筋細胞レベルでの生化学・生理学的な変化と関係し，心不全治療・病状進行に対する介入の標的として有用と報告されている．

a 主に収縮機能障害を呈する心疾患，拡張型心筋症

1982年，Bristowらは，不全心筋ではβ_1受容体の発現低下を認めることを報告し，心不全における神経体液性因子異常活性に対する一つの生体防御機構であることを示唆した[1,2]．その後，拡張型心筋症における心筋で骨格筋や平滑筋にα-actin mRNAが検出され，心機能と関連し，不全心筋での胎児型収縮蛋白の産生が特徴であるとの報告がなされた[3]．さらに多種多彩な心筋収縮関連蛋白mRNAの発現が報告されている[4,5]．2006年には，無症状〜軽症の各種心筋症（NYHA Ⅱ度以下）症例を対象としてペーシング負荷を行い，機械的交互脈を認めた群ではSERCA2の発現量が低下しており，そのことが中等症特発性拡張型心筋症の生命予後評価に繋がることが示唆された[6]．

b 肥大型心筋症

非閉塞性肥大型心筋症に対し，ペーシング負荷による心筋収縮弛緩応答性評価試験を行った結果，全症例で心筋弛緩応答が抑制されているのに対して，心筋収縮応答は肥大が進行した症例でより抑制されていることが判明した[7]．さらにSERCA2，ryanodine receptor-2，phospholamban，calsequesterin，Na^+/Ca^{2+} exchangerなど種々の心筋収縮関連蛋白を検討した結果では，心筋収縮予備能低下群では心筋肥大が進行しており，SERCA2の発現量の低下がみられ，心筋CaハンドリングE制御に関連するmRNA発現量の変化が心筋収縮予備能低下の原因であると考えられた[8]．

心筋生検標本を使用し，不全・肥大心筋でmRNAレベルでの遺伝子発現の評価を行うことが可能であり，これにより，患者の予後予測や，未知の病態解明による新たな診断法や治療法の開発への発展が期待される．

◆文献

1) Michael R et al: Decreased catecholamine sensitivity and β-adrenergic-receptor density in failing human hearts. N Engl J Med **307**: 205-211, 1982
2) Bristow MR et al: Reduced beta 1 receptor messenger RNA abudance in the failing human heart. J Clin Invest **92**: 2737-2745, 1993
3) Adachi S et al: Skeletal and smooth muscle alpha-actin mRNA in endomyocardial biopsy samples of dilated cardiomyopathy patients. Life Sci **63**: 1779-1791, 1998
4) Lowes BD et al: Serial gene expression profiling in the intact human heart. J Heart Lung Transplant **25**: 579-588, 2006
5) Henriksen PA et al: Application of gene expression profiling to cardiovascular disease. Cardiovasc Res **54**: 16-24, 2002
6) Hirashiki A et al: Prognostic value of pacing-induced mechanical alternans in patients with mild-to-moderate idiopathic dilated cardiomyopathy in sinus rhythm. J Am Coll Cardiol **47**: 1382-1389, 2006
7) Izawa H et al: Adrenergic control of the force-frequency and relaxation-frequency relations in patients with hypertrophic cardiomyopathy. Circulation **96**: 2959-2968, 1997
8) Somura F et al: Reduced myocardial sarcoplasmic reticulum Ca(2+)-ATPase mRNA expression and biphasic force-frequency relations in patients with hypertrophic cardiomyopathy. Circulation **104**: 658-663, 2001

心筋症の原因遺伝子

心筋症は心筋機能異常に起因する疾患の総称であり，遺伝子変異などの内在性の原因による特発性心筋症と，虚血，高血圧，代謝異常，ウイルス感染などの外因による二次性心筋症（特定心筋症）とに分類される．特発性心筋症には，肥大型心筋症（HCM），拡張型心筋症（DCM），拘束型心筋症（RCM），不整脈原性右室心筋症（ARVC），左室緻密化障害（LVNC），心内膜線維弾性症（EFE）などの病型があるが，遺伝学的には以下のような特徴がある．

HCM患者の50～70%，ARVC患者の大半では常染色体優性遺伝形式に従う家族歴を認める．心尖部HCM（APH）やRCMには孤発例が多いが，常染色体優性遺伝形式をとる例もある．DCM患者では，詳細な家系解析を行うと20～35%に家族歴を認め，常染色体優性遺伝形式あるいはX連鎖性劣性遺伝形式をとる場合が多いが，まれに常染色体劣性遺伝形式をとる家系もある．

このような家族性（遺伝性）心筋症の多発家系を端緒として分子遺伝学的な解析が進められ，これまでに多数の原因遺伝子が特定されている．注記すべきことは，心筋症の原因遺伝子は単一ではなく，各々の原因遺伝子内に個々の患者（家系）に特徴的な変異が見出されることであり，個々の症例についてみると病因変異は通常1つであるが，疾患全体としてみると病因変異は多種多様である[1-3]．

▶心筋症の原因遺伝子と変異頻度

1) HCMの原因遺伝子と変異頻度

HCMの原因遺伝子は，①サルコメア収縮要素，②Z帯構成要素，③その他のサルコメア構成要素をそれぞれコードする遺伝子群に大別できる．①は心筋の収縮に直接関わるものであり，心筋βミオシン重鎖（*MYH7*），ミオシン結合蛋白C（*MYBPC3*），心筋トロポニンT（*TNNT2*），心筋トロポニンI（*TNNI3*）の遺伝子変異がHCMの主要な病因である．一方，②は収縮力発生には関連しないタイチン（*TTN*），テレトニン/Tcap（*TCAP*），MLP（*CSRP3*）や，心肥大シグナルの伝達に関わるカベオリン（*CAV3*）などの遺伝子を含む．さらに，③にはカルモデュリン結合蛋白であるオブスキュリン（*OBSCN*），サルコメアと核の間をシャトリングする転写関連蛋白CARP（*ANKRD1*）や，CARPと結合するミオパラジン（*MYPN*）の遺伝子が含まれる[3]．これらの心筋症関連蛋白の相互関係を図示したものが図1である．

わが国のHCM患者を対象とした遺伝子解析では，サルコメア収縮要素異常に起因する症例が多く，家族性HCM例の約47%に収縮要素遺伝子変異が見出される．一方で，孤発性HCM例でも，約14%にサルコメア収縮要素遺伝子変異が検出される[3]．これに対して，その他の遺伝子異常に起因するHCMは数%程度と比較的まれである．また，同一患者に複数の原因遺伝子の変異が見出されることがあると報告されているが，HCM患者の約2%で重複変異（複数の原因遺伝子に変異）が見出されるという報告もある[4]．

2) HCM病因変異に基づく機能異常

HCMの病因変異が心肥大病態をもたらす機序は単一ではない．多くのサルコメア収縮要素変異は筋収縮のカルシウム感受性の亢進，つまり比較的低いカルシウム濃度下での筋収縮と筋弛緩の遅延[1]をもたらし，HCMにおける拡張障害病態（心筋スティフネスの亢進）をよく説明する．また，HCMに関連する*TTN*変異や*TCAP*変異ではZ帯構成要素間の結合性が亢進するが，このような場合も心筋スティフネスの亢進が生じると推測される[11]．さらに，心筋スティフネスが亢進した状況は，心筋細胞の伸展に応じた肥大反応（ストレッチ反応）の亢進をもたらすため，「HCMはstiff sarcomere症である」と考えられる[11]．

これに対して，*CAV3*変異，*OBSCN*変異，

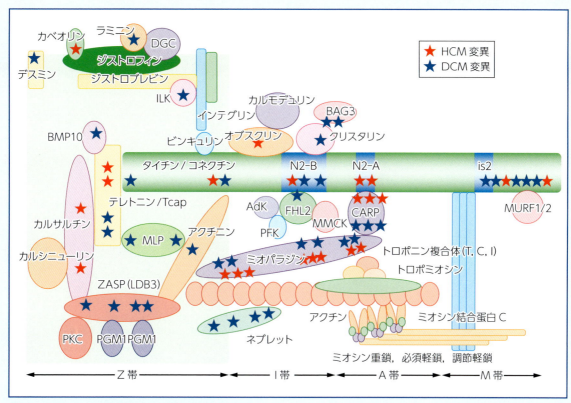

図1 サルコメア構成要素と心筋症関連変異
サルコメア構成要素間の連関を図示する．★はHCM関連変異，★はDCM関連変異を示す．収縮要素の変異は極めて多数が報告されているため，図には示していない．

*ANKRD1*変異，*MYPN*変異などの変異は，協調して機能を司る因子間の結合性異常や局在異常をもたらす[1]．たとえば，HCM関連*ANKRD1*変異を有するCARP蛋白は核内ないし核周辺に局在するが[5]，このような局在異常は心筋細胞のストレッチ状況に類似しているため，*ANKRD1*変異はストレッチ反応が常に生じている状況をもたらすと推定される．このように，HCM病因変異の一部はシグナル伝達機能の異常を介して，心肥大をもたらすものと考えられる．

3）DCMの原因遺伝子

家族性DCMについても原因遺伝子が明らかにされている[2,3]．DCMの原因遺伝子を大別すると，①筋細胞膜の構成要素，②細胞間接着因子，③サルコメア収縮要素，④Z帯構成要素，⑤筋小胞体膜構成要素，⑥核膜構成要素をそれぞれコードする遺伝子であるが，サルコメア収縮要素やZ帯構成要素（図1）の異常が原因となることから，DCMとHCMの病因論上の異同は単純ではない．家族性DCM例で約31％，孤発性DCM例で約7％に病因変異が見出されるという報告もある[3]．

4）DCM病因変異による機能異常

初期に同定された原因遺伝子が細胞骨格の整合性維持に関わるものであったため，DCMは細胞骨格病と考えられていた[6]．しかし，DCMでもサルコメア要素の変異が見出されており，HCM変異とDCM変異の機能変化には質的な違いが存在する．たとえば，*TNNT2*変異はHCMにもDCMにも見出されるが，HCM型変異（delE160）とDCM型変異（delK210）がもたらす機能異常をみると，前者は収縮のカルシウム感受性を亢進する

のに対し，後者はこれを低下させる[7]．また，*TTN*のTcap結合ドメインに見出されるDCM型変異はTcapへの結合性を低下させ，*TCAP*に見出されたDCM変異はタイチンとの結合性を低下させる．これらのことは「DCMはloose sarcomere症である」ことを示唆する[1,2]．つまり，DCMの病因変異は，HCMの病因変異とはまったく異なる機能変化をきたす．その他のDCM病因変異についてみると，図1に示す通り，タイチンN2-B領域にはFHL2やαクリスタリンが結合しているが，これらに見出されたDCM病因変異は，いずれもタイチンとの結合性を減弱する．また，DCM患者に見出されたZASP異常（*LDB3*変異）はグルコース代謝に関わるホスホグルコムターゼ1（PGM1）との結合を減弱する．PGM1は通常細胞質内に分布しているが，低血清や低グルコースなどの代謝ストレスにさらすとZ帯にも分布し[8]，ここでZASPと結合することから，ZASPのDCM型変異は代謝ストレスに対する反応が減弱した状況ともいえる．さらに，DCMに関連する*BAG3*変異の機能解析から，*BAG3*変異は低血清，低グルコースに曝された心筋細胞のアポトーシスを亢進する[9]．これらのことから，DCMの一部はエネルギー代謝反応異常であるといえる．

DCMの病態発現には性差があることが知られているが，ラミンA/C異常に起因するDCMでは，アンドロゲンが悪化因子となって，SRFによる心筋リモデリング遺伝子の発現亢進をもたらすことが判明している[10]．

心筋症を対象とした遺伝子解析による病因解明と病因変異による機能解析を通じて，心筋症の病態形成機構の理解が進んでいる．現状では，心筋症の原因遺伝子のすべてが解明されたわけではないため，さらに新たな原因遺伝子の同定が必要である．一方，心筋症の病因・病態の解明に基づいた治療・発症予防法の開発は今後の課題である．

◇文献

1) Kimura A: Molecular basis of hereditary cardiomyopathy: abnormalities in calcium sensitivity, stretch response, stress response and beyond. J Hum Genet **55**: 81-90, 2010
2) Kimura A: Contribution of genetic factors to the pathogenesis of dilated cardiomyopathy: the cause of dilated cardiomyopathy: genetic or acquired?（genetic-side）. Circ J **75**: 1756-1765, 2011
3) Kimura A: Molecular genetics and pathogenesis of cardiomyopathy. J Hum Genet **61**: 41-50, 2016
4) Otsuka H et al: Prevalence and distribution of sarcomeric gene mutations in Japanese patients with familial hypertrophic cardiomyopathy. Circ J **76**: 453-461, 2012
5) Arimura T et al: Cardiac ankyrin repeat protein gene（ANKRD1）mutations in hypertrophic cardiomyopathy. J Am Coll Cardiol **54**: 334-342, 2009
6) Towbin JA, Bowles NE: Genetic abnormalities responsible for dilated cardiomyopathy. Curr Cardiol Rep **2**: 475-480, 2000
7) Morimoto S et al: Ca（2+）-desensitizing effect of a deletion mutation Delta K210 in cardiac troponin T that causes familial dilated cardiomyopathy. Proc Natl Acad Sci USA **99**: 913-918, 2002
8) Arimura T et al: Impaired binding of ZASP/Cypher with phosphoglucomutase 1 is associated with dilated cardiomyopathy. Cardiovasc Res **83**: 80-88, 2009
9) Arimura T et al: Dilated cardiomyopathy-associated BAG3 mutations impair Z-disc assembly and enhance sensitivity to apoptosis in cardiomyocytes. Hum Mutat **32**: 1481-1491, 2011
10) Arimura T et al: Nuclear accumulation of androgen receptor in gender difference of dilated cardiomyopathy due to lamin A/C mutations. Cardiovasc Res **99**: 382-394, 2013

8 画像診断における基礎的知識

a) MRI, MDCT

　心筋症の診断や経過観察において，壁運動評価や心筋性状評価，心筋血流評価を中心に発達してきた核磁気共鳴画像法（magnetic resonance imaging: MRI）は欠かせないモダリティとなっている．多列検出器型コンピューター断層撮影法（multi detector-row computed tomography: MDCT）は冠動脈疾患の除外と心臓全体像の俯瞰に優れる（表1）．

a 心臓形態，心機能，局所壁運動

　MRIによる心臓の形態と機能の診断にはシネMRIが用いられる．シネMRIでは時間分解能50 msec前後の任意断面のMRIが得られ，心臓全体をカバーする軸位断像や短軸断像を撮影すると，左右心室の拡張末期容積，収縮末期容積，駆出率，壁厚，心筋重量などの各種の心機能指標を算出でき，逆流やジェットも描出される．

　冠動脈狭窄の評価が可能な高精細の三次元画像を提供できるMDCTにとって心臓形態評価は得意分野であり，心臓の全体像の俯瞰という点ではMRIを凌ぐ．しかし，MDCTによる心機能や局所壁運動評価では造影剤使用と被曝増加が避けられず，一般的にMRIと比べて時間分解能が劣るため，閉所恐怖症などの特別な事情がなければ積極的にMDCTが選択されることはない．

　MRIやMDCTによる形態・機能評価は，エコーと比較して術者熟練度依存性が低く，再現性が高いことが特長で，経時的変化の評価に適している[1]．また死角がないため，心尖部肥大型心筋症やそれに合併する心尖部心室瘤の診断（図1），不整脈原性右室心筋症でのmicroaneurysmの診断には有利である．

b 心筋浮腫

　心筋浮腫の検出は，たこつぼ型心筋症（図2），炎症性心筋疾患，心臓移植後の拒絶反応の診断に有用である．浮腫の描出には従来T2強調画像（black-blood T2w STIR）による心筋信号の定性的評価（心筋部位による信号の違いの検出）が行われてきたが，心内腔信号の抑制不十分，受信コイル感度の不均一，心位相の心筋信号への影響など，診断を大きく左右し得るさまざまな限界が明らかにされている．最近T2マッピング法を用いて心筋のT2緩和時間を直接計測することで客観的な浮腫の評価が可能とする報告が相次いでおり，撮影シーケンスが広く利用可能になることが望まれる[2]．心筋浮腫ではT2値だけでなくT1値も延長するため，後述のT1マッピング法も浮腫の描出に有用である．

c 心筋線維化

　心筋線維化は，高血圧や糖尿病でみられる反応性間質線維化，心筋梗塞や炎症の後に生じる置換性・瘢痕性間質線維化，アミロイドーシスやFabry病でみられる浸潤性間質線維化に大別されるが，いずれにおいても間質（細胞外液分画）が拡大する点で共通している[3]．

　心臓MRIに使用されるガドリニウム造影剤は

表1　心筋疾患評価におけるMRIとMDCTの役割

	MRI	MDCT
形態評価	☆☆☆☆	☆☆☆☆☆
壁運動評価	☆☆☆☆	☆☆
心筋浮腫	☆☆☆	
心筋線維化	☆☆☆☆☆	☆☆☆
脂肪変性	☆☆☆	☆☆☆☆
冠動脈疾患の除外	☆☆☆	☆☆☆☆☆

☆の数は有用度を意味する．

総論

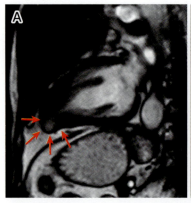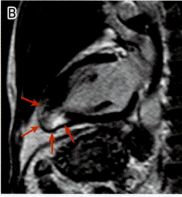

図1 心尖部に心室瘤を伴った肥大型心筋症のシネ MRI 左室長軸像（A）と遅延造影 MRI 左室長軸像（B）

A：シネ MRI を用いると任意断面の動画像が得られ，瘤も明瞭に描出される（矢印）．B：造影剤を用いなくても心筋と心内腔のコントラストは良好である．遅延造影 MRI では瘤壁から肥大心筋に造影効果を認める（矢印）．

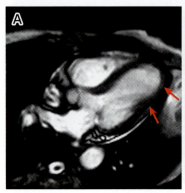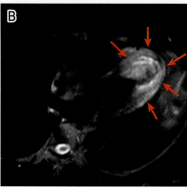

図2 たこつぼ型心筋症のシネ MRI 左室水平長軸像（A）と T2 強調水平長軸像（B）

左室中央から心尖部の ballooning に一致して，T2 強調画像（B）では心筋信号上昇が認められる（矢印）．しかし，内腔の停滞した血液が高信号を示しているため，心筋浮腫の評価にはシネ MRI（A）との比較が必須である．

細胞外液に非特異的に分布するため，平衡相における造影剤の組織内分布は一般的に細胞外液分画を反映したものとなる．心筋線維化の評価に用いられる遅延造影 MRI は，反転回復法を用いて正常心筋からの信号を抑制して造影剤分布量の差を強調することで，線維化に伴うわずかな細胞外液分画増加も感度良く描出できる特長を持つ[4]．ヨード造影剤も平衡相において細胞外液への非特異的な分布を示すため，遅延造影 CT も心筋線維化評価において潜在的有用性を持つが，現状では画質面で遅延造影 MRI に及ばず，心筋症評価における CT の有用性に関するエビデンスの蓄積はほとんどない．

心筋遅延造影は心臓サルコイドーシス，肥大型心筋症など心筋線維化をきたし得るさまざまな疾患で認められるが，特徴的な遅延造影分布を示す疾患もあり，心不全の原因をある程度絞り込むことができる．たとえば，拡張型心筋症では遅延造影がみられないか，心筋中層に線状に遅延造影が認められるのに対し，虚血性心筋症では内膜下から外膜側へ広がる心筋梗塞型の遅延造影がみられる[5]．アミロイドーシスでは内膜下優位に左室心筋だけでなく，右室側中隔や肥厚した心房中隔などにも遅延造影がみられることが特徴である[6]．また，Fabry 病では後側壁の中層に遅延造影を認めることが多い[7]．

遅延造影 MRI は，局所的線維化の評価に関して非常に優れるが，リモート心筋を無信号とすることで病変部のコントラストを向上させる手法であるため，びまん性線維化や軽度の線維化の評価は難しいことがある．そこで，T1 マッピングと呼ばれる T1 緩和時間（msec）をピクセルごとに定量化してマップ表示する手法が広まってきている[8]（図3）．ガドリニウム造影剤投与前の T1 緩和

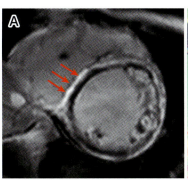 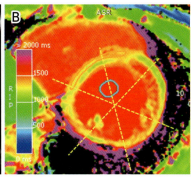

図3 拡張型心筋症の遅延造影MRI左室短軸像（**A**）と同スライスの造影前（Native）T1マップ（**B**）

A：遅延造影MRIでは心室中隔を中心に線状の遅延造影（線維化）が広範に認められる（矢印）．**B**：造影剤投与前に撮影されたNative T1マップでは心筋全体でT1値が延長しており，びまん性に線維化が生じていることが示唆される．

表2　遅延造影MRI，Native T1，ECVの特徴

	遅延造影MRI	Native T1	ECV
対応する組織変化	細胞外液分画	細胞内外のさまざまな組織変化	細胞外液分画
主なターゲット	梗塞 局所的線維化	浮腫，脂質蓄積 アミロイド沈着	浮腫，線維化 アミロイド沈着
びまん性変化	評価困難	評価可能	評価可能
評価法	定性的	定量的	定量的
定量値の普遍性	半定量評価にとどまる	施設，装置，撮影法に依存する	施設，装置，撮影法への依存なし
造影剤	必要	不要	必要

時間はNative T1と呼ばれ，心筋線維化や心筋浮腫，アミロイド沈着が強いと延長し，心筋への脂肪や鉄成分の沈着や出血により短縮する．Native T1と対にして議論されるパラメーターとして細胞外液分画（extracellular volume: ECV）がある（表2）．ECVは造影剤投与前後の心筋組織および左室内腔血液のT1値計測と，血液検査でのヘマトクリット値による補正により定量的に計測され，線維化などによる心筋間質拡大の程度が強いほど高値を示す．

T1マッピングに関する研究成果を解釈する，あるいは自施設で実際にT1マッピングを行う際には，T1値は静磁場強度に依存するため，同じ組織であっても，1.5T装置と3T装置で測定されたT1値はまったく異なることに注意すべきである．また，同一装置であっても撮影シーケンスによっても差異が生じるため，T1値については施設ごとに基準値を求める必要がある．一方で，ECVは，造影前後で同一部位に対して2回のT1マッピングを行う必要があり，検査時間の延長や解析の手順が複雑化するものの，装置の静磁場強度や撮影シーケンスに依存せず，過去のほとんどの報告で基準値は25%前後と求められており，T1値と比べると結果の解釈は容易である．

d　心筋脂肪，脂質の検出

心筋脂肪変性は，心筋梗塞，肥大型心筋症などさまざまな疾患で心筋線維化とともに慢性期の心筋傷害部位に生じ，その診断はMRI，MDCTともに可能だが，MDCTで容易である（図4）．不整脈原性右室心筋症では，右室心筋への脂肪浸潤の診断においてMRI，MDCTの役割が期待され

総論

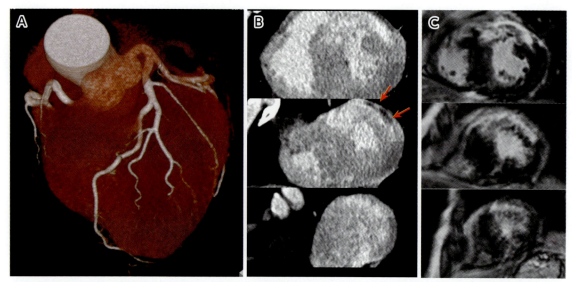

図4　肥大型心筋症の冠動脈 CT 像（A），および遅延造影 CT 左室短軸像（B）と同スライスの遅延造影 MRI（C）
A：冠動脈 CT は冠動脈疾患の関与の除外に有用で，本症例でも冠動脈狭窄は認められない．B，C：遅延造影 CT 像，MRI では前壁を中心とした心筋線維化が描出されている．加えて，CT 像では脂肪変性が低吸収域として描出されている（矢印）．遅延造影 MRI では遅延造影，脂肪とも高信号を示すため両者を区別できず，脂肪同定には非造影 T1 強調画像などが必要である．

るが，右室心筋が薄いために心筋内外の鑑別が難しいことが少なくない．むしろ，左室心筋の脂肪浸潤の検出が，不整脈原性右室心筋症の診断において補助的役割ではあるが重要である．Fabry 病ではスフィンゴ糖脂質の蓄積が心筋 T1 短縮を引き起こすため，Native T1 計測の診断的価値が高い．

e　鉄沈着評価

鉄沈着はその程度に応じて局所磁場の乱れを引き起こすが，この効果は外部磁場不均一の影響を含めた T2 緩和過程の指標である T2* 値の短縮として定量的に評価できる．鉄沈着の非侵襲的評価の価値が高い疾患としてサラセミアが挙げられ，同疾患における心筋鉄沈着は，心筋 T2* 値が 20 msec 未満で鉄過剰，10 msec で重症と診断される．わが国では患者数が少ないため，その有用性が認識される機会に乏しいが，英国では T2* 値計測による正確な診断と治療効果判定の結果，2000 年以前と以後ではサラセミア患者の鉄過剰に起因した死亡が 70% 減少している[9]．

◇文献

1) Germain P et al: Inter-study variability in left ventricular mass measurement: comparison between M-mode echocardiography and MRI. Eur Heart J **13**: 1011-1019, 1992
2) Bohnen S et al: Performance of t1 and t2 mapping cardiovascular magnetic resonance to detect active myocarditis in patients with recent-onset heart failure. Circ Cardiovasc Imaging **8**: pii, e003073, 2015
3) Mewton M et al: Assessment of myocardial fibrosis with cardiovascular magnetic resonance. J Am Coll Cardiol **57**: 891-903, 2011
4) Simonetti OP et al: An Improved MR Imaging Technique for the Visualization of Myocardial Infarction. Radiology **218**: 215-223, 2001
5) McCrohon JA et al: Differentiation of heart failure related to dilated cardiomyopathy and coronary artery disease using gadolinium-enhanced cardiovascular magnetic resonance. Circulation **108**: 54-59, 2003
6) Maceira AM et al: Cardiovascular Magnetic Resonance in Cardiac Amyloidosis. Circulation **111**: 186-193, 2005
7) Deva DP et al: Cardiovascular magnetic resonance demonstration of the spectrum of morphological phenotypes and patterns of myocardial scarring in Anderson-Fabry disease. J Cardiovasc Magn Reson **18**: 14, 2016
8) Moon JC et al: Myocardial T1 mapping and extracellular volume quantification: a Society for Cardiovascular Magnetic Resonance (SCMR) and CMR Working Group

of the European Society of Cardiology consensus statement. J Cardiovasc Magn Reson **15**: 92, 2013
9) Modell B et al: Improved survival of thalassaemia major in the UK and relation to T2* cardiovascular magnetic resonance. J Cardiovasc Magn Reson **10**: 42, 2008

b）SPECT/PET

　核医学検査（SPECT/PET）の特徴は，CTやMRIなどと比較して解剖学的な空間分解能は劣るものの血流や代謝などの特定の機能や動態を可視化できる点にあり，これまで心疾患の診断および治療適応・治療効果判定に長らく用いられてきた．図1に心臓核医学で用いられている放射性医薬品（RI）とそれらの細胞内の動態について示す．

a　SPECT（single photon emission computed tomography，単一光子放射線コンピューター断層撮影法）

1）SPECTの特徴とデータ収集原理

　SPECTで用いられるRIは崩壊に際して1本のガンマ線（単一光子）を放出する．対象臓器に集積したRIから放出されたガンマ線に対し体外のシンチレーションカメラを用いてデータ収集を行い，血流や心機能，代謝などを評価する．

2）心臓領域に用いられるSPECT

　a）心筋血流：^{201}Tl，^{99m}Tc標識製剤（tetrofosmin，MIBI）

①**安静時心筋血流SPECT**：血流分布の異常に基づいて心筋症の鑑別，心筋梗塞の分布や重症度を評価する．図2に各種心筋疾患の典型的な心筋血流SPECT画像を示す．

②**負荷心筋血流SPECT（運動負荷，薬剤負荷）**：主に虚血性心疾患の診断に用いられるが，単なる冠動脈狭窄の存在診断のみならず，微小循環不全に基づく心筋血流予備能（myocardial flow

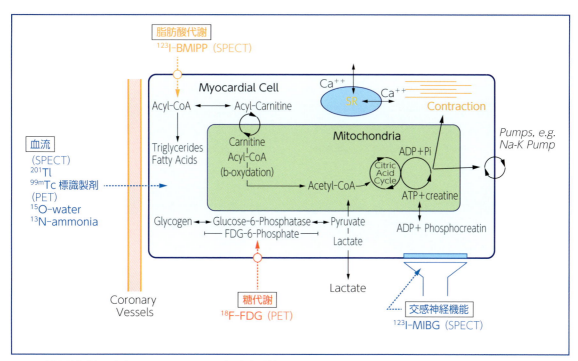

図1　循環器領域の臨床で用いられるRIと細胞内動態

総論

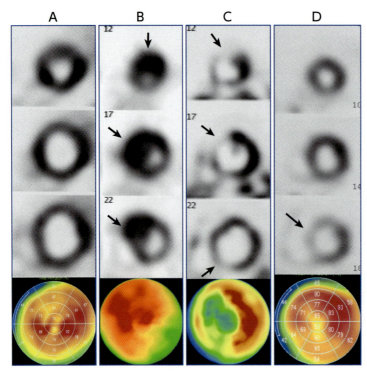

図2 各種心筋疾患の安静時心筋血流SPECT所見（短軸像＋極座標表示）
A：DCM．心拡大や収縮能低下を認めるが，血流分布については粗大な組織障害を示唆する血流欠損は認められない．B：HCM．ASH領域に不均一なRI集積亢進を認め，壁厚の増大もみられる（矢印）．C：D-HCM（拡張相肥大型心筋症）．HCMでみられたASH領域を中心に粗大な血流欠損を認め（矢印），組織障害の進展に伴い心拡大もみられる．D：心臓サルコイドーシス．前壁中隔基部を中心に粗大な血流欠損を認める（矢印）．

reserve: MFR）の局所差も画像化できることから，心筋症の病態把握にも利用されてきた．たとえば，肥大型心筋症（HCM）においては非対称性中隔肥大（ASH）などの肥大部において虚血性の血流変化がみられることが多く，同部における微小循環不全の存在が示唆される（図3A）．一方，拡張型心筋症（DCM）ではこのような虚血性変化は認められない．また，心臓サルコイドーシスでも炎症に伴う微小循環不全を反映して，炎症部もしくはその周辺に虚血性の変化を認めることがある．

③**心機能評価（心電図同期収集）**：血流分布評価に加え，心電図同期収集することにより左室容積・左室駆出率の心機能も計測できる．また，最近では位相解析を用いた左室収縮同期不全の評価により心臓再同期療法（CRT）の適応や治療効果判定も可能となっている[1,2]．

b）**心筋脂肪酸代謝**：^{123}I-BMIPP

①**RIの特徴**：心筋脂肪酸代謝の評価には側鎖型長鎖脂肪酸の類似構造を有する^{123}I-BMIPP（β-methyl-p-iodophenyl-pentadecanoic acid）が用いられる．

②**評価の意義と目的**：心筋細胞では主に脂肪酸のβ酸化により効率的なアデノシン三リン酸（ATP）産生が行われている．一方，虚血などの嫌気的条件下では脂肪酸代謝が障害され，解糖系によるATP産生にスイッチされる．HCMにおいては血流欠損（組織障害）の出現に先立って脂肪酸代謝障害（血流・代謝ミスマッチ）が認められることが知られており（図3B），その集積異常の程度から予後の推定も可能である[3,4]．一方，DCMではHCMのような脂肪酸代謝障害はみられない．

c）**心臓交感神経活性**：^{123}I-MIBG

①**RIの特徴**：^{123}I-MIBG（meta-iodobenzylguanidine）は図4に示すように交感神経終末においてノルエピネフリン（NE）と類似した動態を示すため，心筋の交感神経分布やその活性の評価に利用される．

②**評価の意義と目的（心不全への応用）**：心臓に

8 画像診断における基礎的知識

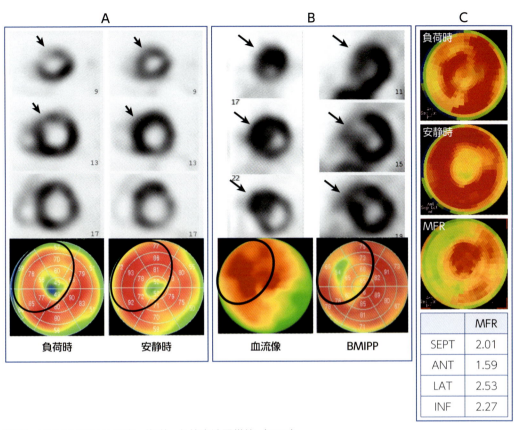

図3　HCMにおける血流，代謝，心筋血流予備能（MFR）
A：負荷心筋血流SPECT．前壁中隔領域（ASH領域）に虚血性血流変化（負荷時に血流低下，安静時にfill-in；矢印と丸印）を認める．
B：血流・代謝ミスマッチ．ASH部は血流像では不均一なRI集積亢進を認めるが，BMIPPでは同部の集積低下を認め，血流・代謝ミスマッチが観察される（矢印と丸印）．
C：血流PETによるMFR評価．負荷心筋血流SPECT同様に負荷時の前壁中隔領域の血流低下を認め，MFRも前壁領域で1.59と著明な低下［基準値（国立循環器病研究センター）は≧2.0］を認める（SEPT：中隔，ANT：前壁，LAT：側壁，INF：下壁）．

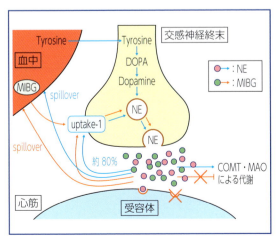

図4　^{123}I-MIBGの交感神経への集積機序
^{123}I-MIBGは静脈投与により体循環を経てシナプス間隙に到達すると，ノルエピネフリン（NE）と同様にエネルギー依存性の再取り込み機序（uptake-1）を介して交感神経終末に摂取される．NE貯蔵小胞に取り込まれた^{123}I-MIBGは，交感神経刺激に応じてNEと同様に神経終末からシナプス間隙へと開口分泌により放出される．
一方，^{123}I-MIBGはNEと異なり，受容体とは結合せず，NE代謝酵素（COMT/MAO）による代謝も受けないという特徴を有する．

は交感神経が豊富に分布しており，副交感神経とともに循環調節を行っている．心不全状態になると交感神経刺激が促進され，交感神経終末からのNE放出頻度が高まることに加え，再取り込み機能も低下することが知られている．その結果，心不全の重症度に応じて心筋MIBG集積の低下や時間経過に伴う心筋集積の消失（洗い出し）の亢進が認められることから，心不全の重症度評価から予後予測，治療効果判定（図5）に用いられている[5-7]．

d）^{99m}Tc標識-ピロリン酸（pyrophosphate: PYP）スキャン

^{99m}Tc-PYPは急性心筋梗塞などの急性心筋傷害を描出する検査として利用されてきたが，近年では心アミロイドーシス，特に原発性や家族性アミロイドーシスの診断にも重用されている．PYPはALやATTRなどのアミロイド蛋白に高頻度に結合することが知られており，画像上も血流像と同様のびまん性の心筋集積がみられることが特徴的である（図6A）．一方，続発性アミロイドーシ

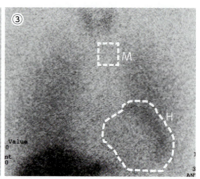

EDV＝293 mL，EF＝15%　　　　　　　　　　　　　後期H/M＝1.8，WR＝61.7%

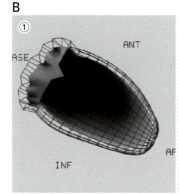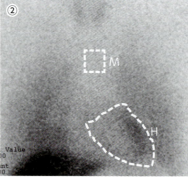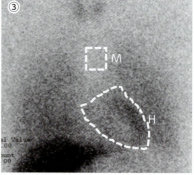

EDV＝293 mL，EF＝15%　　　　　　　　　　　　　後期H/M＝2.3，WR＝30.0%

図5　DCM患者に対するβ遮断薬（carvedilol）治療前後の心機能［QGS（quantitative gated SPECT）による計測］およびMIBG所見の変化

A：carvedilol治療前，B：治療後3ヵ月［①左室機能（QGS），②MIBG早期像，③MIBG後期像］．心筋へのMIBG集積の程度を上縦隔（H）と心筋集積（M）の比［H/M；後期H/Mの基準値（国立循環器病研究センター）は＞2.0］で評価する．また，早期像から後期像に至る間に心筋のMIBG集積がどれだけ減少したかを，洗い出し率（WR）で計算する［基準値（国立循環器病研究センター）は＜40%］．

本症例ではcarvedilol治療開始後に左室機能およびMIBG指標のいずれもが改善している．また，画像からも治療前は心筋MIBG集積が早期像から後期像に至る間に大きく減じているのに対し，治療後は後期像でも心筋MIBG集積が早期像同様に保たれている．

EDV：拡張末期容積，EF：駆出率

スに多い AA 蛋白に対しては陰性例が多く，診断が困難な症例も少なくない．

b PET（positron emission tomography，陽電子放射断層撮影法）

1）PET の特徴とデータ収集原理

PET で用いられるポジトロン核種（陽電子）は崩壊の際に 180°対向の 2 本の消滅ガンマ線を放出する特性を有し，ガンマ線が 1 本しか放出されない前述の SPECT 用核種とは大きく異なる．この特性を利用し，PET カメラが同時に 2 本のガンマ線を検出したときのみ真の信号として認識する「同時係数法」を用いることに加え，CT を用いた減弱補正を行うことでアーチファクトの少ない高画質，高分解能の画像が得られ，後述の定量評価も可能としている．

2）心臓領域に用いられる PET

a）心筋血流：^{13}N-ammonia，^{15}O-water など

PET は高画質なだけではなく，心筋血流量を定量できる点が最大の利点である．たとえば，

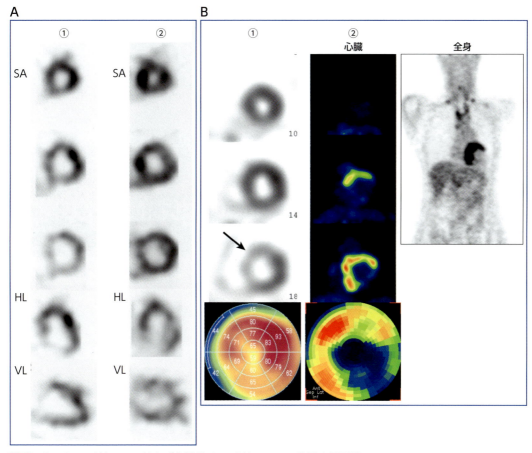

図 6　心アミロイドーシスおよび心臓サルコイドーシスの典型症例画像
A：心アミロイドーシス（老人性アミロイドーシス；ATTR 型）．心筋血流 SPECT（①），PYP SPECT（②）のいずれもほぼ同様の画像を呈しており，心筋へのびまん性のアミロイド蛋白沈着が示唆される（SA：短軸像，HL：水平長軸像，VL：垂直長軸像）．
B：心臓サルコイドーシス．心筋血流 SPECT（①）では前壁中隔基部に広範な血流低下（組織障害）が認められ（矢印），FDG PET（②）では血流欠損がみられた領域を中心に focal な FDG 集積がみられ，心臓サルコイドーシスの画像所見と診断される．

HCMではPETで計測された肥大部のMFRは低下しており（図3C），MFRと肥大部の壁厚との間に有意な負の相関があることも報告されている．また，最近では虚血性，非虚血性などの心筋疾患の如何にかかわらず，左室のMFRが低下した症例では予後不良であることも報告されており，MFRが独立した強力な予後予測因子として認知されつつある[8]．

b）^{18}F-FDG（fluorodeoxiglucose）

^{18}F-FDGは糖代謝評価製剤であり，広く腫瘍の診断に利用されている．循環器領域においては心筋バイアビリティ評価と心臓サルコイドーシス（図6B）の炎症部位の評価に用いられており，高い診断能を有している．ただし，心臓サルコイドーシスに関しては，心筋細胞の生理的な糖代謝を反映したFDGの生理的集積が診断上の問題となることが少なくないため，この生理的集積の抑制に長時間絶食（12時間もしくはそれ以上）や食事制限（低炭水化物＋高脂肪食など）等の前処置が推奨されている[9]．

◆文献

1) Henneman MM et al: Can LV dyssynchrony as assessed with phase analysis on gated myocardial perfusion SPECT predict response to CRT? J Nucl Med **48**: 1104-1111, 2007
2) Henneman MM et al: Phase analysis of gated myocardial perfusion single-photon emission computed tomography compared with tissue Doppler imaging for the assessment of left ventricular dyssynchrony. J Am Coll Cardiol **49**: 1708-1714, 2007
3) Nishimura T et al: Prognosis of hypertrophic cardiomyopathy: assessment by 123I-BMIPP (beta-methyl-p-(123I) iodophenyl pentadecanoic acid) myocardial single photon emission computed tomography. Ann Nuc Med **10**: 71-78, 1996
4) Shimizu M et al: Cardiac dysfunction and long-term prognosis in patients with nonobstructive hypertrophic cardiomyopathy and abnormal ^{123}I-15-(p-Iodophenyl)-3(R, S)-methylpentadecanoic acid myocardial scintigraphy. Cardiology **93**: 43-49, 2000
5) Fujimoto S et al: Usefulness of ^{123}I-metaiodobenzylguanidine myocardial scintigraphy for predicting the effectiveness of beta-blockers in patients with dilated cardiomyopathy from the standpoint of long-term prognosis. Eur J Nuc Med Mole Imaging **31**: 1356-1361, 2004
6) Jacobson AF et al: Myocardial iodine-123 meta-iodobenzylguanidine imaging and cardiac events in heart failure. Results of the prospective ADMIRE-HF (AdreView Myocardial Imaging for Risk Evaluation in Heart Failure) study. J Am Coll Cardiol **55**: 2212-2221, 2010
7) Kuwabara Y et al: Determination of the survival rate in patients with congestive heart failure stratified by ^{123}I-MIBG imaging: a meta-analysis from the studies performed in Japan. Ann Nucl Med **25**: 101-107, 2011
8) Majmudar MD et al: Quantification of coronary flow reserve in patients with ischaemic and non-ischaemic cardiomyopathy and its association with clinical outcomes. Eur Heart J Cardiovasc Imaging **16**: 900-909, 2015
9) 石田良雄ほか：心臓サルコイドーシスに対する^{18}F FDG PET検査の手引き．日心臓核医会誌 **15**：35-47，2013〔(英語版) Ishida Y et al: Recommendations for (18) F-fluorodeoxyglucose positron emission tomography imaging for cardiac sarcoidosis: Japanese Society of Nuclear Cardiology recommendations. Ann Nucl Med **28**: 393-403, 2014〕

TOPIC トピック 質量顕微鏡

顕微鏡を用いた組織観察は，光学顕微鏡観察や電子顕微鏡を用いた超微形態観察といった非特異的な（ターゲットを絞らない）観察方法と，抗体を用いた免疫組織法など特異的な（ターゲットを絞った）観察方法に大別される．前者では形態学的に識別不能な物質の場合，後者では未知物質や想定外の物質の場合，それらを観察・同定するには限界があった．そこで，従来の光学顕微鏡に質量分析装置を融合させ，顕微鏡観察を行っている対象物質そのものを非特異的に質量分析し画像化する質量顕微鏡法が開発された．

a 質量顕微鏡法の原理

質量分析法はサンプル内物質を種々の方法で気体状にイオン化し，質量／電荷比の差を利用して分離し質量数を同定する手法である．測定に際し試料を分離・精製するため必然的に目的物質の組織内位置情報が失われてしまうという弱点があった．これに対し，2002年ノーベル化学賞を受賞した田中らが開発したマトリックス支援レーザー脱離イオン化法（MALDI法）を主に利用した質量顕微鏡法では，薄切組織にイオン化補助剤であるマトリックスを散布し，組織形態を維持したまま生体物質をイオン化するため，目的物質の二次元分布を知ることができる[1]．さらに特定分子を抽出して希ガスなどを衝突させ，断片化したイオンの質量数パターンからその構造を特定することが可能である．図1に質量顕微鏡法の流れを示す．

b 質量顕微鏡法の実際

本法は浜松医科大学の瀬藤らのほか，米国・欧州のグループが主導して研究を進めてきた．以下に循環器疾患への応用研究を紹介する．

1）Fabry 病心筋組織解析

Fabry 病患者の心筋組織を用いてグロボトリアオシルセラミド（Gb3）の局所的分布を示す[2]．Fabry 病患者（69歳男性）の心筋生検凍結組織を薄切し 10μm の間隔で測定した．その結果，コントロールの拡張型心筋症（DCM）患者組織には認められない構成脂肪酸組成が異なる4種類のGb3に一致するシグナルが検出され，各々分布が異なることが示された（図2）．このような生体物質の脂肪酸組成が異なる分子種の分布イメージングが可能なのは，現在までのところ本法だけである．

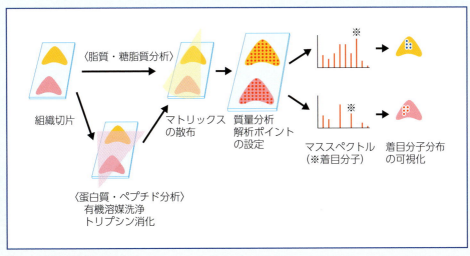

図1　質量顕微鏡法の流れ

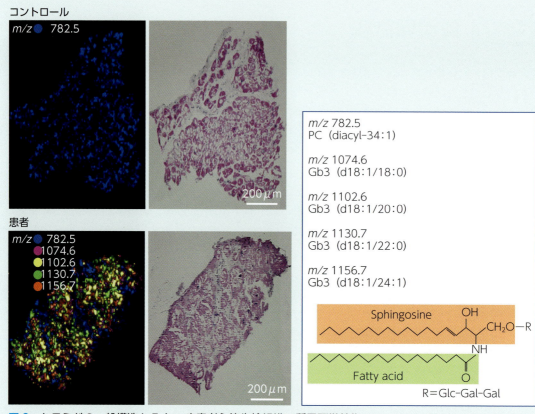

図2 セラミドの一般構造とFabry病患者心筋生検組織の質量顕微鏡像

また，原因遺伝子を欠損させたFabry病モデルマウス心筋の解析を行った．このマウスは1歳齢でも空胞変性を呈さないが，本法ではGb3に一致するシグナルが検出され，光学顕微鏡では診断不可能な病初期のFabry病を診断し得る可能性が示された．

2）動脈硬化病変解析

脂質異常のため動脈硬化を呈するアポリポプロテインEノックアウト（ApoE-KO）マウスの大動脈起始部動脈硬化巣凍結組織を薄切し，25μmの間隔で測定した[3]．その結果，脂質コア領域からはコレステロールエステル（CE）が，平滑筋層からはリン脂質の一種であるホスファチジルコリン（PC）で炎症惹起作用が知られるアラキドン酸を含む種［PC（16:0/20:4），PC（18:0/20:4）］が，石灰化層からは同定には至らなかったが m/z 566.9の物質がそれぞれ検出された（図3）．

また，腹部大動脈瘤患者組織解析では，瘤下部にアラキドン酸を含むPC（16:0/20:4）およびアラキドン酸が遊離したリゾPC（1-acyl 16:0）が認められたのに対し，瘤上部の正常組織からこれらは認められなかった[4]．以上のことから，これらCEおよびPCは動脈硬化進展のバイオマーカーとして応用できることが示された．

3）その他

薬物組織分布解析[5]，中性脂肪蓄積心筋血管症の解析[6]，ヒト毛髪を用いた老化マーカーの解析[7]などの多岐にわたる領域に質量顕微鏡法が有効であることが実証されている．

質量顕微鏡法は，質量分析法を応用し顕微鏡レベルの解像度で位置情報を失うことなく組織切片を分子種ごとに可視化できる新たな解析手法である．ターゲットを絞らずに一度に数千から数万の

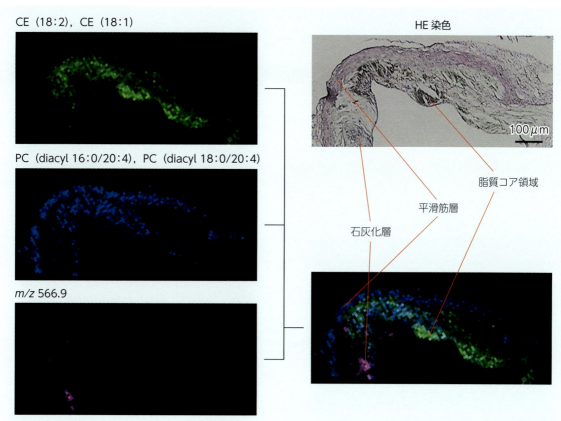

図3　60週齢ApoE-KOマウス大動脈解析
（Zaima N et al: Imaging mass spectrometry-based histopathologic examination of atherosclerotic lesions. Atherosclerosis **217**: 427-432, 2011 より改変）

分子の量的・位置的挙動を解析することができ，従来診断し得なかった物質の同定が可能である．これにより病態や薬物動態を解析でき，病因解明にも結び付く可能性があるため，臨床診断のみならず新規治療戦略構築にも寄与すると考えられ，さまざまな分野に応用されることを期待したい．

◆文献

1) Shimma S, Setou M: Review of imaging mass spectrometry. J Mass Spectrom Soc Jpn **53**: 230-238, 2005
2) Onoue K et al: Using imaging mass spectrometry to accurately diagnose Fabry's disease. Circ J **75**: 221-223, 2011
3) Zaima N et al: Imaging mass spectrometry-based histopathologic examination of atherosclerotic lesions. Atherosclerosis **217**: 427-432, 2011
4) Tanaka H et al: Adventitial vasa vasorum arteriosclerosis in abdominal aortic aneurysm. PLoS One **8**: e57398, 2013
5) Saito Y et al: Pharmacokinetic Analysis using Mass Microscope with High Spatial-Resolution. J Mass Spectrom Soc Jpn **59**: 79-84, 2011
6) Hirano K et al: Triglyceride deposit cardiomyovasculopathy. N Engl J Med **359**: 2396-2398, 2008
7) Waki ML et al: Investigation by imaging mass spectrometry of biomarker candidates for aging in the hair cortex. PLoS One **6**: e26721, 2011

アポトーシスとオートファジー

a　細胞死の定義と分類

　細胞死とは，細胞死研究の国際的組織である細胞死命名委員会（Nomenclature Committee of Cell Death: NCCD）によると，①細胞膜が破綻，②核を含む細胞が断片化，③他の細胞による貪食，以上のいずれかが認められたときと定義されている[1]．NCCD は 2005 年，初めて細胞死の分類を発表したが，2009 年に改訂を行った（表 1）．この改訂で主な細胞死の様式は，アポトーシス（apoptosis），オートファジー（autophagy），ネクローシス（necrosis），ならびに角質化（cornification）の 4 種類に分類された．これら細胞死の定義ならびに分類は純粋に形態学的特徴に依存しているが，細胞死（point of no-return）を特異的に検出できる生化学的方法が現在のところ存在しないという事実が本定義および分類の根拠になっている[2]．したがって，細胞死を研究する際にはまず細胞の死が形態学的（超微形態的）に確認されていることが大前提あるいは出発点となる．

b　心不全とアポトーシス

　アポトーシスはネクローシスとは異なる特徴的な形態変化をきたし，炎症反応を伴わない自然死と思われる細胞死の様式である．今日，アポトーシスは多細胞生物における不要な細胞の除去機構の基礎であることがわかっている．またアポトーシスでは，ゲノム DNA がヌクレオソーム単位で切断され，規則正しい DNA の断片化が生じる．

　心不全に陥った拡張型心筋症あるいは虚血性心筋症患者の心筋細胞に DNA 断片化が見出され，アポトーシスによる心筋細胞の消失・脱落による細胞数の減少が，心不全の増悪に関わっている可能性が示唆された[3]．一方，実際の不全心における心筋細胞のアポトーシスの形態学的証拠はなく，アポトーシスの同定はもっぱら DNA 断片化やカスパーゼ活性化の検出に依存しているのが現状である．拡張型心筋症患者の心筋生検標本における断片化 DNA 陽性細胞は，電子顕微鏡レベルではアポトーシスではなく生存細胞であり，それ

表 1　細胞死命名委員会（NCCD）による細胞死の分類（NCCD2009）：アポトーシス，オートファジー，ネクローシス，角質化

■アポトーシス（apoptosis） 細胞の球形化，偽足の退縮，細胞質ならびに核の縮小化，核の分裂，細胞内小器官はあまり変化しない，細胞膜ブレビング，貪食細胞に貪食される（*in vivo*） （補足）アポトーシスは，Kerr らにより命名された特徴的な形態を呈する細胞死の一様式であり，プログラム細胞死あるいはカスパーゼ活性化と同義語ではない
■オートファジー（autophagy） クロマチンの凝集を起こさない，細胞質の著しい空胞化，オートファジー空胞の集簇，貪食細胞に貪食されない（*in vivo*） （補足）オートファジー細胞死はオートファジーを伴って起こる細胞死であり，オートファジーによる細胞死ではない．オートファジーはむしろ細胞の生存に寄与する
■ネクローシス（necrosis） 細胞の膨化（オンコーシス），細胞膜の破綻，細胞内小器官の膨化，クロマチン凝集は中等度 （補足）ネクローシスは，アポトーシスやオートファジーの像を呈しない細胞死と消極的に定義される．しかし，ネクローシスもまた精緻なシグナル伝達を伴う制御された細胞死である
■角質化（cornification） 細胞内小器官の除去，細胞膜の変化，F および L 顆粒内への脂肪沈着，細胞外への脂肪滴放出，蛋白分解酵素活性化による剥離 （補足）角質化被膜形成あるいはケラチン化はバリア機能を司るため，皮膚に特異的にみられる．紫外線照射などの傷害により表皮基底層にアポトーシスを誘導することはできるが，角質化は皮膚の顆粒層や角質層など，より表皮側にのみ生じる

らの核は変形，クロマチン凝集が強く，従来から不全心あるいは肥大心における変性した心筋細胞にみられる「肥大した心筋細胞核（bizarre shaped nucleus）」に相当していたという報告もある[4]．TUNEL法などにより検出される断片化DNA陽性心筋細胞は，一般に予後の良好な肥大型心筋症の心筋細胞にも拡張型心筋症と同様の頻度で認められ，拡張型心筋症患者の心筋生検標本における断片化DNA陽性心筋細胞の頻度は，その後の患者の生命ならびに心機能の予後に無関係であった．このように不全心における心筋細胞アポトーシスの役割はその存在自体からして不明である．

c 心不全とオートファジー

オートファジーは，細胞質内に，ミトコンドリアなどの細胞内小器官を取り囲んだオートファゴソーム（autophagosome），ならびにそれらがリソソームと融合したオートリソソーム（autolysosome）などのオートファジー空胞が充満していることで特徴づけられる．オートファジー細胞死は，アポトーシスと同様に本来個体発生の段階における不要な細胞の生理的除去機構として重要であると考えられているが（細胞死指向），一方ではユビキチン・プロテアソーム系と並ぶ細胞内での蛋白分解系でもある．後者の意味でのオートファジー機構は，細胞死とはまったく逆の機能的意味を持つ．すなわち，細胞が飢餓などのストレスに曝されたときに，自己貪食性空胞内で自己の細胞内小器官を分解してATPなどをエネルギー源とし，細胞生存のために再利用するという代償機構として働く（生存指向）．細胞内分解系としてのオートファジーに関する基礎研究により，大隅良典は2016年のノーベル医学生理学賞を単独受賞した．オートファジーは心筋において特に著明に発動し，飢餓に陥った成体マウスにおいてオートファジーを阻害すると，左室の拡大ならびに収縮能が低下し，心不全状態に陥る[5]．これらの報告は，飢餓時の心機能維持にオートファジーが必須であることを示唆する．

Danon病では，オートファジーの実行に必要な蛋白質のうちLAMP2遺伝子の先天性異常のため，自己貪食性空胞の内容物が消化されず，細胞内に空胞が蓄積して心筋細胞が死に陥り，心不全に陥る．すなわち本疾患では，オートファジー機能不全（特に最終ステップの内容物消化過程の障害）がオートファジー細胞死をもたらす．しかし，一般的な心不全の病態形成におけるオートファジーの真の役割は未だ不明である．すなわち，不全心における心筋細胞オートファジーはプログラム細胞死なのか，あるいはストレスに対する代償機構が失敗した心筋細胞死なのかという根本的な問題が未解決である[6]．前者であればオートファジープロセスそのものを阻害することが治療に繋がるが，後者の場合は逆に同プロセスを促進することが細胞保護となるからである．

d 問題点

不全心筋には線維化がみられ，特に置換性線維化は心筋細胞の脱落を意味し，心筋細胞死があることは確かであろう．現在，その死がアポトーシスを介する可能性が教科書レベルの知識になりつつある．しかし，不全心において未だ典型的なアポトーシス心筋細胞の超微形態は，現在に至るまで「ただの1つも」同定されていない[7]．前述したようにアポトーシスを特異的に同定する生化学的指標は今のところなく，かつ心臓はその約70～80％が非心筋細胞で構成されているため in vivo での心筋細胞アポトーシスの生化学的同定は困難である．加えて共焦点レーザー顕微鏡（confocal microscopy）の多用が心筋細胞死の同定に関する議論を複雑にしている．本顕微鏡は光学顕微鏡並みの解像度の低さに加え非特異的自家蛍光の難点があり，細胞の同定が不正確になることが往々にしてある．

一方，オートファジーは不全心にみられるが，その細胞の生死，運命（消失か復活か）ならびに役割は不明である．オートファジーを語る際の混乱の源の一つは，オートファジーが「オートファジー変性」と「オートファジー細胞死」の両方の

意味で使われていることであろう．変性イコール細胞死ではなく，また変性が細胞死に直結するとは限らない．オートファジー変性は多くの場合，細胞を悪条件から保護する生存指向の代償機構として機能している．したがって，「オートファジー変性」は「オートファジー細胞死」とは画然と分けて使用されるべきである．オートファジー細胞死の定義は不全心においてのみならず，細胞生物学全般にとって未解決の問題である．

　ネクローシスは最も一般的な細胞死であり，ネクローシスに陥った心筋細胞は急性心筋梗塞，急性心筋炎でみられる．過剰なカテコラミンやアンジオテンシンIIは心筋細胞にネクローシスを誘導し，重症の心不全患者では血中のトロポニンIが上昇しており心筋細胞のネクローシスの存在が示唆される．したがって，心不全における心筋細胞死のほとんどはネクローシスと推察されるが，詳細は未だ明らかではない．ネクローシスはプログラム細胞死に比べ比較的無秩序な細胞死とみなされてきたが，近年ネクローシスの分子機構が研究され始めた．殊にミトコンドリア内膜にあるシクロフィリンDはネクローシスのキー分子と考えられており，その遺伝子のノックアウト，あるいは阻害物質であるシクロスポリンAにより阻止される細胞死（たとえば虚血，再灌流，酸化ストレス，あるいはカルシウム負荷による細胞死）はネクローシスであるという考えもある[8]．また，遺伝子改変マウスにより心不全の発症にカルシウム負荷ならびにミトコンドリア依存性の心筋細胞ネクローシスが重要であることが示された．最後に，NCCDによる細胞死分類は2012年に再改訂されたが[9]，極めて煩雑なものであり（細胞死の様式を13種類に分類している），実用に耐え難い．将来のより良い改訂が期待される．

◆文献

1) Kroemer G et al: Nomenclature Committee on Cell Death 2009: Classification of cell death: recommendations of the Nomenclature Committee on Cell Death 2009. Cell Death Differ **16**: 3-11, 2009
2) Galluzzi L et al: Cell death modalities: classification and pathophysiological implications. Cell Death Differ **14**: 1237-1243, 2007
3) Narula J et al: Apoptosis in myocytes in end-stage heart failure. N Engl J Med **335**: 1182-1189, 1996
4) Kanoh M et al: Significance of myocytes with positive DNA in situ nick end-labeling (TUNEL) in hearts with dilated cardiomyopathy: not apoptosis but DNA repair. Circulation **99**: 2757-2764, 1999
5) Kanamori H et al: Functional significance and morphological characterization of starvation-induced autophagy in the adult heart. Am J Pathol **174**: 1705-1714, 2009
6) Takemura G et al: Autophagic degeneration and death of cardiomyocytes in heart failure. Autophagy **2**: 212-214, 2006
7) Takemura G et al: Cardiomyocyte apoptosis in the failing heart--a critical review from definition and classification of cell death. Int J Cardiol **167**: 2373-2386, 2013
8) Nakagawa T et al: Cyclophilin D-dependent mitochondrial permeability transition regulates some necrotic but not apoptotic cell death. Nature **434**: 652-658, 2005
9) Galluzzi L et al: Molecular definitions of cell death subroutines: recommendations of the Nomenclature Committee on Cell Death 2012. Cell Death Differ **19**: 107-120, 2012

MEMO メモ 心筋症の動物モデル

　心筋症においては，家系内発症を中心に分子遺伝学的解析が進み，それぞれ多くの原因遺伝子の変異が同定され，ショウジョウバエからマウス，さらには大動物も含めたさまざまな動物モデルが研究されている[1-3]．

　非脊椎動物であるショウジョウバエの心臓は，最終的な形状は直線状でありヒトとは大きく異なるが，その基本的な発生，機能は哺乳類と大きくは変わらず，NK-2，MEF2，GATA，Tbx，Handといった転写因子による心臓発生メカニズムも同様であることから心臓発生に関する多くの研究の蓄積がある．その発育の早さや，エンハンサートラップ法を利用した遺伝子発現法であるUAS/GAL4システムなどを用いて，遺伝子変異に伴う肥大型心筋症（HCM）や拡張型心筋症（DCM）フェノタイプが多数報告されている．

　また，ゼブラフィッシュは体長4cmほどの小型の魚であるが，2013年に全ゲノム配列が解読され，ヒトと80％の相同性があり，遺伝子数もヒトとほぼ同じであることがわかっている．一生が短く疾患モデルを容易に作製できること，研究コストがかからないこと，胚の透明度が高く蛍光色素を用いた観察が容易で心臓の発生も含めた解析ができること，遺伝子工学的な技術も確立しており forward genetics screening ができることなどのメリットがあり，心筋症モデル動物としても広く用いられている．2002年にゼブラフィッシュを用いた cTnT（cardiac troponin T）および titin の loss of function が報告され，それぞれHCMおよびDCMフェノタイプを示した．

　ここ30年の遺伝子技術の著しい進歩によって，分子遺伝学的解析により多くのヒト心筋症原因遺伝子が同定され，それを用いて多数のマウスモデルが作られ，多くの知見が得られている．トランスジェニック（TG）は導入外因性変異蛋白の内在性蛋白との置換によってその病態が生じるが，心筋細胞においてより効率的に導入遺伝子を発現させるためにMHCα（myosin heavy chain α），MHCβ（myosin heavy chain β）のプロモーターを用い，さらに導入遺伝子の発現時期を制御するテトラサイクリン誘導システムなどと合わせて，非常に多くの心筋細胞変異遺伝子TGマウスが開発され，これを用いた論文は現在年間700報を超えている[4,5]．10以上のサルコメア関連遺伝子の1,000以上の遺伝子変異に対するTGマウスが報告されているが[6,7]，これらサルコメア遺伝子（MHC，MyBPC，cTnTなど）自体の機能を検証するべくノックアウト・ノックインマウスも作製され，解析されている（表1）．

　一方，マウスとヒトでは心臓の大きさも心拍数も異なることから，これらのマウスモデルは病態生理学的にヒトと異なることも多い．たとえば，マウス心臓は心拍数が600/分程度でMHC isoformは速いαがメインであるが，ヒト心臓の心拍数はマウスの1/10程度であることから遅いisoformであるβがメインである．さらに，ヒト心筋細胞においては細胞質Ca^{2+}のくみ出しはNa^+-Ca^{2+}exchangerに多くを依存しているが，マウスではSERCA2への依存が大きい．これらのことから，ヒト遺伝子変異が必ずしもマウスで心筋症フェノタイプを示さないことも多く，また，マウスモデルでみられた病態がヒトとは必ずしも一致しない可能性もある．マウスよりもさらにサイズの大きいウサギでは，前述した特性はかなりヒトに近いことから，ウサギ以上の大きさの動物モデルを用いることにも大きな意義がある．心筋症の大動物モデルとしては，これまでに心筋症自然発症ネコおよびイヌが系統的に広く知られてきた．ある種の飼いネコにおいて，HCMは広くみられる心疾患である．左室肥大および心筋細胞の錯綜配列を示し，生後6ヵ月程度から徐々に進行して心不全，心内血栓による塞栓症状を呈し突然死する[8]．原因遺伝子として，MYBPC3（myosin-binding protein C）の変異が数種類明らかに

表1 遺伝子とマウスモデル

遺伝子記号	遺伝子名	病型	マウスモデル
MYH7	myosin, heavy chain 7, cardiac muscle, beta	HCM, DCM	KO (no phenotype)
MYBPC3	myosin binding protein C, cardiac	HCM, DCM	KO, KI
TNNT2	troponin T type 2 (cardiac)	HCM, DCM, RCM	KO (Embryonic lethal), KI, TG
TNNI2	troponin I type 3 (cardiac)	HCM, DCM, RCM	KO (Early death), TG
TPM1	tropomyosin 1 (alpha)	HCM, DCM	KO (Embryonic lethal), TG
ACTC1	actin, alpha, cardiac muscle 1	HCM, DCM	KO (Embryonic/postnatal lethal), TG
CSRP3	cysteine and glycine-rich protein 3 (cardiac LIM protein)	HCM, DCM	KO
LAMP2	lysosomal-associated membrane protein 2	HCM, DCM, Danon病	KO
PLN	phospholamban	HCM, DCM	KO (No phenotype), TG
DES	desmin	HCM, DCM	KO, TG
ACTN2	actinin, alpha 2	HCM, DCM	－
VCL	vinculin	HCM, DCM	KO, KI
ANKRD1	ankyrin repeat domain 1 (cardiac muscle)	DCM	KO (no phenotype)
MYL2	myosin, light chain 2, regulatory, cardiac, slow	HCM	KO (Embryonic lethal)
MYL3	myosin, light chain 3, alkali; ventricular, skeletal, slow	HCM	－
PRKAG2	protein kinase, AMP-activated, gamma 2 non-catalytic subunit	HCM	TG
GLA	galactosidase, alpha	HCM, Fabry病	KO, KO/TG
TTN	titin	HCM, DCM	KO/KI (Embrhonic lethal)
DMD	dystrophin	DCM, Becker病	KO, Spontaneous mutant
SGCD	sarcoglycan, delta	DCM	KO
LMNA	lamin A/C	DCM	KO, KI
RBM20	RNA binding motif protein 20	DCM	KO
TMPO	thymopoietin	DCM	KO
TCAP	titin-cap	DCM	KO
BAG3	BCL2-associated athanogene 3	DCM	KO (Postnatal lethal)
LDB3	LIM domain binding 3	DCM	KO, TG
PKP2	plakophilin 2	ARVC	KO (Embryonic lethal)
DSP	desmoplakin	ARVC	TG/KO

HCM：肥大型心筋症，DCM：拡張型心筋症，RCM：拘束型心筋症，ARVC：不整脈原性右室心筋症，KO：ノックアウトマウス，KI：ノックインマウス，TG：トランスジェニックマウス
(鈴木 治，松田潤一郎：心筋症のマウスモデル．医のあゆみ 252：1027-1031, 2015)

なっており，変異の部位による病態の違いも知られてきている．一方，イヌにおいてもPortuguese waterdogs, Great danes, Doberman pinschers, Boxersなどの犬種において遺伝的にDCMを示す家系が知られている[9]．また，Boxersにおいて不整脈原性右室心筋症（ARVC）を呈する家系も知られている．残念ながら，これらイヌ心筋症において，サルコメア，デスモソーム，代謝系を含めた遺伝子変異は同定されていない．

前述したさまざまな動物モデルから，HCMや拘束型心筋症（RCM）はミオフィラメントのカルシウム感受性が高まる変異，DCMはミオフィラメントのカルシウム感受性が低下する変異が多いことが明らかになっている．ARVCは脂肪変性から線維化に陥った右室心筋が原因で心室頻拍を生じる疾患であり，その半数で家族的背景を有し，その70％にデスモソーム関連遺伝子であるPlakophilin 2遺伝子変異が同定されている．ほかにDesmoglein 2, Desmoscollin 2, Desmoplakinなどの変異も知られており，ARVCマウスモデルも作製されている．

これらの心筋症モデル動物を用いた研究は，心筋症の病態の解明のみならず，今後，先進的な治療薬や治療法の開発を行ううえで，非常に重要である．特に大動物は薬物治療研究，デバイス治療研究を含めた新しい治療の前臨床研究に非常に有用であるが，現在までに，ブタ，イヌなどの遺伝子改変心筋症モデル動物は開発されていないことから，前述の大動物心筋症モデルは前臨床研究において重要な意義を有し，さらなる研究が期待されている．一方，CRISPR/Cas9技術は，よりヒトの心臓に近いブタや霊長類など大動物への応用も進んできており，今後は，よりヒトに近い病態を示すモデルの確立が鍵となってくると思われる．また，iPS（induced pluripotent stem）細胞技術の進歩とともに，患者から採取した細胞から作製した心筋細胞を用いて薬効の評価を行う系の開発も進んでおり，これら遺伝子工学を中心とした心筋症病態モデル研究への期待は大きい．

◆文献

1) Duncker DJ et al: Animal and in silico models for the study of sarcomeric cardiomyopathies. Cardiovasc Res **105**: 439-448, 2005
2) Nonaka M, Morimoto S: Experimental models of inherited cardiomyopathy and its therapeutics. World J Cardiol **6**: 1245-1251, 2014
3) Kloos W et al: Genetic cardiomyopathies. Lessons learned from humans, mice, and zebrafish. Herz **37**: 612-617, 2012
4) Robbins J: Remodeling the cardiac sarcomere using transgenesis. Annu Rev Physiol **62**: 261-287, 2000
5) Lowey S et al: Functional effects of the hypertrophic cardiomyopathy R403Q mutation are different in an alpha- or beta-myosin heavy chain backbone. J Biol Chem **283**: 20579-20589, 2008
6) Muthuchamy M et al: Mouse model of a familial hypertrophic cardiomyopathy mutation in alpha-tropomyosin manifests cardiac dysfunction. Circ Res **85**: 47-56, 1999
7) McConnell BK et al: Dilated cardiomyopathy in homozygous myosin-binding protein-C mutant mice. J Clin Invest **104**: 1771, 1999
8) Kittleson MD et al: Familial hypertrophic cardiomyopathy in maine coon cats: an animal model of human disease. Circulation **99**: 3172-3180, 1999
9) Tidholm A et al: Canine idiopathic dilated cardiomyopathy. Part I: Aetiology, clinical characteristics, epidemiology and pathology. Vet J **162**: 92-107, 2001

各 論

第Ⅰ章　炎症を主病態とする疾患

1　急性心筋炎

a）総論

心筋炎は心筋の炎症性疾患であり，時に心外膜炎を伴うことがある．心筋炎は，臨床的時相および重症度により，急性および慢性（遷延性，不顕性），劇症型に分類される．病因からは，ウイルス性，細菌性，自己免疫性，薬剤性などに分類される．さらに，病理組織学的に，リンパ球性，好酸球性，巨細胞性，肉芽腫性に分類されるが，組織分類，病因分類，臨床病型分類は必ずしも一対一の対応をしない．詳細は，日本循環器学会学術委員会合同研究班による「急性および慢性心筋炎の診断・治療に関するガイドライン（2009年改訂版）」[1]やESC Report[2]を参照されたい．

a　臨床症状と診断

急性心筋炎の典型的な症候として，胸痛・呼吸困難・動悸・失神などの心症状が出現する数日～1週間ほど前に，発熱を伴うかぜ様症状や嘔吐・下痢など消化器症状がみられることがある．低血圧，ギャロップ音，脈の不整，高熱と解離する徐脈，手足の冷感がみられ，心電図でのST-T異常はほぼ全例で出現し，冠動脈支配と一致しない広範誘導のST上昇が特徴的である．心ブロックなどの心伝導異常や心室性不整脈もみられる．心筋細胞が破壊されるため，血液検査でAST，LDH，CK-MBやトロポニンT，Iなど心筋構成蛋白が血中に流出する．最近では，心臓MRIの有用性[3]が強調され（図1），急性心筋梗塞では病変が心内膜

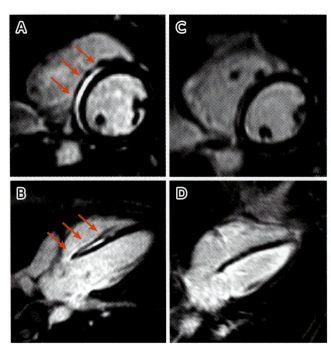

図1　急性心筋炎症例のMRI所見
A，B：急性期のガドリニウム遅延造影（LGE）で心室中隔に陽性所見（矢印）がみられ，同部の心筋病変が示唆される．
C，D：LGEは1ヵ月後にはほぼ消失している．
（東京女子医科大学画像診断・核医学科，福島賢慈先生より提供）

表1 急性心筋炎の診断手引き

1. 心症状[i]に先行して，かぜ様症状[ii]や消化器症状[iii]，また皮疹，関節痛，筋肉痛などを発現する．無症状で経過し，突然死にて発見されることもある
2. 身体所見では，頻脈，徐脈，不整脈，心音微弱，奔馬調律（Ⅲ音やⅣ音），心膜摩擦音，収縮期雑音などがみられる
3. 通常，心電図は経過中に何らかの異常所見を示す．所見としては，Ⅰ～Ⅲ度の房室ブロック，心室内伝導障害（QRS幅の拡大），R波減高，異常Q波，ST-T波の変化，低電位差，期外収縮の多発，上室頻拍，心房細動，洞停止，心室頻拍，心室細動，心静止など多彩である
4. 心エコー図では，局所的あるいはびまん性に壁肥厚や壁運動低下がみられ，心腔狭小化や心膜液貯留を認める
5. 血清中に心筋構成蛋白（心筋トロポニンTやCK-MB）を検出できる．CRPの上昇，白血球の増多も認める．特に，全血を用いたトロポニンTの早期検出は有用である
6. 上記の第2～5の4項目所見は数時間単位で変動する．被疑患者では経時的な観察が必要である．また，徐脈の出現，QRS幅の拡大，期外収縮の多発，壁肥厚や壁運動低下の増強，トロポニンTの高値，トロポニンT値が持続亢進する患者は心肺危機の恐れがある
7. 最終的に，急性心筋梗塞との鑑別診断が不可欠である
8. 心内膜心筋生検による組織像[iv]の検出は診断を確定する．ただし，組織像が検出されなくても本症を除外できない
9. 急性期と寛解期に採取したペア血清におけるウイルス抗体価の4倍以上の変動は病因検索にときに有用である．ウイルス感染との証明にはpolymerase chain reaction（PCR）法を用いた心筋からのウイルスゲノム検出が用いられる．加えて，咽頭スワブ，尿，糞便，血液，とりわけ心膜液や心筋組織からのウイルス分離またはウイルス抗原同定は直接的根拠となる

注 i ）心症状：胸痛，失神，呼吸困難，動悸，ショック，けいれん，チアノーゼ
 ⅱ）かぜ様症状：発熱，頭痛，咳嗽，咽頭痛など
 ⅲ）消化器症状：悪心，嘔吐，腹痛，下痢など
 ⅳ）心内膜心筋生検による急性心筋炎の診断基準［急性および慢性心筋炎の診断・治療に関するガイドライン（2009年改訂版），p7，表4］を参照．

［日本循環器学会：循環器病の診断と治療に関するガイドライン（2008年度合同研究班報告，班長：和泉徹）．急性および慢性心筋炎の診断・治療に関するガイドライン（2009年改訂版），p5，2009．http://www.j-circ.or.jp/guideline/pdf/JCS2009_izumi_h.pdf（2017年1月閲覧）］

から広がるのに対し，急性心筋炎では外膜からの広がりやびまん性の広がりを示すことが多いとされる．なお，右心機能不全が併存するためか，胸部X線像での肺うっ血が乏しい例がある．最終的には，心臓カテーテル検査による冠動脈疾患が除外され，心筋生検により活動性炎症病変が確認されれば診断が確定する．詳細は，表1の「急性心筋炎の診断手引き」[1]を参照されたい．

b 治療

一般に，急性心筋炎は一相性経過をとり，発病から一定期間を経て自然治癒する．経過中，致死的心イベントが生じることがあるため，炎症極期での循環動態の破綻を把握・補助し，自然治癒するのを待つのが基本的な治療戦略である．しかし，回復が芳しくない劇症型例や小児例では，ステロイドパルス療法や大量免疫グロブリン療法が使われることがある．ステロイドは，炎症性サイトカインなど炎症物質による細胞傷害や心機能抑制から心臓を保護すると考えられるが，ウイルス感染が想定される場合，感染を増強する可能性があるとして，一般に推奨されていない．一方，巨細胞性および好酸球性心筋炎ではステロイド療法の有効性が確立されており，治療法決定のために心筋炎の組織型を診断することは極めて重要である．現在，心筋生検は，巨細胞性および好酸球性心筋炎の診断を確定するための唯一の方法である．

◇文　献

1) 日本循環器学会ほか：循環器病の診断と治療に関するガイドライン（2008年度合同研究班報告，班長：和泉徹）．急性および慢性心筋炎の診断・治療に関するガイドライン（2009年改訂版），2009．http://www.j-circ.or.jp/guideline/pdf/JCS2009_izumi_h.pdf
2) Caforio AL et al: Current state of knowledge on

aetiology, diagnosis, management, and therapy of myocarditis: a position statement of the European Society of Cardiology Working Group on Myocardial and Pericardial Diseases. Eur Heart J **34**: 2636-2648, 2013

3) Friedrich MG et al: Cardiovascular magnetic resonance myocarditis: a JACC white paper. J Am Coll Cardiol **53**: 1475-1487, 2009

b) リンパ球性心筋炎

リンパ球性心筋炎は，感染，薬物，物理刺激，代謝障害，自己免疫など，さまざまな原因により生じるが，わが国では状況証拠からウイルス感染によるものが主体と考えられている．臨床でみられる心筋炎の多くは，「急性」，「ウイルス性」，「リンパ球性」心筋炎である．

a 心筋炎の免疫学的機序

コクサッキーB群ウイルスによる心筋炎モデルマウスを用いたいくつかの研究で，次のような病態が明らかになっている．ウイルスが特異的受容体を介して心筋細胞に感染すると，まず抗原非特異的な自然免疫が発動してウイルスの増殖を抑える．自然免疫の活性化はウイルス抗原特異的なTリンパ球やBリンパ球の活性化と増殖を引き起こし，これらによる獲得免疫が次に中心的な役割を果たす．すなわち，感染細胞や抗原呈示細胞の主要組織適合複合体（MHC）クラスⅠ分子上に，ウイルス抗原ペプチドが抗原呈示され，細胞傷害性T細胞（CD8陽性Tリンパ球）がパーフォリンを産生して感染細胞を攻撃する．また，マクロファージやウイルス抗原特異的ヘルパーT細胞（CD4陽性Tリンパ球）が活性化してTNFα，IL-6などの炎症性サイトカインを産生し，CD8陽性Tリンパ球やBリンパ球の活性化を促す．活性化したBリンパ球はウイルス抗原に対する中和抗体を産生し，ウイルスの排除を促す．初期の免疫応答が不十分であると，ウイルスが完全に排除されずに持続感染の状態となり，心筋炎が慢性化することがある．一方，感染をきっかけとする自己免疫性心筋炎を発症し，心筋炎が慢性化して拡張型心筋症に移行する可能性も示唆されている．

b 病理診断

日本循環器学会の「急性および慢性心筋炎の診断・治療に関するガイドライン（2009年改訂版）」では，心筋生検をクラスⅠ（エビデンスレベルC）とし，組織診断基準としては，通常のHE染色標本で，①多数の大小単核細胞が浸潤し，浸潤細胞と壊死した心筋細胞の接近がしばしばみられ，②心筋細胞の断裂，融解，消失，および③間質の浮腫（時に線維化）を挙げている[1]．生検を施行する時期は極めて重要であり，発症数日以内であれば大多数の症例で組織破壊を伴う明らかな心筋炎の組織像が認められるが，7～10日以降ではリンパ球などの浸潤像がみられる程度のことが多く，さらに回復期では診断率が大きく後退する．心筋炎の病巣は，必ずしも心筋全体にびまん性に波及していないため，サンプリングエラーによる偽陰性を避けるため，少なくとも3箇所からの生検が望まれる．さらに，マクロファージ，リンパ球などの免疫細胞や，テネイシンCなどの組織炎症マーカーに対する免疫染色を行うことで，診断感度を上げる試みがなされている（総論6-c「免疫組織化学的評価と in situ hybridization」参照）．日本循環器学会[1]およびESC[2]の心筋炎診断のガイドラインでも，免疫染色の併用を推奨している．

生検組織で浸潤細胞がリンパ球主体である場合，ウイルス性心筋炎である可能性が高いが，原因ウイルスの同定は困難である．通常，2週間以上の間隔で採取された急性期と寛解期のペア血清血中抗体価変動によるウイルスの同定が行われるが，陽性率は低い[3]．また採取された心筋組織を用いたPCR法も試みられている．現在，一般には普及していないが，ヨーロッパではPCR法によるウイルスの同定は，治療戦略上必要と考えられている．

C 病理組織像

心筋炎は，基本的に炎症細胞浸潤の有無（あるいは数）と心筋細胞の傷害の有無によって診断されるが，組織像は病期により異なる．炎症細胞浸潤と組織破壊が目立つ急性炎症期，炎症が治まった修復・瘢痕治癒期に分けると，病態と組織像を理解しやすい．

1）急性炎症期

ウイルスによる直接傷害と，ウイルス排除のための活発な免疫応答リンパ球によって心筋組織が損傷し，さらに組織傷害に対する炎症反応が惹起される．組織学的には，単核球の浸潤，心筋細胞の融解・変性・壊死と，間質浮腫が顕著にみられる（図1）．変性・壊死に陥った心筋細胞のごく近傍に炎症細胞が存在し，あたかも心筋細胞を攻撃しているような像（近接効果といわれる）は，活動性心筋炎の決め手となる．浸潤する炎症細胞はTリンパ球が最も多く，なかでもCD8陽性Tリンパ球が優位であるが，CD4陽性Tリンパ球，単球/マクロファージやBリンパ球もみられる（図2）．

2）修復・瘢痕治癒期

活発だった免疫応答が収束するのに伴い，炎症

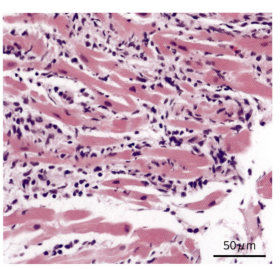

図1　心筋炎の急性期の生検組織像（HE染色）
浸潤するリンパ球が心筋細胞をあたかも攻撃するように集簇している，いわゆる近接効果がみられる．

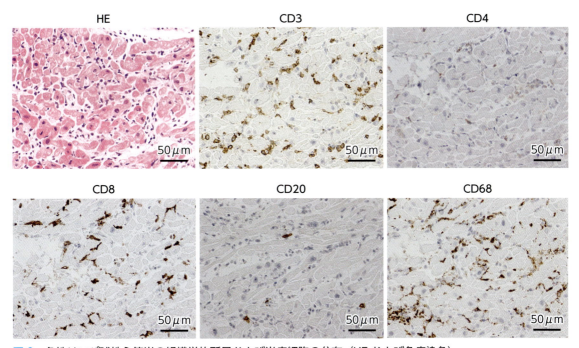

図2　急性リンパ球性心筋炎の組織学的所見および炎症細胞の分布（HEおよび免疫染色）
HE染色で心筋間質に単核球の浸潤（炎症細胞浸潤）を認め，心筋細胞の変性所見がみられる．炎症細胞はTリンパ球（CD3陽性）が主体で，CD8陽性Tリンパ球がCD4陽性Tリンパ球より優位にみられる．単球・マクロファージ（CD68陽性）も多数認められ，周囲にはBリンパ球（CD20陽性）も少数散見される．

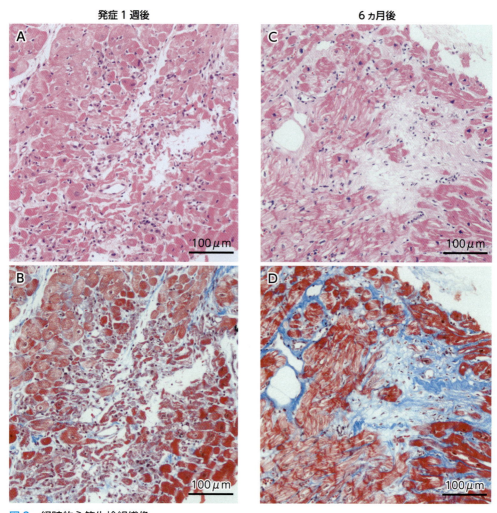

図3　経時的心筋生検組織像
A，B：発症1週後の生検組織には，炎症細胞浸潤と心筋細胞の変性，脱落がみられるが，線維化巣はまだ形成されていない．**C，D**：同一症例の6ヵ月後の組織では，斑状の置換性線維化巣が形成され，周囲の心筋細胞には配列の乱れ，大小不同および代償性の肥大が認められる．
上段：HE染色，下段：マッソン・トリクローム染色．

細胞の数は減少し，組織破壊像も目立たなくなる．変性・壊死に陥った心筋組織は除去され肉芽組織で置換され，さらに増生する線維芽細胞とそれらが産生する線維性結合組織に置き換えられ，徐々に細胞成分が減少して最終的に膠原線維からなる瘢痕が形成されるかたちで組織修復が進行する．通常，組織学的には1ヵ月程度で炎症は鎮静化し，炎症細胞はほとんどみられなくなる．心筋細胞脱落部位には置換性線維化巣が認められ，周囲の残存心筋細胞には配列不整と代償性の肥大を生じる．これらの変化はpost myocarditic changeと呼ばれる（図3）．拡張型心筋症の心筋組織にこのような所見がみられることがあり，一部の症例は心筋炎から移行した可能性が想像される．また，急性心筋炎の経過中に，数ヵ月以上，活動性炎症が持続し，慢性心筋炎に移行する症例も存在し，生検による経時的観察は正確な病態把握に有用である（各論Ⅰ-2「慢性心筋炎」参照）．

d 治療

心筋炎急性期では心筋細胞の脱落に加え，炎症による残存心筋の機能障害が生じる．致死的不整脈や心不全管理が必要な症例も多く，ポンプ失調をきたす場合には，強心薬に加え補助循環が必要となる．通常，臨床的には，急性炎症が1～2週間持続した後に回復期に入るが，炎症が遷延し，血行動態の改善がみられない場合には，ステロイドや大量免疫グロブリンの投与などが行われることもある．

◇文献

1) 日本循環器学会ほか：循環器病の診断と治療に関するガイドライン（2008年度合同研究班報告，班長：和泉徹）．急性および慢性心筋炎の診断・治療に関するガイドライン（2009年改訂版），2009．http://www.j-circ.or.jp/guideline/pdf/JCS2009_izumi_h.pdf
2) Caforio A et al: Current state of knowledge on aetiology, diagnosis, management, and therapy of myocarditis: a position statement of the European Society of Cardiology Working Group on Myocardial and Pericardial Diseases. Eur Heart J **34**: 2636-2648, 2648a-2648d, 2013
3) Mahfoud F et al: Virus serology in patients with suspected myocarditis: utility or futility? Eur Heart J **32**: 897-903, 2011

c) 好酸球性心筋炎

好酸球性心筋炎は，心筋に浸潤した好酸球の顆粒中に含まれる好酸球性カチオン蛋白（eosinophilic cationic protein: ECP）や主要塩基性蛋白（major basic protein: MBP）などの細胞毒性物質により生じる[1,2]．原因としてはアレルギー体質（アレルギー性鼻炎，蕁麻疹など），薬剤過敏症，寄生虫感染から特発性までさまざまである[3,4]．最も多いのは特発性であり，半数を占める[3,4]．なお，本症の予後は必ずしも悪くなく，急性期における死亡率は7％程度である[3-5]．

a 診断

心筋炎としての診断は「急性心筋炎の診断手引き」（79ページ参照）に準じて行い，末梢血中の好酸球数の増加と心筋生検にて有意な好酸球の浸潤，脱顆粒と心筋細胞の破壊像が認められれば診断される（表1）．

1) 臨床症状

ウイルス性心筋炎と同様に，発熱，咽頭痛，咳などの先行するかぜ様症状が約2/3の症例に認められる[3-5]．その後，数時間から数日後に胸痛，呼吸困難，動悸などの心症状が出現する．発症当初は末梢血の好酸球数が正常範囲内で，ウイルス性心筋炎と鑑別できない場合がある[3-6]．したがって急性心筋炎では，常に好酸球性心筋炎を念頭に置き経過を観察する必要がある．なお，薬剤過敏によるものでは発症は急激であり，発疹，発熱，肝機能異常などが通常みられる．心症状は心不全，不整脈，心膜炎などに大別される[3,4,7]．なお高頻度（70％）に心膜液貯留をきたす[3,4]．

2) 血液検査

末梢血中の好酸球数の増加（500/mm^{3}以上）に加え，CK-MBや心筋トロポニンTなどの上昇が認められれば本症を疑う．しかし，末梢血の好酸球数増加が心症状出現前からすでに認められる例のほか，心症状がみられるにもかかわらず初発段階では好酸球数が正常範囲内にとどまり，その後徐々に増加して500/mm^{3}を上回る例もある[5,6,8,9]．急性心筋炎が疑われる症例では，急性期には2～3日ごとに好酸球を測定する必要がある．この心筋炎では血清中のECPが上昇しており，またECPが病勢を反映するとの報告がある[10]．

3) 心エコー図

主な所見としては，一過性の左室壁肥厚と左室壁運動異常が挙げられる[4,11,12]．左室壁肥厚は約80％の症例で認められ[4]，心室中隔および左室後壁の壁厚がともに15 mm以上に及ぶこともしばしばある[4,11,12]．この壁厚増大は心筋間質の浮腫によるものであり，7～14日で正常化する[12]．心膜炎を合併すると心膜液の貯留が観察される[4]．

4) 心筋生検

本症の確定診断は心筋生検によって得られるた

表1 好酸球性心筋炎の診断手引き

下記の必須5項目が認められれば好酸球性心筋炎が強く疑われる。なお冠動脈造影などによって、急性心筋梗塞を鑑別する必要がある。確定診断は心筋生検による

1. 必須項目
1) 末梢血中の好酸球数の増加（500/mm³ 以上）[i)]
2) 胸痛、呼吸困難、動悸などの心症状
3) CK-MBなどの心筋逸脱酵素、心筋トロポニンTなどの心筋構成蛋白の上昇
4) 心電図変化[ii)]
5) 心エコー図における一過性の左室壁肥厚[iii)]あるいは壁運動異常

2. 参考項目
1) アレルギー性疾患（気管支喘息、鼻炎、じんま疹など）を約1/3の症例が有する
2) 先行するかぜ様症状（発熱、咽頭痛、咳など）が約2/3の症例でみられる

3. 心筋生検所見
好酸球の浸潤、好酸球の脱顆粒、心筋細胞の融解・消失、間質の浮腫や線維化などが認められる。なお心内膜炎が観察されることもある

注 i) 末梢血の好酸球数増加は、心症状出現前から認められる例と、心症状が既にみられるにもかかわらず好酸球数は正常範囲内で、その後徐々に増加し500/mm³を上回る例がある。したがって、心筋炎が疑われる症例では、急性期には少なくとも2〜3日に一度は好酸球を算定する必要がある。なお、症例により末梢血の好酸球増加の程度は異なる。

ii) ST上昇は約半数例で観察され、異常Q波も約1/3の症例で認められる。ウイルス性や特発性心筋炎でしばしば認められる房室ブロックは、本症ではまれである。

iii) 左室壁肥厚は高頻度に認められる。その程度は症例により様々であり、7〜14日で正常化する。したがって経時的な観察が必要である。

［日本循環器学会ほか：循環器病の診断と治療に関するガイドライン（2008年度合同研究班報告、班長：和泉徹）．急性および慢性心筋炎の診断・治療に関するガイドライン（2009年改訂版），p16, 2009. http://www.j-circ.or.jp/guideline/pdf/JCS2009_izumi_h.pdf（2017年1月閲覧）］

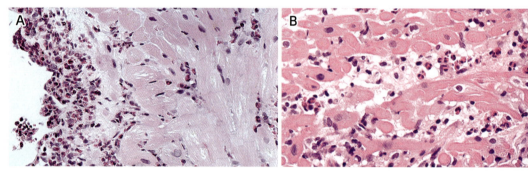

図1 好酸球性心筋炎の組織像
A：47歳男性．急性期に右室より生検．心内膜および心内膜下に著しい好酸球浸潤と脱顆粒を認める．心筋細胞の配列の乱れ、融解・消失化、間質の線維化を認める（HE染色，×200）．
B：39歳男性．急性期に右室より生検．心筋間質に中等度の好酸球浸潤とリンパ球浸潤を認める．心筋は一部壊死に陥っている（HE染色，×200）．

め、病状が許せばできるだけ急性期に心筋生検を施行する．標本内に有意な好酸球の浸潤、好酸球顆粒と心筋細胞の融解や消失化が認められれば、好酸球性心筋炎と確定診断される（図1）．多くの症例で好酸球浸潤以外にリンパ球浸潤、間質の浮腫、線維化などが認められ、心内膜炎が観察されることもしばしばある（Loeffler心内膜炎）．一般に免疫染色でECP[1)]やMBPが染色される（図2）．心筋生検では、採取部位や標本の個数、採取時期により組織像の違いや偽陰性が避けられないので、標本は3個以上の採取が望ましい．なお、病理所見が陰性であっても本症は否定できな

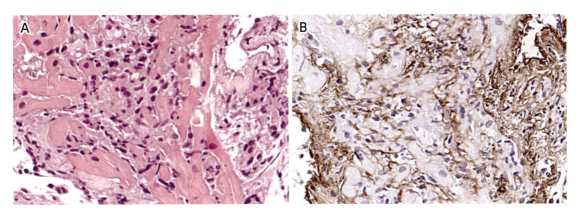

図2　好酸球性心筋炎の組織像
A：図1Bと同一症例．寛解期に右室より生検．心筋間質にリンパ球浸潤を認めるが，すでに好酸球は減少している．心筋細胞の肥大，配列の乱れ，融解・消失化，間質の線維化を認める．なお，本症例の寛解期には，心内膜肥厚と心内膜直下の線維化を認めた（HE染色，×100）．
B：A図と同一症例．MBP陽性を示す．寛解期のためすでに好酸球浸潤をほとんど認めないが，この抗体に陽性像を示し，診断に有用であることがわかる（抗MBP抗体による免疫染色，×100）．

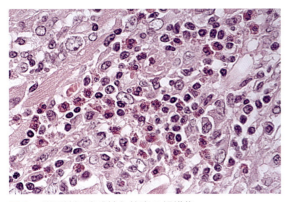

図3　壊死性好酸球性心筋炎の組織像
22歳男性．生来健康であったが，感冒様症状に引き続き心筋炎を発症．劇症型の好酸球性心筋炎で，発症後数日（入院初日）で死亡．なお，アレルギー体質あり．剖検心の左室壁．心筋壊死が著しい（HE染色，×400）．

い．まれに劇症の経過をとる壊死性好酸球性心筋炎がみられる[8]（図3）．

b　治療

　好酸球性心筋炎は，無症状に経過する例から重篤な心不全を呈して，死に至る例まで幅広い病像を示す[2]．治療の主眼は好酸球に基づく炎症を鎮静化することにある．心症状が軽微な症例では，安静臥床と経過観察のみで自然軽快することがある．しかし，心不全や重篤な不整脈を伴うと，支持療法に加えてステロイドの投与を必要とする．なお本症では，心内膜炎を併発することがしばしばあり，好酸球性心筋炎と診断されれば壁在血栓予防のため，抗凝血薬治療を併用する必要がある．

1）ステロイド療法の治療指針

a）急性期

　心筋生検にて確定診断された時点で，心症状を有する場合はステロイドを投与する．prednisolone 30 mg/日から開始し，好酸球数や炎症所見を目安に漸減する．ショックや肺水腫などの重症例では，methylprednisolone 1,000 mg/日（3日間）のステロイドパルス療法を行う[8]．

b）遠隔期の管理

　大半の症例が，急性期のステロイド投与にて改善するが，まれに好酸球数が再び増加する症例が存在する．この場合には，好酸球が増加する原因をさらに検索し，時にはステロイドの長期投与が必要となる．

◆文献

1) Tai PC et al: Deposits of eosinophil granule proteins in cardiac tissues of patients with eosinophilic endomyocardial disease. Lancet **8534**: 643-647, 1987
2) Li H et al: A case report of eosinophilic myocarditis and a review of the relevant literature. BMC Cardiovasc Disord **15**: 15, 2015
3) Mori N et al: Clinical pictures of 35 cases with eosinophilic myocarditis. Circ J **68**(Suppl I): 244(abstr), 2004
4) 森本紳一郎ほか：好酸球性心筋炎を識る．Heart View **8**: 1128-1134, 2004
5) Morimoto S et al: Changes in the peripheral eosinophil count in patients with acute eosinophilic myocarditis. Heart Vessels **8**: 193-196, 2003
6) 久保奈津子ほか：ウイルス性心筋炎と類似の臨床像を呈し，心内膜心筋生検で好酸球性心筋炎と診断しえた一例．Heart View **3**: 1119-1124, 1999
7) Take M et al: The Japanese survey of eosinophilic heart disease. Cardiomyopathy Updates 3, Restrictive Cardiomyopathy and Arrhythmias, Olsen EGJ, Sekiguchi M(eds), University of Tokyo Press, Tokyo, p75-79, 1990
8) Watanabe N et al: Acute necrotizing eosinophilic myocarditis successfully treated by high dose methylprednisolone. Jpn Circ J **65**: 923-926, 2001
9) 森 奈美ほか：末梢血の好酸球数が心症状発現に遅れて増加した好酸球性心筋炎の1例．日内会誌 **93**：367-369, 2004
10) Arima M et al: Serum levels of eosinophil cationic protein in patients with eosinophilic myocarditis. Int J Cardiol **84**: 97-99, 2002
11) Morimoto S et al: Narrowing of the left ventricular cavity associated with transient ventricular wall thickening reduces stroke volume in patients with acute myocarditis. Circ J **67**: 490-494, 2003
12) Hiramitsu S et al: Transient ventricular wall thickening in acute myocarditis: a serial echocardiographic and histopathologic study. Jpn Circ J **65**: 863-866, 2001

d) 巨細胞性心筋炎

巨細胞性心筋炎（giant cell myocarditis: GCM）は，広範な心筋傷害と多核巨細胞を含む混合性の炎症細胞浸潤を特徴とする，心筋炎のまれな一型である．リンパ球性心筋炎に比し劇症型を呈しやすく高率に死に至りやすい[1]．救命にはしばしば機械的循環補助や心臓移植を要し，多剤併用免疫抑制療法に感受性があることから，心筋生検による早期の確定診断が重要である[2,3]．GCMの病因は不明だが，種々の自己免疫異常（重症筋無力症・胸腺腫，炎症性腸疾患，各種膠原病など）との合併が報告され[1]，動物モデルの知見[4]からも自己免疫機序が示唆されている．

a 臨床経過と治療的事項

GCMは健康な若年～中年成人（性差なし）にみられ，初期症状はリンパ球性心筋炎と類似するが，ほとんどは急速にうっ血性心不全が進行する[1]．心室頻拍や房室ブロックも高率に合併し，突然死が初発症状の場合もある[1,5]．一部には慢性不顕性発症の拡張型心筋症類似の症例もみられる[2]．免疫抑制薬の効果については，ステロイド単独は免疫抑制薬なしと差がなく，cyclosporinを含む免疫抑制薬併用療法の有効性が報告されているが[1,6,7]，左心補助装置を要する最重症例は心臓移植にても予後不良である[8]．

b 画像所見

心エコー図では早期には左室の壁肥厚と収縮能の低下を認め，進行とともに左室拡大をみる．左室壁運動異常は全体あるいは領域性である．心臓MRIは，T1, T2強調画像やガドリニウム造影などで，心筋の組織浮腫，充血，毛細血管漏出，心筋細胞壊死，線維化などの心筋炎の変化を検出し得る[9]（図1A；総論8「画像診断における基礎的知識」も参照）が，まれな疾患のためまとまった報告はなく今後が期待される．しかし，PET-CTやGaシンチグラフィ同様，MRIもリンパ球性か，好酸球性や巨細胞性かといった浸潤細胞の質的診断は不可能なため，治療戦略の観点からは早期に心筋生検が必要である．近年MRIで確認できた病変を標的とする生検が有用との報告もある[7,10]．

c 病理

以前は生前診断が困難であったが，GCMは心内膜側も含むびまん性病変であり，心筋生検の感

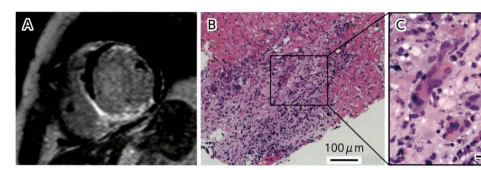

図1 心不全発症早期の右室心筋生検により診断が確定した巨細胞性心筋炎
A：発症7日目の心臓MRI．左室は下側中隔（inferoseptum）から下壁にかけて貫壁性の遅延造影を認め，その他，左室前側壁の心内膜下や心尖部中隔右室側にも多発性に遅延造影を認めた．その一部はT2強調画像で高信号を示した[9]．
B：発症3日目の右室心筋生検組織像．広範な混合性炎症細胞浸潤に心筋細胞の脱落・壊死を伴っている．この倍率でも多核巨細胞が多数確認できるが，心臓サルコイドーシスに典型的な明瞭な肉芽腫の形成はみられない．
C：B図の黒枠部の拡大図．心筋細胞壊死の領域に接して，多数の多核巨細胞を認める．好酸球浸潤も多くみられる．心臓サルコイドーシスでは，通常壊死はみられず，好酸球はないかわずかで，肉芽腫と周囲心筋との境界は明瞭である．
[A図は埼玉医科大学国際医療センター画像診断科，木村文子先生より，B，C図は同センター病理診断科，安田政実先生より提供（文献9と同一症例）]

度は68〜85％と高い．初回生検が陰性でも，臨床的に可能なら，生検を繰り返すことが望ましい．

1）マクロ所見（剖検あるいは移植摘出心）

急性期には，心室は拡張，割面では炎症の強い部分が蛇行する蒼白な領域あるいは黄〜褐色の境界不明瞭な病変としてびまん性にみられる．肉眼的な瘢痕は通常経過の長い患者でみられる．右室や心房への浸潤，壁在血栓もみられることがある．

2）ミクロ所見

高度の心筋壊死を伴う広範な炎症がみられる（図1B）．炎症細胞は混合性でリンパ球，マクロファージ，形質細胞に加え，多核巨細胞を多数認め，好酸球も多く含まれる（図1C）．巨細胞は他疾患の肉芽腫に出現するのと同様のマクロファージ由来が多数を占めるといわれている．リンパ球はT細胞主体である．組織学的に3つの時相に分けるが，異なる時相が共存し得る．

a）急性期（acute phase）

広範な混合性炎症細胞浸潤に加え，数多くの多核巨細胞を，特に心筋壊死領域の境界部にみる．明らかな肉芽腫形成（well-formed granulomas）はみられず，微生物や異物は証明されない．壊死は多巣性あるいは広範な地図状である．非炎症部は通常正常である．

b）治癒期（healing phase）

繊細な膠原線維の沈着を伴う肉芽組織（granulation tissue）がみられ，巨細胞とリンパ球浸潤も認める．心筋細胞壊死は急性期に比べるとかなり目立たなくなる．

c）瘢痕期（healed phase）

密な線維化がみられ，わずかなリンパ球浸潤がみられる場合があるが，巨細胞はみられない．

d　鑑別診断と留意事項

主要な鑑別疾患は心臓サルコイドーシスである．心臓サルコイドーシスでは，①多核巨細胞を伴う境界明瞭な非乾酪性類上皮細胞肉芽腫の形成がある，②好酸球はないか少数，③壊死はないかわずか，④線維化が多い，⑤心外膜（脂肪組織）あるいは心臓外にも肉芽腫がある，などが重要な鑑別点とされる[10]．真菌・抗酸菌感染，異物反応，薬剤過敏，壊死性好酸球性心筋炎，多発血管炎性肉芽腫症（granulomatosis with polyangiitis；旧称Wegener肉芽腫症，Wegener's granulomatosis），

急性リウマチ熱などでも巨細胞を伴う炎症を示し得るが，肉芽腫・乾酪壊死の有無，カテーテル片などの異物の有無，特殊染色［PAS，グロコット（Grocott），チール・ネルゼン（Ziel-Neelsen）など］での病原菌の有無，病変の分布，臨床所見などから鑑別可能である．たとえば，薬剤過敏では，血管周囲優位の好酸球浸潤が典型的で，少数の多核巨細胞を認めることもあるが，心筋細胞傷害は少ない．壊死性好酸球性心筋炎は，高度の心筋傷害を伴い急激な経過をたどり得るが，典型的には血中の好酸球増多症がみられ，組織学的に脱顆粒や好酸球性微小膿瘍を伴う高度の好酸球浸潤を主体とする病変が，心内膜側優位に分布し，しばしば好酸球を多数含む壁在血栓も伴う．多発血管炎性肉芽腫症は，弁組織や弁輪・中心線維体といった心臓骨格を形成する結合組織が標的になりやすく，高度の肉芽腫性炎症に，好中球性微小膿瘍や血管炎を伴い，抗好中球細胞質抗体（ANCA）や心外症状を伴う点が鑑別点となる．

◆文献

1) Cooper LT Jr et al: Idiopathic Giant-Cell Myocarditis-Natural History and Treatment. N Engl J Med **336**: 1860-1866, 1997
2) Cooper LT Jr et al: The role of endomyocardial biopsy in the management of cardiovascular disease: a scientific statement from the American Heart Association, the American College of Cardiology, and the European Society of Cardiology. Circulation **116**: 2216-2233, 2007
3) 日本循環器学会ほか：循環器病の診断と治療に関するガイドライン（2008年度合同研究班報告，班長：和泉徹）．急性および慢性心筋炎の診断・治療に関するガイドライン（2009年改訂版），2009. http://www.j-circ.or.jp/guideline/pdf/JCS2009_izumi_h.pdf
4) Kodama M et al: A novel experimental model of giant cell myocarditis induced in rats by immunization with cardiac myosin fraction. Clin Immunol Immunopathol **57**: 250-262, 1990
5) Davies MJ et al: Idiopathic Giant Cell Myocarditis a Distinctive Clinico-Pathological Entity. Br Heart J **37**: 192-195, 1975
6) Cooper LT Jr et al: Usefulness of immunosuppression for giant cell myocarditis. Am J Cardiol **102**: 1535-1539, 2008
7) Kandolin R et al: Diagnosis, treatment, and outcome of giant-cell myocarditis in the era of combined immunosuppression. Circ Heart Fail **6**: 15-22, 2013
8) Brilakis ES et al: Survival outcomes of patients with giant cell myocarditis bridged by ventricular assist devices. ASAIO J **46**: 569-572, 2000
9) Sujino Y et al: Cardiac magnetic resonance imaging in giant cell myocarditis: intriguing associations with clinical and pathological features. Circulation **129**: e467-e469, 2014
10) Okura Y et al: A clinical and histopathologic comparison of cardiac sarcoidosis and idiopathic giant cell myocarditis. J Am Coll Cardiol **41**: 322-329, 2003

2　慢性心筋炎

a　疾患概念の変遷

わが国では，心筋生検や剖検の組織所見と臨床経過を検討した集積結果に基づいて慢性心筋炎の疾患概念が確立され，日本循環器学会学術委員会により世界で初めてとなる「慢性心筋炎診断のガイドライン（1991-1993年度報告）」が作成された．その後，画像診断技術の進歩に伴う知見を取り入れ，2009年に現行のガイドラインへ改訂された（表1）．実際，拡張型心筋症（DCM）と臨床診断された症例の剖検心や外科手術時に採取された心筋標本内に炎症性病変を認めることは少なくない．左室形成術を行った重症DCM症例のうち，約半数の症例に切除心筋に炎症性病変を認めたという報告[1]や，心臓移植の際の摘出心臓を用いた検討で11％が心筋炎と診断されたとする報告[2]がある．

一方，ドイツからは2005年に，心筋生検組織を免疫染色し，炎症性細胞の定量的評価に基づく炎症の診断基準を定め，この基準を満たすものを炎症性DCM（inflammatory dilated cardiomyopathy: iDCM）とする考え方が提唱された[3]．さらに2013年に欧州心臓病学会（ESC）は，この組織診断基準に若干の改変を加え，臨床像，バイオマーカー，画像診断と組み合わせて急性・慢性をまとめた心筋炎の診断基準を提唱した[4]．そのなかで心筋炎，inflammatory cardiomyopathy，DCMの用語や概念が混乱していることを指摘しつつ，inflammatory cardiomyopathyを心機能不全を伴う心筋炎とし，臨床的にDCMと診断される一部に含まれるとするWHO/ISFC[5]，ESC[6]の定義に準じている．

一方，近年「慢性炎症」はより広く定義されるようになり，さまざまな病態での意義が精力的に調べられている．その観点から，DCMのなか

表1　慢性心筋炎の診断手引き

■定義
慢性心筋炎とは，数ヵ月間以上持続する心筋炎をいう．しばしば心不全や不整脈を来たし，拡張型心筋症類似の病態を呈する．不顕性に発病し慢性の経過をとるものと，ごく一部に急性心筋炎が持続遷延するもの[i]がある

■診断の参考事項
①数ヵ月以上持続する心不全や不整脈による症状や徴候がある
②心筋生検：心筋細胞には，大小の単核細胞の集簇あるいは浸潤があり[ii]，近接する心筋細胞の融解消失や壊死を伴う．また，心筋細胞には大小不同，肥大，配列の乱れがみられる．間質には心筋細胞と置き換わった線維組織や脂肪組織が認められる．これら心筋細胞変性，細胞浸潤と線維化・脂肪化の併存は持続する心筋炎の目安となる．また，心筋におけるウイルス遺伝子の検出は診断を支持する
③切除心筋や剖検：心筋生検で診断されず，切除心筋や剖検心ではじめて持続する心筋炎が証明されることがある
④心筋シンチグラム：ガリウムシンチグラム，ピロリン酸シンチグラムでの陽性所見は，心筋炎の活動性の指標として有用である．

注ⅰ）炎症の持続遷延とは急性心筋炎発症から数ヵ月後にも心筋炎の持続を認める場合をいう．
　ⅱ）細胞浸潤とは1視野（400倍）で単核細胞5個以上，集簇とは1視野（400倍）20個以上を認める場合をいう．なお，浸潤細胞の同定には免疫組織化学的方法を行うことが望ましい．

［日本循環器学会ほか：循環器病の診断と治療に関するガイドライン（2008年度合同研究班報告，班長：和泉徹）．急性および慢性心筋炎の診断・治療に関するガイドライン（2009年改訂版），p18, 2009. http://www.j-circ.or.jp/guideline/pdf/JCS2009_izumi_h.pdf（2017年1月閲覧）］

で炎症を伴う前述の iDCM という病態が注目されているが，従来の慢性心筋炎のみならず，進行性の心筋組織破壊に伴う反応性炎症が強くみられる DCM を含んだ，より広い病態を指す概念として使われることがある．したがって，今後，慢性心筋炎，iDCM の疾患単位としての見解を国際的に統一し，診断基準を確立することが必要である．

b 病因

慢性心筋炎の病因として，①急性心筋炎後のウイルス持続感染，②ウイルス感染を契機とする自己免疫の誘発，③サイトカインによる心筋傷害の遷延化などが示唆されている．マウス自己免疫性心筋炎モデルでは，心筋炎惹起性リンパ球のアポトーシスの抑制，病変部サイトカインの Th1 から Th2 への移行が起こらないことなどが，炎症の遷延に繋がると報告されている．ESC は，慢性化の機序として，2013年に図1に示すように現在の仮説をまとめている[4]．

c 分類

慢性心筋炎は，DCM の病因検索の過程で組織学的に炎症細胞浸潤を認める「不顕性」慢性心筋炎（図2），急性心筋炎として発症し，数ヵ月以上炎症が持続遷延する「遅延性」慢性心筋炎（図3）の2型に分類される．現在は，不顕性タイプの慢性心筋炎の報告のほうが圧倒的に多く，DCM と診断されている症例のなかから慢性心筋炎を鑑別することが重要となる．一方，急性心筋炎は一般に一過性経過をとり，特に劇症型心筋炎で急性期から回復し得た症例の予後は良好で，炎症の遷延・再発はまれといわれてきたが，補助循環デバイスの進歩によって急性期救命率が上昇するのに伴い，今後，遷延性慢性心筋炎も増加することが予想される．

d 診断

慢性心筋炎は，心不全や不整脈などの DCM と類似の症状を呈することが多く，不顕性慢性心筋炎と DCM との鑑別は容易ではない．急性心筋炎が遷延し慢性化した症例では，病歴が診断の手が

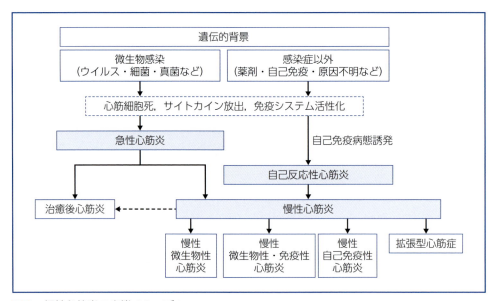

図1　慢性心筋炎の病態メカニズム
(Caforio AL et al: Current state of knowledge on aetiology, diagnosis, management, and therapy of myocarditis: a position statement of the European Society of Cardiology Working Group on Myocardial and Pericardial Diseases. Eur Heart J **34**: 2636-2648, 2648a-2648d, 2013 より改変)

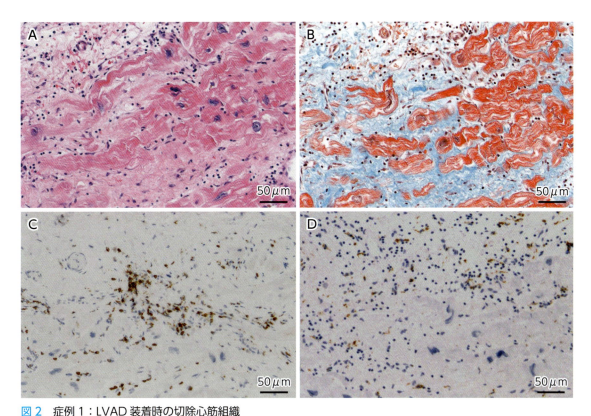

図2　症例1：LVAD装着時の切除心筋組織
A：HE染色，B：マッソン・トリクローム染色，C：免疫染色［抗CD3（Tリンパ球）］，D：免疫染色［抗CD68（マクロファージ）］

かりになるため，詳細な問診を行う必要がある．

1）血液検査

現在有用性が確認されているものはないが，血中高感度心筋トロポニンTやヒト心臓由来脂肪酸結合蛋白（H-FABP）は軽度の心筋傷害でも検出できるため，診断マーカーに可能性がある．

2）画像診断

心電図，胸部X線像，心エコー図などの所見は特異的でなく，DCMに類似している．^{67}Ga・^{99m}Tc-ピロリン酸シンチグラフィなどの核医学検査の感度は低い．

d　心筋生検診断

心筋生検は，現在，唯一の診断法である．組織学的には心筋内のリンパ球の浸潤・集簇を特徴とし，近接する心筋細胞の融解・壊死像（いわゆる近接効果）を認めることがある．しばしば，心筋細胞の脱落と間質の線維化や脂肪組織化，特にリンパ球浸潤部位に斑状線維化巣を認め，炎症が長時間持続し，組織破壊と同時に修復反応である線維化も進行していることを示す．慢性心筋炎では，小さい炎症病巣が筋層全体に散在性に多発することが多いため，偽陰性を避ける目的で少なくとも3箇所以上から採取することが望ましい．必要に応じて標本の深切り（deep cut）を行い，十分な検討を行う．心臓形成術，補助人工心臓装着術の際には，心筋生検に比べ大きな検体を採取できるため，診断に至る場合もある．また，CD3，CD4，CD8，CD68，HLA-DR，テネイシンCなどの適切な免疫染色を用いることにより炎症の診断精度を向上させることができる（総論6-c「免疫組織化学的評価と in situ hybridization」参

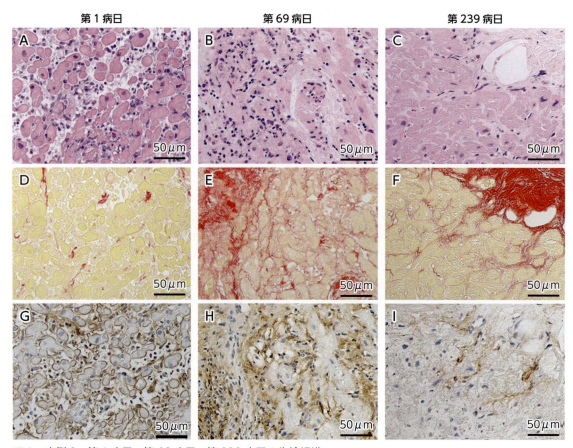

図3　症例2：第1病日，第69病日，第239病日の生検組織
A〜C：HE染色，D〜F：ピクロシリウスレッド染色，G〜I：免疫染色（抗テネイシンC）
［Tanimura M et al: Fulminant myocarditis with prolonged active lymphocytic infiltration after hemodynamic recovery. Int Heart J **58**, 2017（in press）より改変］

照）．ESCは，生検組織中に白血球14個/mm²以上（そのうちCD3陽性Tリンパ球が7個/mm²以上，単球が4個/mm²以内）を認めるものを心筋炎とするというTリンパ球を重視した組織診断基準を提唱している[4]．また，PCRによる心筋組織からのウイルスゲノムの検出は病因の特定に有用である．

e　治療

慢性心筋炎に対しては，通常はDCMと同様の慢性心不全や不整脈に対する治療を行う．最近，一般的心不全治療に加えて，ウイルス性を診断できた症例に対しては抗ウイルス療法を，ウイルスを検出しなかった症例には免疫抑制や免疫調整療法を選択する治療法が提唱されているが[7-9]，現時点では十分なエビデンスに基づくものではない．さらに，内科的治療抵抗例に対しては，DCMと同様に心臓移植も選択肢の一つと考えられるが，活動性感染症や膠原病が基盤にある場合は移植適応から外れるため，精査が必要である．

f　症例：不顕性慢性心筋炎（症例1）および遷延性慢性心筋炎（症例2）

a）症例1

40歳女性．数年来，DCMの診断で加療されていたが，急激に心不全が進行し左心補助装置

(left ventricular assist device: LVAD) 装着となった．LVAD装着時の切除心筋組織で心筋内間質に散在性の炎症細胞浸潤と，近接する心筋細胞の変性・融解（図2A），膠原線維の増生を認めた（図2B）．免疫染色では，CD3陽性細胞（Tリンパ球）の集簇（図2C），CD68陽性マクロファージの集簇（図2D）を認めた．

b）症例2

64歳男性．劇症型心筋炎で入院．第1病日の生検組織では，リンパ球を主とする炎症細胞浸潤と心筋細胞の壊死・脱落を認めたが（図3A），膠原線維はまだ形成されず（図3D），心筋細胞周囲にテネイシンCの沈着がみられた．心機能は徐々に改善したが，第69病日の心筋生検で，心筋細胞脱落部に成熟した膠原線維形成がみられたが（図3E），強い炎症細胞浸潤と心筋細胞破壊，テネイシンCの発現が持続していたため（図3B），ウイルスゲノムが検出されないのを確認し，ステロイド治療を開始した．第239病日には炎症細胞はみられなくなり（図3C），脱落した心筋細胞は密な膠原線維からなる瘢痕組織で置換され（図3F），テネイシンCは線維化巣の辺縁部にわずかに残存するのみであった（図3I）．

◆文献

1) Tsukada B et al: High prevalence of chronic myocarditis in dilated cardiomyopathy referred for left ventriculoplasty: expression of tenascin C as a possible marker for inflammation. Hum Pathol **40**: 1015-1022, 2009
2) Aguero J et al: Clinical variables associated with the presence of inflammatory infiltrates in patients with dilated cardiomyopathy undergoing heart transplantation. Transplant Proc **40**: 3017-3019, 2008
3) Maisch B et al: Inflammatory dilated cardiomyopathy (DCMI). Herz **30**: 535-544, 2005
4) Caforio AL et al: Current state of knowledge on aetiology, diagnosis, management, and therapy of myocarditis: a position statement of the European Society of Cardiology Working Group on Myocardial and Pericardial Diseases. Eur Heart J **34**: 2636-2648, 2648a-2648d, 2013
5) Richardson P et al: Report of the 1995 World Health Organization/International Society and Federation of Cardiology Task Force on the Definition and Classification of cardiomyopathies. Circulation **93**: 841-842, 1996
6) Elliott P et al: Classification of the cardiomyopathies: a position statement from the European Society Of Cardiology Working Group on Myocardial and Pericardial Diseases. Eur Heart J **29**: 270-276, 2008
7) Frustaci A et al: Randomized study on the efficacy of immunosuppressive therapy in patients with virus-negative inflammatory cardiomyopathy: the TIMIC study. Eur Heart J **30**: 1995-2002, 2009
8) Kindermann I et al: Update on myocarditis. J Am Coll Cardiol **59**: 779-792, 2012
9) Kühl U, Schultheiss HP: Treatment of chronic myocarditis with corticosteroids. Eur Heart J **16** (Suppl O): 168-172, 1995
10) Tanimura M et al: Fulminant myocarditis with prolonged active lymphocytic infiltration after hemodynamic recovery. Int Heart J **58**, 2017 (in press)

3 心臓サルコイドーシス

a) 臨床

サルコイドーシスは，多臓器に非乾酪性類上皮細胞肉芽腫を形成する全身疾患である．一般に自然寛解することもある比較的予後良好な疾患と考えられているが，心病変は致死的不整脈や重症心不全の原因となり，心臓サルコイドーシスの予後は不良である．欧米に比べ，わが国では心病変の合併頻度が高く，死亡原因としても心病変が最多である．なお，心臓サルコイドーシスは圧倒的に中・高年女性に多いことが知られている．サルコイドーシスの病因はいまだに明らかにされていないが，表皮常在弱毒菌である *Propionibacterium acnes* の関与が示唆されている[1,2]．

a 臨床症状と検査所見

心臓サルコイドーシスに特異的な臨床症状はなく，心病変の部位・範囲により非常に多彩な臨床症状を呈する（図1, 2）．

1）心電図

軸偏位，ST-T異常，異常Q波，脚ブロック・房室ブロックなどの伝導障害，上室性および心室性不整脈などさまざまな所見が認められる．完全房室ブロックは本症における主要徴候の一つである．なかには，特発性の房室ブロックと診断された症例において，経過とともに心室中隔基部の菲薄化や心機能低下などが明らかとなり，初めて心臓サルコイドーシスであったことが判明することも珍しくない．特に中・高年女性の完全房室ブロックにおいては，本症の可能性を念頭に置くことが重要である[3]．

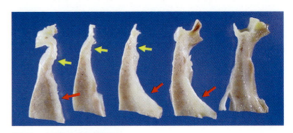

図2　心室中隔縦断面
心室中隔基部は菲薄化（黄矢印）しており，また斑状の線維化（赤矢印）が認められる．黄矢印の周辺にHis束が存在し，その末梢側に右脚と左脚が存在する．His束周辺と左脚の辺りは斑状の線維化が認められ，生前左脚ブロックや完全房室ブロックが存在したことがうかがわれる．ホルマリン固定後の心臓サルコイドーシスの剖検心では，斑状の線維化はこのように白いプラスチック消しゴムのように見える．

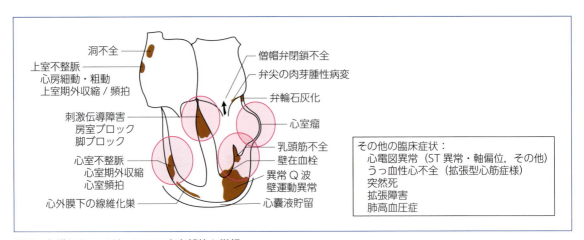

図1　心臓サルコイドーシスの病変部位と徴候
[Swanton RH: Sarcoidosis of the heart. Eur Heart J **9**(Suppl G): 169-174, 1988]

2）心エコー（図3）

心病変の炎症活動期には，浮腫を伴うリンパ球浸潤，類上皮細胞肉芽腫により病変部の心室壁肥厚と壁運動低下を生じる．やがて肉芽腫性炎症から線維化へと移行すると，病変部の心室壁菲薄化（図3）とエコー輝度の上昇を認めるようになり，時に心室瘤形成がみられることもある．病変が局在する場合には，心筋梗塞同様の局所的な壁運動異常や心室瘤として観察されるが，病変がびまん性に波及した場合には，拡張型心筋症様の所見を呈するようになる．また，時に肥大型心筋症と同様の非対称性中隔肥厚を示す症例も存在する[4]．壁の肥厚は炎症に伴う浮腫によって生ずる心室壁厚の増大であるが，非対称性であるのは本症が中隔に好発する性質と関連するものと考えられる．

心室中隔基部の菲薄化は本症の約半数例に観察され，一方ほかの心疾患で本所見を認めることは極めてまれであり，本所見は心臓サルコイドーシスにかなり特異性が高いといえる．心室壁の局所的な菲薄化については，中隔基部のみならず，心室の下壁，後壁，前壁などいたるところで生ずることが最近の調査で明らかになってきている．また心室瘤は最近の調査では，本症の5～9％程度に存在することが明らかになってきている．拡張型心筋症などで，心室壁の局所的な菲薄化あるいは心室瘤を認めることは極めてまれであり，冠動脈病変を認めない場合には本症の可能性が高い．

3）核医学検査

Gallium-67 citrate シンチグラフィは，炎症細胞浸潤やサルコイド肉芽腫の存在と関連し，全身像のほか，心筋SPECTを撮像することにより，ステロイド薬投与後の効果判定にも有用である[5]．しかし解像能が低く，縦隔や肺野への集積と識別が困難なことがあること，また非活動期の心病変においては集積しないことも知っておく必要がある．一方，心臓への異常集積が認められないからといって，非活動期ということにはならないことにも注意を要する．

心臓サルコイドーシスの診断における新しい検査法として，[18]F-fluorodeoxyglucose（FDG）に

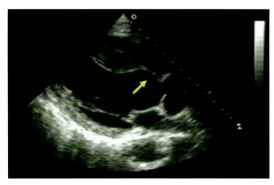

図3 心室中隔基部の菲薄化
心臓サルコイドーシス自験例77例中29例（37.7％）で認められた．本症に特異的といってもよい所見である．

よるPET（FDG PET）の有用性が注目されている[6]．しかし，撮像条件によっては偽陽性となる可能性が大きく，所見の解釈には慎重であるべきである．Ishimaruらは32例のサルコイドーシス症例においてFDG PETを行い，その集積パターンを検討した結果，focalな集積は心臓サルコイドーシスに特異的であると報告している[7]．また，集積の認められたサルコイドーシス症例では，いずれもgallium-67 citrate シンチグラフィで異常集積は認められなかったことから，gallium-67 citrate シンチグラフィでは検出できない症例においても，FDG PETは本症による心病変を検出し得る能力があると報告している[7]．最近の多施設共同研究では，本症61例にFDG PETを行ったところ，85％例で陽性像を認めた．

4）心臓核磁気共鳴（図4）

肉芽腫性炎症に伴う浮腫による病変部がT2強調画像でhigh intensityとして描出され，線維化病変はGd-DTPA（gadolinium-diethylenetri-amine pentaacetic acid）によって遅延造影される[8]．この遅延造影所見は，心臓サルコイドーシスでは心内膜側を含まない心筋層の中部から心外膜側にかけて認められることが知られている．

Smedemaらは，ガドリニウム遅延造影MRIによる心病変検出は，感度100％，特異度78％であったと報告している[9]．本症の剖検心による検討では，心筋間質の線維化は拡張型心筋症と異な

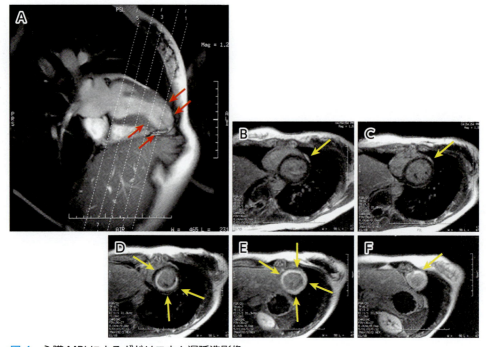

図4 心臓MRIによるガドリニウム遅延造影像
22歳女性．検診にて心電図異常と胸部X線異常を指摘され受診．経気管支肺生検にてサルコイドーシスと診断された．心臓MRI（A）では心尖部に心室瘤が存在し（赤矢印），ガドリニウム遅延造影（B～F）では心尖部を中心に造影遅延が認められる（黄矢印）．

り，斑状あるいは塊状のまとまった線維化を示すことがしばしばあり（次項b「病理」参照），そのために本検査の感度が高いと考えられる．

5）心内膜心筋生検（心筋生検）

サルコイド肉芽腫は心筋内に散在性に分布するため，心筋生検による組織診断率はサンプリングエラーのため19％と極めて低い[10]．特に，心機能正常例と心機能低下例に分けて検討した場合，心機能正常例ではさらに生検陽性率が低く，病早期における心筋生検による組織診断の難しさを示している．しかし，近年CARTOによって心筋電位測定を行い，生検標的部位を確定することで診断率の向上が期待される[11]．

b 診断

本症の診断には，2006年に日本サルコイドーシス／肉芽腫性疾患学会と日本心臓病学会との合同委員会により改訂された「サルコイドーシスの診断基準」と「サルコイドーシスの心病変診断の手引き」[12]が用いられてきた．サルコイドーシスの臨床診断群においては，2つ以上の臓器において「サルコイドーシス病変を強く示唆する臨床所見」を認めることが最低限必要であった．これはサルコイドーシスが全身疾患であることを重視したものであるが，時に心臓以外には「サルコイドーシス病変を強く示唆する臨床所見」が証明できず，そのために本症と診断し得ない症例に遭遇する．このような症例（心臓限局性サルコイドーシス）が10％程度存在することが最近の調査で明らかになってきている．この点と近年画像機器の進歩があり，これらをきっかけとして心臓サルコイドーシスの診断ガイドラインが見直されることになった（各論Ⅰ-3-c「診断基準」参照）．

c 治療

日本サルコイドーシス／肉芽腫性疾患学会のサ

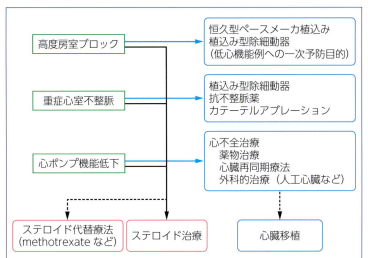

図5 心臓サルコイドーシスの治療アルゴリズム

サルコイドーシスの死因の2/3以上は，本症の心臓病変（心臓サルコイドーシス）によるとされ，心臓病変の存在はサルコイドーシスの予後を左右すると考えられる．一般に，心臓病変には免疫抑制療法（ステロイド）が有効であり，心臓サルコイドーシスの診断がなされた場合にはステロイド治療を行うことが基本である．また，房室ブロック，重症心室不整脈，心不全などの各種病態に対して適切な治療を行う．心ポンプ機能低下の重症度にかかわらず原則的に必要と考えられる治療と，心ポンプ機能低下の重症度を考慮して行う治療がある．
（加藤靖周，森本紳一郎：サルコイドーシス心病変の診断と治療．日サ会誌 28：15-24, 2008 より改変）

ルコイドーシス治療ガイドライン策定委員会・治療ガイドライン策定専門部会；循環器部会で作成された心臓サルコイドーシスの治療ガイドラインが参考になる[13]．心臓サルコイドーシスと診断され，房室ブロック，重症心室不整脈，心ポンプ機能の低下を認める場合には，各症状に対する治療のほか，ステロイド治療を開始する（図5）．ステロイド（prednisolone：PSL）には心筋内の肉芽腫性炎症の進展拡大を抑制する効果があり，同剤を早期から開始することにより心機能低下や重症不整脈の発生を抑えることが可能である[14]．一方，免疫抑制薬であるmethotrexate（MTX）を少量持続投与することにより，PSLの投与量を減量することが可能な場合もある[15]．しかし，MTXによる肝障害などの副作用の問題もあり，また心病変に対して有用であったとの報告はあるものの，多数例における検討はなく，現段階ではPSL治療難治例に限定される．最近，病因として*Propionibacterium acnes*が起因する可能性が示唆され[16]，抗菌薬による治療も試みられている[17]．

心臓サルコイドーシスでは，早期診断，早期治療が肝要である．また本症と診断されれば，ステロイド治療が鉄則である．

◇文献

1) Ishige I et al: Quantitative PCR of mycobacterial and propionibacterial DNA in lymph nodes of Japanese patients with sarcoidosis. Lancet **354**: 120-123, 1999
2) Eishi Y et al: Quantitative analysis of mycobacterial and propionibacterial DNA in lymph nodes of Japanese and European patients with sarcoidosis. J Clin Microbiol **40**: 198-204, 2002
3) Yoshida Y et al: Incidence of cardiac sarcoidosis in Japanese patients with high-degree atrioventricular block. Am Heart J **134**: 382-386, 1997
4) Yazaki Y et al: Cardiac sarcoidosis mimicking hypertrophic cardiomyopathy: clinical utility of radionuclide imaging for differential diagnosis. Jpn Circ J **62**: 465-468, 1998
5) Kurata C et al: SPECT imaging with T1-201 and Ga-67 in myocardial sarcoidosis. Clin Nucl Med **15**: 408-411, 1990
6) Yamagishi H et al: Identification of cardiac sarcoidosis with (13) N-NH (3)/(18) F-FDG PET. J Nucl Med **44**: 1030-1036, 2003
7) Ishimaru S et al: Focal uptake on ^{18}F-fluoro-2-deoxyglucose positron emission tomography images indicates cardiac involvement of sarcoidosis. Eur Heart J **26**: 1538-1543, 2005
8) Tadamura E et al: Effectiveness of delayed enhanced MRI for identification of cardiac sarcoidosis: comparison with radionuclide imaging. Am J Roentgenol **185**: 110-115, 2005
9) Smedema JP et al: Evaluation of the accuracy of gadolinium-enhanced cardiovascular magnetic resonance in the diagnosis of cardiac sarcoidosis. J Am Coll Cardiol **45**: 1683-1690, 2005
10) Uemura A et al: Histopathologic diagnostic rate of cardiac sarcoidosis: evaluation of endomyocardial biopsies.

Am Heart J **138**: 299-302, 1999
11) Casella M et al: Feasibility of combined unipolar and bipolar voltage maps to improve sensitivity of endomyocardial biopsy. Circ Arrhythm Electrophysiol **8**: 625-632, 2015
12) 森本紳一郎ほか：心臓サルコイドーシスの診断の手引きの改訂．呼吸と循環 **54**：955-961，2006
13) 日本サルコイドーシス／肉芽腫性疾患学会ほか：サルコイドーシス治療に関する見解-2003．日呼吸会誌 **41**：150-159，2005
14) Kato Y et al: Efficacy of corticosteroids in sarcoidosis presenting with atrioventricular block. Sarcoidosis Vasc Diffuse Lung Dis **20**: 133-137, 2003
15) 加藤靖周ほか：メトトレキサート治療をこころみた心臓サルコイドーシスの4症例．日サ会誌 **23**：83-86，2003
16) Negi M et al: Localization of propionibacterium acnes in granulomas supports a possible etiologic link between sarcoidosis and the bacterium. Mod Pathol **25**: 1284-1297, 2012
17) Takemori N et al: Successful treatment in a case of Propionibacterium acnes-associated sarcoidosis with clarithromycin administration: a case report. J Med Case Rep **8**: 15, 2014

b) 病理

サルコイドーシス病変は，肉眼的に，剖検心では主に心室中隔，左室壁に散布型，塊状・帯状型，樹枝状型などで観察される（図1）[1]．特殊炎症反応の一つである乾酪壊死を伴わない類上皮細

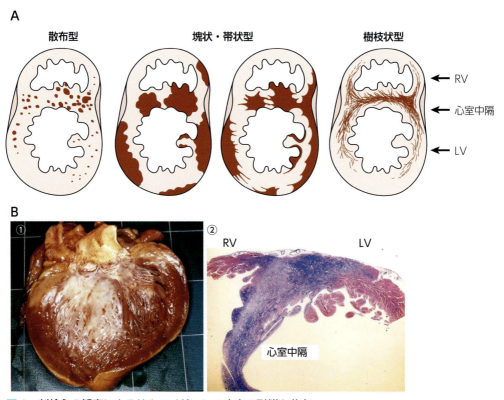

図1 剖検心の観察によるサルコイドーシス病変の形態と分布
A：主に左室壁と心室中隔部に病変が存在し，散布型，塊状・帯状型，樹枝状型の3つに分類される．
B：剖検心（左室）[①拡大した左室で，心内膜側が白く変色している．②主に心室中隔部から左室後壁に線維性瘢痕形成（青色）が観察される（マッソン・トリクローム染色）]．
RV：右室，LV：左室
（A図：Matsui Y et al: Clinicopathological study of fatal myocardial sarcoidosis. Ann N Y Acad Sci **278**: 455-469, 1976 より改変）

胞肉芽腫（noncaseating epithelioid granuloma）形成を特徴とする．「類上皮細胞」は活性化したマクロファージを指す名称で，肉芽腫は高度に分化した単核球系貪食細胞，およびそれが癒合した多核巨細胞（図2）とリンパ球で構成される．巨細胞には星状体（asteroid body；図3A）やSchaumann小体などの細胞質封入体がみられることもある．星状体は貪食された細胞の細胞骨格や細胞膜成分，Schaumann小体はカルシウムと蛋白で構成されるといわれる．また，肉芽腫の中心部付近には主にCD4陽性のリンパ球が，辺縁部にはCD8陽性細胞が分布している（図3B）．しかし，心筋生検標本では典型的な肉芽腫病変が得られないことが多く，心筋細胞間に炎症細胞の浸潤像のみがみられることもある．その際には，リンパ球サブセットの免疫染色が役に立つと考えられる（図4）．

サルコイドーシスの病理組織像は経時的に変化し，初期はリンパ球浸潤を主とする滲出性病変のかたちを取り，単球・マクロファージの活発な反応により巨細胞を伴う非乾酪性肉芽腫からなる典型的な病変が形成され，やがて細胞成分が減少して，時に巨細胞が散在する線維性病変のかたちをとり，最終的には線維化瘢痕組織で置換される．このようなさまざまな時相の病変が一つの心臓のなかに混在し得る．

多核巨細胞は，一般に活性化したマクロファージが接着・癒合して形成されると考えられているが，電子顕微鏡的に微絨毛（microvilli）が未発達で，細胞内にリソソーム形成が目立たない単球系の細胞と多核巨細胞とがjunctionを形成する所見が捉えられており（図5A〜C），従来考えられて

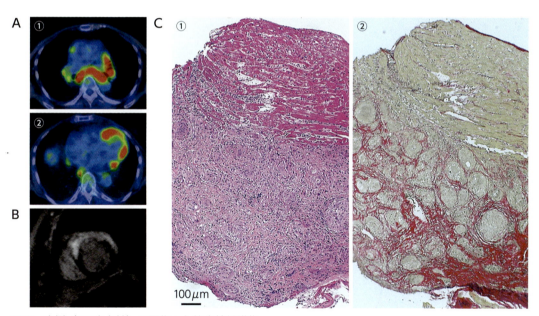

図2　症例（67歳女性）の画像と心筋生検組織像
56歳時に飛蚊症，ぶどう膜炎，62歳検診時，両側肺門部リンパ節腫脹（BHL）と両側肺野に粒状陰影，背部皮膚結節の生検でサルコイド結節が証明された．63歳時，心臓MRIでは異常はなかったが，^{67}Gaシンチグラフィで BHL，縦隔リンパ節に集積がみられた．アンジオテンシン変換酵素（ACE），可溶性IL-2RとIgGが高値であった．無症状であったが，心電図の軽微な変化がみられたため67歳時に精査を施行．
A：24時間空腹時FDG PET像（①肺門・縦隔リンパ節に集積が観察される．②心臓断面図で心室中隔と側壁に集積が観察される）．**B**：ガドリニウム造影剤によるMRI．心室中隔〜左室前壁に遅延造影（LGE）像が観察される．**C**：右室の心室中隔（FDG PET集積部）からの心筋生検組織像［①無数の巨細胞を伴う非乾酪性類上皮性肉芽腫が観察される（HE染色）．②エラスティカ／ピクロシリウスレッド染色では，肉芽腫周囲に線維化（赤色）が観察される］．

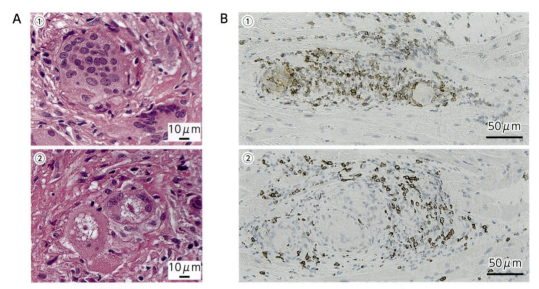

図3 心筋生検組織像
A：図2と同一症例．HE染色［①多核巨細胞と，その周囲に淡明な広い胞質を持つ類上皮細胞の集簇がみられる．②星状体（asteroid body；赤色の星状）］．
B：T細胞免疫染色（①抗CD4；肉芽腫の中心部に存在している．②抗CD8；肉芽腫の辺縁部に存在している）．

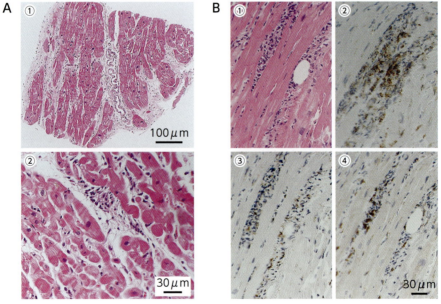

図4 心筋生検（右室中隔部）のサンプリングエラーの実際とサルコイドーシス病変の同定法
A：①心筋内血管の蛇行，増生と線維化が観察される．②細胞浸潤が部分的に観察される．HE染色．
B：67歳女性．図2と同一症例から採取したHE染色標本（①）で，心筋細胞間隙に多数の細胞浸潤が観察される．CD4陽性T細胞（②）が多数観察され，CD8陽性T細胞（④）は少ない．また，一部にCD68陽性のマクロファージ（③）が観察される．この所見から，巨細胞を伴う典型的な肉芽腫はみられないが，近くにサルコイドーシス病変が存在することを強く疑わせる．

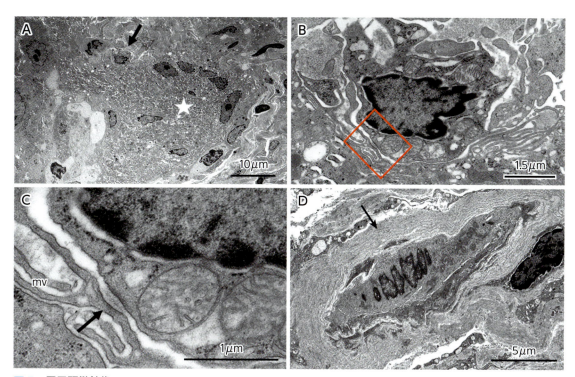

図5 電子顕微鏡像
A：多核巨細胞（星印）．細胞内に粗面小胞体や小顆粒（リゾチーム）が観察される．B：多核巨細胞に接着する単球（monocyte）．A図の矢印で示した細胞で，ミトコンドリア，粗面小胞体と突起を呈している．C：B図の赤枠部の拡大図．単球（矢印）が微絨毛（microvilli: mv）に富んだ多核巨細胞に接着して junction を形成している．D：心筋内毛細血管の基底膜の多層化所見（矢印）を示す．
(Imaizumi Y et al: Electron microscopy of contact between a monocyte and a multinucleated giant cell in cardiac sarcoidosis. Can J Cardiol **32**: 1577, 2016 より改変)

いるよりも未分化な段階で単球・マクロファージの癒合が起こっている可能性がある[2]．また，電子顕微鏡的に心筋内毛細血管の基底膜の多層化[3]が認められることも多いが（図5D），糖尿病や拡張型心筋症でも認められる非異的所見であり，慢性炎症に伴うミクロアンギオパチーを示唆すると考えられる．

　心臓サルコイドーシスと組織学的に鑑別すべき疾患としては，巨細胞性心筋炎が重要である．特に慢性化したサルコイドーシス病変では類上皮細胞が目立たず，線維化組織内にリンパ球の浸潤とか巨細胞しか観察されず鑑別は苦慮することがある．免疫組織学的に，サルコイドーシスではCD4陽性T細胞が主体であり，CD8陽性T細胞を呈する巨細胞性心筋炎と鑑別が可能とする報告がある[4]．

◇文献

1) Matsui Y et al: Clinicopathological study of fatal myocardial sarcoidosis. Ann N Y Acad Sci **278**: 455-469, 1976
2) Imaizumi Y et al: Electron microscopy of contact between a monocyte and a multinucleated giant cell in cardiac sarcoidosis. Can J Cardiol **32**: 1577, 2016
3) Sekiguchi M et al: Clinical and histopathological profile of sarcoidosis of the heart and acute idiopathic myocarditis. Concepts through a study employing endomyocardial biopsy. I. Sarcoidosis. Jpn Circ J **44**: 249-263, 1980
4) Litovsky ST et al: Giant cell myocarditis: an entity distinct from sarcoidosis characterized by multiphasic myocyte destruction by cytotoxic T cells and histiocytic giant cells. Mod Pathol **9**: 1126-1134, 1996

c) 診断基準

　心臓サルコイドーシスの診断ガイドラインは数少なく，主に①日本において1992年に作成され，2006年に改訂されたもの[1,2]と，②国際サルコイドーシス・肉芽腫性疾患学会（World Association of Sarcoidosis and Other Granulomatous Disorders: WASOG）により1999年にA Case Control Etiologic Study of Sarcoidosis（ACCESS）として報告されたものが用いられてきた．

　2014年に上記ACCESSが更新され[3]，また同年に米国不整脈学会（Heart Rhythm Society: HRS）から心臓サルコイドーシス診断のための指針が提唱された[4]．背景にあるのは，従来の心臓サルコイドーシスの診断および治療の指針を，現状に即して見直す必要性が求められていることである．最大の要因の一つは，近年の^{18}F-FDG PETや心臓MRI，心エコーなど画像診断技術の目覚ましい進歩である．医師の経験と症例の積み重ねなどにより，より多くの患者で心臓サルコイドーシスが診断されるようになった．しかし，組織学的診断が大切であることも論を俟たない．最近，electro-anatomic voltage mappingを利用した心筋生検での診断率の向上も報告されている[5]．可能なかぎり心筋生検による組織診断を行うことによって，疾患概念の認識や治療戦略がより確実になるもの

表1　「心臓病変を強く示唆する臨床所見」

表に示す心臓所見（徴候）は主徴候と副徴候に分けられ，以下の1）または2）のいずれかを満たす場合，心臓病変を強く示唆する臨床所見とする 1）主徴候5項目中2項目以上が陽性の場合 2）主徴候5項目中1項目が陽性で，副徴候3項目中2項目以上が陽性の場合
表：心臓所見 1）主徴候 　a）高度房室ブロック（完全房室ブロックを含む）または持続性心室頻拍 　b）心室中隔基部の菲薄化または心室壁の形態異常（心室瘤，心室中隔基部以外の菲薄化，心室壁肥厚） 　c）左室収縮不全（左室駆出率50％未満）または局所的心室壁運動異常 　d）Gallium-67 citrate シンチグラムまたは fluorine-18 fluorodeoxyglucose PET での心臓への異常集積 　e）Gadolinium 造影 MRI における心筋の遅延造影所見 2）副徴候 　f）心電図で心室性不整脈（非持続性心室頻拍，多源性あるいは頻発する心室期外収縮），脚ブロック，軸偏位，異常Q波のいずれかの所見 　g）心筋血流シンチグラムにおける局所欠損 　h）心内膜心筋生検：単核細胞浸潤および中等度以上の心筋間質の線維化
付記 　1）虚血性心疾患と鑑別が必要な場合は，冠動脈検査（冠動脈造影，冠動脈 CT あるいは心臓 MRI）を施行する 　2）心臓以外の臓器でサルコイドーシスと診断後，数年を経て心臓病変が明らかになる場合がある．そのため，定期的に心電図，心エコー検査を行い，経過を観察する必要がある 　3）心臓限局性サルコイドーシスが存在する 　4）乾酪壊死を伴わない類上皮細胞肉芽腫が，心内膜心筋生検で観察される症例は必ずしも多くない．したがって，複数のサンプルを採取することが望ましい 　5）Fluorine-18 fluorodeoxyglucose PET は，非特異的（生理的）に心筋に集積することがあるので撮像条件に注意が必要である

［日本サルコイドーシス／肉芽腫性疾患学会：サルコイドーシスの診断基準と診断の手引き-2015（Diagnostic Standard and Guideline for Sarcoidosis-2015）．http://www.jssog.com/www/top/shindan/shindan2-1new.html（2017年1月閲覧）］

と考えられる．

わが国においては，2014年から2年間の予定で，日本循環器学会により「心臓サルコイドーシスの診療ガイドライン」の作成作業が進められており，「心臓サルコイドーシスの診断指針」が提言される予定である．2015年1月から新たに「難病の患者に対する医療等に関する法律（難病法）」が施行され，指定難病であるサルコイドーシスについて日本サルコイドーシス/肉芽腫性疾患学会と厚生労働省のびまん性肺疾患に関する調査研究班との合同で診断基準の見直しが行われた[6,7]．まず，心筋生検あるいは手術などによって心筋内に乾酪壊死を伴わない類上皮細胞肉芽腫が認められた場合には，それだけでサルコイドーシスの組織診断群と扱われることが重要な変更点である．日本循環器学会ガイドライン作成班による「心臓サルコイドーシスの診断指針」の提案骨子である「心臓病変を強く示唆する臨床所見」（表1）はすでに上記の文献6, 7には反映されている．最終案に向けて推敲が行われており詳細は省くが，基本的に最も注意すべきは，この「診断指針」は他の臓器におけるサルコイドーシスを示唆する所見の有無や本症に特徴的な検査所見の有無に基づいてサルコイドーシスの診断が行われている点である．単に「心臓病変を強く示唆する臨床所見」を満たすだけで直ちに心臓サルコイドーシスと診断されるわけではない．他の臓器でサルコイドーシスが明らかでない「心臓限局性サルコイドーシス（臨床診断）」[8]に関しては，他の炎症性心筋疾患（慢性心筋炎，巨細胞性心筋炎，全身疾患に伴う心筋炎など）や拡張型心筋症が心臓サルコイドーシスと誤診されることを防ぐために基準をさらに厳しくする必要がある．

◇文献

1) サルコイドーシスの診断基準と診断の手引き—2006. 日サ会誌 **27**：89-102, 2007
2) JCS Joint Working Group: Guidelines for diagnosis and treatment of myocarditis (JCS 2009): digest version. Circ J **75**: 734-743, 2011
3) Judson MA et al: The WASOG Sarcoidosis Organ Assessment Instrument: An update of a previous clinical tool. Sarcoidosis Vasc Diffuse Lung Dis **31**: 19-27, 2014
4) Birnie DH et al: HRS expert consensus statement on the diagnosis and management of arrhythmias associated with cardiac sarcoidosis. Heart Rhythm **11**: 1305-1323, 2014
5) Casella M et al: Feasibility of combined unipolar and bipolar voltage maps to improve sensitivity of endomyocardial biopsy. Circ Arrhythm Electrophysiol **8**: 625-632, 2015
6) 厚生労働省：平成27年1月1日施行の指定難病（新規）．http://www.mhlw.go.jp/stf/seisakunitsuite/bunya/0000062437.html
7) 日本サルコイドーシス/肉芽腫性疾患学会：サルコイドーシスの診断基準と診断の手引き—2015（Diagnostic Standard and Guideline for Sarcoidosis-2015）．http://www.jssog.com/www/top/shindan/shindan2-1new.html
8) Isobe M, Tezuka D: Isolated cardiac sarcoidosis: clinical characteristics, diagnosis and treatment. Int J Cardiol **182**: 132-140, 2015

4 心臓移植

a）適応基準（申請手続きも含めて）

a 心臓移植適応条件と心筋生検の意義

2010年7月に改正臓器移植法（改正法）が施行され，臓器提供の環境が欧米諸国に近づいた．その結果，改正法施行前は年間10例の心臓移植が行われるかどうかという状態であったが，改正法施行後は年間約40例にまで施行例数は増加した．これからも症例数は増加していくことが予想されるゆえに，stage Dに至った重症心不全の治療法の一つとして，医療関係者は心臓移植について十分に習得しておく必要がある．

心臓移植レシピエント適応については，日本循環器学会心臓移植委員会で表1のように定めてある．つまり，従来の治療法では救命ないし延命の期待が持てない重症心疾患であり，具体的には，拡張型心筋症，拡張相肥大型心筋症，虚血性心疾患などが主であり，心臓移植の禁忌事項は十分

表1 心臓移植レシピエントの適応

1．心臓移植の適応は以下の事項を考慮して決定する ①移植以外に患者の命を助ける有効な治療手段はないのか？ ②移植治療を行わない場合，どの位の余命があると思われるか？ ③移植手術後の定期的（ときに緊急時）検査とそれに基づく免疫抑制療法に心理的・身体的に十分耐え得るか？ ④患者本人が移植の必要性を認識し，これを積極的に希望すると共に家族の協力が期待できるか？ などである 2．適応となる疾患 心臓移植の適応となる疾患は従来の治療法では救命ないし延命の期待がもてない以下の重症心疾患とする ①拡張型心筋症，および拡張相の肥大型心筋症 ②虚血性心筋疾患 ③その他（日本循環器学会および日本小児循環器学会の心臓移植適応検討会で承認する心疾患） 3．適応条件 不治の末期的状態にあり，以下のいずれかの条件を満たす場合 ①長期間またはくり返し入院治療を必要とする心不全 ②β遮断薬およびACE阻害薬を含む従来の治療法ではNYHA 3度ないし4度から改善しない心不全 ③現存するいかなる治療法でも無効な致死的重症不整脈を有する症例 ④年齢は65歳未満が望ましい ⑤本人および家族の心臓移植に対する十分な理解と協力が得られること	4．除外条件 ①絶対的除外条件 1）肝臓，腎臓の不可逆的機能障害 2）活動性感染症（サイトメガロウイルス感染症を含む） 3）肺高血圧症（肺血管抵抗が血管拡張薬を使用しても6 wood単位以上） 4）薬物依存症（アルコール性心筋疾患を含む） 5）悪性腫瘍 6）HIV（Human Immunodeficiency Virus）抗体陽性 ②相対的除外条件 1）腎機能障害，肝機能障害 2）活動性消化性潰瘍 3）インスリン依存性糖尿病 4）精神神経症（自分の病気，病態に対する不安を取り除く努力をしても，何ら改善がみられない場合に除外条件となることがある） 5）肺梗塞症の既往，肺血管閉塞病変 6）膠原病などの全身疾患 5．適応の決定 当面は，各施設内検討会および日本循環器学会心臓移植委員会適応検討小委員会の2段階審査を経て公式に適応を決定する．心臓移植は適応決定後，本人および家族のインフォームドコンセントを経て，移植患者待機リストにのった者を対象とする

［日本循環器学会：心臓移植レシピエントの適応，2013．http://www.j-circ.or.jp/hearttp/HTRecCriteria.html（2017年1月閲覧）］

に検討されなければならない．病態が拡張型心筋症類似であっても心臓サルコイドーシスを代表とする二次性心筋症（特定心筋症）の確定診断は必須であり，また巨細胞性心筋炎は心臓移植後の予後は悪く，適応の際に十分な検討が必要である．これらの診断，鑑別のために心筋生検は必須となってくる．

b 心臓移植レシピエント申請と適応判定のプロセス

わが国における心臓移植適応判定は，レシピエント診療施設における検討，次に移植実施施設における検討を経て，最終的に日本循環器学会心臓移植委員会心臓移植適応検討小委員会で判定される2段階の方式が基本となっている（図1）．つまり，レシピエント診療施設において適応検討後に，移植実施施設における適応検討会で適応ありと判定されたのちに，日本循環器学会心臓移植委員会心臓移植適応検討小委員会に申請し判定を受ける．レシピエント適応検討申請書類のデータシートは「成人用」と「小児および先天性心疾患用」の2種類に分かれており，それぞれ10ページある（http://www.j-circ.or.jp/hearttp/ordersheet.html）．このデータシートおよび関連資料は適応判定委員にすぐさま送られ，各判定委員は2日以内に判定しなければならない．その後，委員長より「適応」「再評価」「保留」「不適応」のいずれかの判定が下される．

ここで，申請される症例は極めて重症度が高い場合もあるため，申請後の判定結果が申請施設に届く数日間に，状態が悪化し補助人工心臓の装着が必要となってくる場合もある．ここで，植込み型補助人工心臓の場合は，心臓移植へのブリッジ使用の際に保険償還されるため，INTERMACS Profile 2および3の患者が日本循環器学会心臓移植適応検討小委員会からの適応評価承認前にINTERMACS Profile 2の重篤な状態になった場合には適応判定の結果を待たずに，植込み型補助

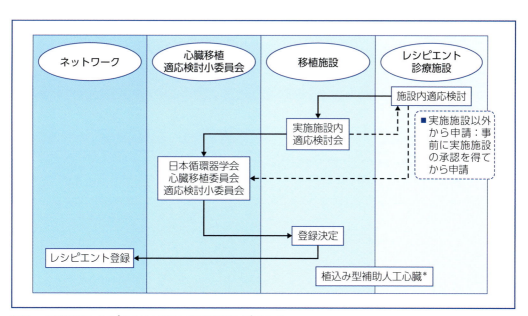

図1 心臓移植レシピエント申請と適応判定のプロセス
*心臓移植へのブリッジとして保険償還される植込み型補助人工心臓は，移植の適応が判定されてから植込み可能であるが，INTERMACS Profile 2および3の患者がINTERMACS Profile 2の重篤な状態に陥った場合には，適応判定の結果を待たずに，植込み型補助人工心臓植込み施設の責任の下で植込み実施が2014年4月より可能となった．ただし，この場合は，植込み後1ヵ月以内に植込み実施が適正であったか否かについて，心臓移植適応検討小委員会で厳正に事後検証が行われる．

人工心臓植込み施設の責任の下で（移植実施施設の指導を仰ぎながら）植込み実施が2014年4月より可能となった．ただし，この場合は，植込み後1ヵ月以内に植込み実施が適正であったか否かについて，心臓移植適応検討小委員会で厳正に事後検証が行われる．

このようにわが国の心臓移植適応判定システムは，脳死移植しか方法がないという状況で，待機患者数に比して数少ないドナーの付託に最大限に応えるために築き上げられたものである．

b）移植心の拒絶反応

心臓移植後の拒絶反応は，超急性拒絶反応，急性拒絶反応，慢性拒絶反応に分類され，心筋生検は主として急性拒絶反応の診断目的に施行される．種々の非侵襲的検査による拒絶反応のモニタリングも試みられているが[1]，現状では心筋生検が最も確立した診断法である．

a 急性細胞性拒絶反応（acute cellular rejection: ACR）

主として活性化されたTリンパ球により生じる細胞性免疫反応で，ドナー心の心筋細胞が標的となる．国際心肺移植学会（International Society for Heart and Lung Transplantation: ISHLT）は，1990年に最初の診断基準を発表したが[2]，施設間における診断のばらつきや免疫抑制療法の進歩により2004年に改訂された[3]（表1）．臨床的予後に差がないことが明らかとなったグレードがまとめられ，診断基準は大幅に簡素化された．

組織学的診断においては，炎症細胞浸潤の程度と心筋細胞傷害の有無が重要である（図1）．心筋細胞傷害の判定は，心筋細胞の融解像，空胞変性，好酸性変化，核濃縮像などの所見が参考となる．

生検のスケジュールは施設ごとに多少異なる．一般的に，移植後数週までは毎週生検を施行し，以後徐々に間隔をあけ，特記すべき拒絶がなければ，術後1年以降は半年から1年ごとに施行していく施設が多い．検体は，心筋成分を50％以上含

表1 ACRの病理組織学的診断基準（ISHLT grading）

ISHLT 1990		ISHLT 2004	
Grade 0	拒絶を示唆する所見なし	Grade 0R	拒絶を示唆する所見なし
Grade 1A	局所的（血管周囲性または間質）に軽度の炎症細胞浸潤を認める．心筋細胞傷害なし	Grade 1R, mild	間質または血管周囲性に軽度の炎症細胞浸潤を認める．心筋細胞傷害像は1箇所まで
Grade 1B	びまん性に軽度の炎症細胞浸潤を認める．心筋細胞傷害なし		
Grade 2	限局性，中等度の炎症細胞浸潤．心筋細胞傷害は1箇所まで		
Grade 3A	多発性，中等度の炎症細胞浸潤．心筋細胞傷害あり	Grade 2R, moderate	心筋細胞傷害を伴う炎症細胞浸潤を2箇所以上に認める
Grade 3B	びまん性，中等度の炎症細胞浸潤．心筋細胞傷害あり	Grade 3R, severe	びまん性の炎症細胞浸潤で，心筋細胞傷害像を多数認める．浮腫，出血，血管炎をしばしば伴う．臨床的には通常心機能の低下を合併する
Grade 4	びまん性，高度の炎症細胞浸潤．浮腫，出血，血管炎をしばしば伴い心筋細胞傷害・壊死を認める		

4 心臓移植

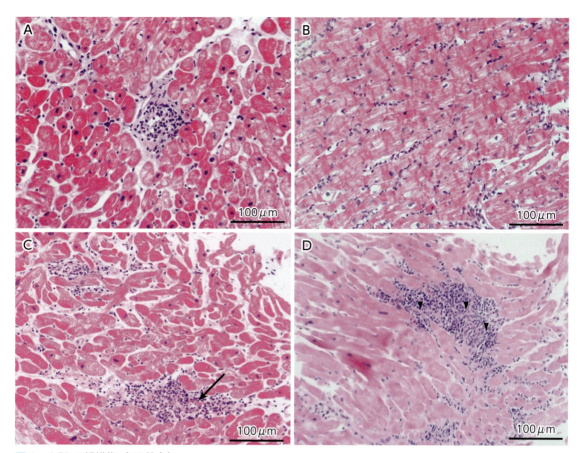

図1 ACRの組織像（HE染色）
下記のGradeはISHLT 2004/1990基準（数字に付記されているRはrevisedの頭文字）による．
A：Grade 1R/1A．血管周囲に炎症細胞浸潤が限局し，心筋細胞傷害を伴わない．**B**：Grade 1R/1B．間質に沿うように広がるびまん性の炎症細胞浸潤．心筋細胞傷害を伴わない．**C**：Grade 1R/2．限局性の炎症細胞浸潤．心筋細胞傷害を1箇所に認める（矢印）．**D**：Grade 2R/3A．中等度の炎症細胞浸潤．心筋細胞傷害を複数箇所に認める（矢頭）（Columbia大学症例）．

む組織が3個以上必要であり，少なくとも3段階の深切り標本を作製して評価する[3]．

b 抗体関連型拒絶反応（antibody-mediated rejection: AMR）

Bリンパ球が主に関与する拒絶反応で，産生された抗体が組織片を攻撃する液性免疫によるため，液性拒絶反応（humoral rejection）ともいわれる．補助人工心臓装着や輸血，妊娠などによる前感作が危険因子となり，発症すると血行動態の悪化を伴うことが多い．移植後早期が多いが，数年以降にもみられる（late AMR）．

組織学的には，毛細血管内皮細胞の腫大や血管内におけるマクロファージ集簇が認められ，重症例では間質の浮腫や出血を伴う（図2A）．AMRには補体の活性化が関与するが，中でもC4dは血管内皮と共有結合により結合し，他の補体成分より長く局所にとどまるため，AMRの検索に用いられる（図2B, C）．

AMRの診断は，臨床所見（グラフト不全，ドナー特異抗体など）と組織学的所見に基づき総合的に行われてきた．しかし，臨床所見と組織所見が乖離する症例や，無症候性のAMR（subclinical AMR）と移植心冠動脈病変との関連性が報告さ

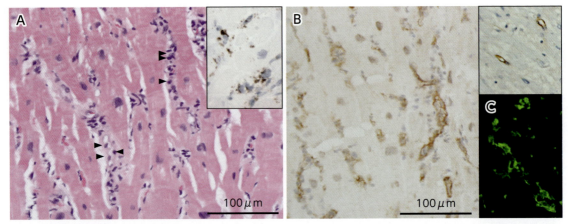

図2　AMRの組織像
A：HE染色．毛細血管の内皮細胞が腫大し（矢頭），hypercellularな印象を受ける．右上図：抗CD68染色（パラフィン標本）．血管内腔にマクロファージを認める．**B**：抗C4d染色（パラフィン標本）．毛細血管壁がびまん性に陽性を示す．右上図：横断像では，毛細血管壁がドーナツ状に染まるものを陽性とする．**C**：抗C4d染色（凍結標本，蛍光抗体法）．

表2　AMRの病理学的診断基準（ISHLT 2013）

pAMR 0	Negative for pathologic AMR 組織学的所見陰性，かつ免疫抗体法陰性
pAMR 1 (H+)	Histopathologic AMR alone 組織学的所見のみ陽性，免疫抗体法陰性
pAMR 1 (I+)	Immunopathologic AMR alone 免疫抗体法のみ陽性，組織学的所見陰性
pAMR 2	Pathologic AMR 組織学的所見と免疫抗体法ともに陽性
pAMR 3 (severe)	Severe pathologic AMR 組織学的所見と免疫抗体法ともに陽性，間質の出血，毛細血管の破壊，多彩な炎症細胞浸潤，間質の浮腫を伴う

組織学的所見：血管内皮細胞の腫大，血管内におけるマクロファージの充満など．
免疫抗体法：C3d/C4dは，毛細血管の染色性を検体（心筋成分）の50%以上で認めるものを陽性とする．

れるようになり，2013年に「病理学的AMR（pathologic AMR）」の診断基準が明文化された．それによると，組織学的所見の詳細とともに，パラフィン包埋切片を用いた免疫染色ではC4dとCD68，凍結切片を用いた蛍光抗体法ではC3dとC4dが必須評価項目とされ，染色性のスコアリングなども示された[5]（表2）．通常，酵素抗体法に比して蛍光抗体法のほうが高感度であるが，検索法の選択は各施設に委ねられている．

c　慢性拒絶反応（移植心冠動脈病変，cardiac allograft vasculopathy: CAV）

CAVは心臓移植後の長期予後を左右する重大な要因であり，冠動脈は内膜の線維性肥厚によりびまん性，求心性に狭窄する（図3A，B）．再灌流障害や既存冠動脈病変などのドナー側の原因に加えて，さまざまなレシピエント側の要因が病態に関わり，なかでもAMRとの関連が示唆されている．生検でCAVを診断することはまれであるが，虚血障害により，心内膜下に心筋細胞融解や空胞変性が認められる場合がある（図3C）．

d　拒絶反応と鑑別すべき所見

移植後には，拒絶反応との鑑別が容易ではない，特有の病理所見がみられることがある．これらの所見を十分に理解しておく必要がある．

1）Quilty効果

心内膜下に限局するリンパ球の集簇像で，組織学的には，リンパ濾胞のごとく中心にBリンパ球，周囲にTリンパ球が浸潤し，マクロファージや形質細胞，樹状細胞もしばしばみられ，内部に

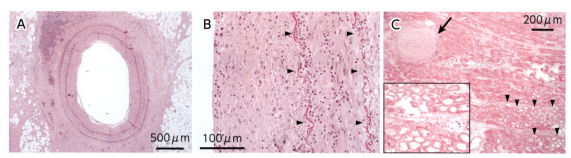

図3　CAVの組織像（心臓移植後4年；Columbia大学剖検例）（HE染色）
A：内膜に求心性の線維性肥厚を認める．B：A図の拡大像．内・中膜にリンパ球浸潤を認める．弾性板は比較的保たれている（矢頭）．C：小血管に高度の肥厚を認め（矢印），心内膜下に心筋細胞空胞変性を認める（矢頭）．左下図：拡大像

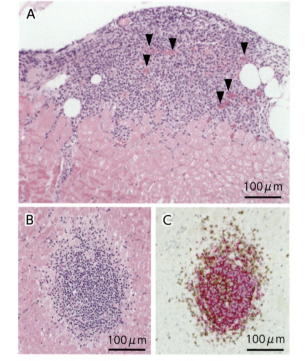

図4　Quilty効果（Columbia大学症例）
A：心内膜下にリンパ球が結節状に浸潤し，内部に毛細血管を認める（矢頭）．B，C：横断像（B）ではGrade 1R様の拒絶反応に見える場合もあるが，免疫染色（C）（抗CD3：茶，抗CD20：赤）でBリンパ球を多数認めることからQuilty効果であるとわかる．

小血管が増生する（図4A）．心内膜に限局し明瞭な境界を示す場合はQuilty A，周囲の心筋層まで浸潤性に広がる場合はQuilty Bと以前は呼ばれていたが，両者の区別に臨床的意義はないとされ，ISHLT 2004では「Quilty効果（Quilty effect）」と統一された．薄切の向きによっては拒絶と紛らわしく，ISHLT 1990でGrade 2と診断された生検の多くが，実際はQuilty効果であったと考えられている[6]．拒絶との鑑別には心内膜との連続性の確認，小血管の存在や免疫染色によるBリンパ球や樹状細胞の検索も有用である（図4B，C）．なお，Quiltyという名前は，最初に報告された患者名に由来したものである．

2）虚血性傷害（周術期）

ドナーの病態や，心臓摘出から移植されるまでの虚血・再灌流障害の影響などにより，心筋の凝固壊死が心内膜側に生じる（図5A）．通常，移植後2週頃に炎症細胞浸潤が顕著となり，ACRとの鑑別が問題となる（図5B）．虚血巣周囲にはマクロファージ，リンパ球，好中球などさまざまな炎症細胞が混在するが，ACRではリンパ球主体の細胞浸潤であることが鑑別点である．壊死した心筋細胞はC4dに染色性を示すため，AMRと混同しないよう注意を要する．

3）過去の生検部位にみられる線維性瘢痕組織

以前の生検部位周辺の領域で検体が採取される場合，前回の生検から時間経過が短ければ，欠損した心内膜は血栓に覆われ，炎症性細胞浸潤（マクロファージ，T細胞，B細胞）を伴うこともある．修復過程が進むと，肉芽組織の形成を経て，最終的には瘢痕組織となる（図6）．

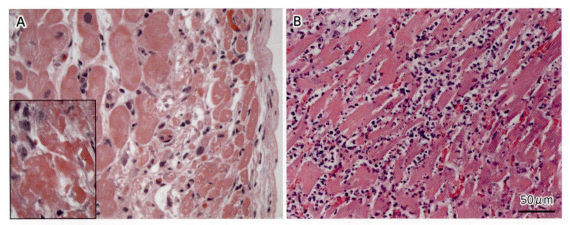

図5 虚血性障害（周術期）
A：移植後早期の生検でみられた凝固壊死（Columbia 大学症例）．左下図：拡大像．B：炎症を伴う場合もあり，拒絶と見誤らないよう注意が必要である．HE 染色．

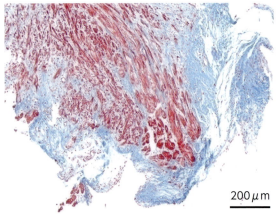

図6 以前の生検部位にみられる線維性瘢痕組織
以前の生検部位周辺の組織が採取され，高度の線維化を認める．マッソン・トリクローム染色．

◇文献

1) Kobashigawa J et al: Randomized pilot trial of gene expression profiling versus heart biopsy in the first year after heart transplant. Circ Heart Fail **8**: 557-564, 2015
2) Billingham ME et al: A Working formulation for the standardization of nomenclature in the diagnosis of heart and lung rejection: Heart rejection study group. J Heart Lung Transplant **9**: 587-593, 1990
3) Stewart S et al: Revision of the 1990 working formulation for the standardization of nomenclature in the diagnosis of heart rejection. J Heart Lung Transplant **24**: 1710-1720, 2005
4) Hammond EH et al: Vascular (humoral) rejection in heart transplantation: pathologic observations and clinical implications. J Heart Transplant **8**: 430-443, 1989
5) Berry GJ et al: The 2013 International Society for Heart and Lung Transplantation Working Formulation for the standardization of nomenclature in the pathologic diagnosis of antibody-mediated rejection in heart transplantation. J Heart Lung Transplant **32**: 1147-1162, 2013
6) Marboe CC et al: Nodular endocardial infiltrates (Quilty lesions) cause significant variability in diagnosis of ISHLT Grade 2 and 3A rejection in cardiac allograft recipients. J Heart Lung Transplant **24**(7 Suppl): S219-S226, 2005

第Ⅱ章　心拡大を主病態とする疾患

1　拡張型心筋症

a）臨床

　本項では拡張型心筋症（dilated cardiomyopathy: DCM）の成因，治療の変遷について概説する．

a　定義
　DCMは，左室拡大と収縮能障害を特徴とする疾患群である．診断の確定には虚血性心疾患，心筋炎，高血圧性心筋症などの原因が明らかである二次性心筋症（特定心筋症）を除外する必要があり，各種画像検査（冠動脈造影，心エコー，心臓MRI，心臓核医学検査，心筋生検など）が臨床診断確定のために必要である．

b　疫学
　40〜60歳に多いが，小児や高齢者にも発症する．有病率は人口10万人あたり9〜15人とされる．

c　成因
　DCMの詳細な成因は現在も不明であるが，先天的要因として遺伝的素因，後天的要因としてウイルス感染，自己免疫異常などの関与が推測されている．

　遺伝的要因に関しては肥大型心筋症に比べれば少ないものの，DCMのうち20〜30％に家族性が報告されている．家系を用いた連鎖解析によりラミン（LMNA），タイチン（TTN），βミオシン重鎖（MYH7），心筋ナトリウムチャネル（SCN5A），転写制御因子Eya4（EYA4），RNA結合モチーフ蛋白20（RBM20）の遺伝子変異が報告されている[1]．

　このなかでタイチンを例に，DCMの病因同定（原因変異の同定）の問題点を考えていく．タイチンはサルコメアのZ帯からM帯までを繋ぐ巨大蛋白質（35991アミノ酸）である．次世代シーケンサの登場によりこの巨大な遺伝子の全エクソン領域解析が可能となり，家族性DCM家系での解析が報告された[2]．変異により短いタイチン蛋白の生成を惹起するtruncating variantが家族性DCMの25％，孤発性DCMの18％にみられた．そもそもtruncating variantは全長のタイチン蛋白質が生成されなくなるため，原因変異と考えてよさそうであるが，実は浸透率（penetrance）が低く（＝変異を持っていても発症する確率が低い），健常者の3％にみられることも明らかとなっている．つまり，タイチン遺伝子変異が見つかったというだけではDCMの原因変異と断定することはできない．このようにDCMの遺伝子解析は未だ研究途上である．

　ウイルス感染の根拠としては，DCM患者から採取した心筋生検標本におけるPCRを用いた検討で，1/3〜2/3にウイルスゲノムが検出されたことが挙げられる[3,4]．

　また，DCM症例に自己抗体が見出されることがあり，自己免疫がDCMの発症に寄与している可能性が考えられている[5]．

d　治療の変遷
　薬物治療については，過去はうっ血と低心拍出による心不全症状緩和を目的とした利尿薬，ジギタリス製剤が中心であった．その後，交感神経系やレニン・アンジオテンシン・アルドステロン系に代表される神経体液因子の亢進がDCMの進行，予後不良と関連することが明らかとなり，現在では進行抑制，長期予後改善を目標としてβ遮断薬，ACE阻害薬，アンジオテンシン受容体拮抗

薬が中心となっている[6]．さらに2010年には，心拍数低下作用を持つイバブラジン（ivabradine）がDCMを含む慢性心不全の予後を改善すると報告され[7]，今後わが国でも治療薬として追加される可能性がある．

また，非薬物治療に関しては，約10年前より心臓再同期療法がQOLと生命予後を改善する治療法として発展した．全例に有効ではなく，特に心電図上左脚ブロック型心電図を呈する症例では有効であることが知られている．Responderを見分け，non-responderを減らす努力がなされている．その他の非薬物治療としては，DCMでは左室拡大により乳頭筋が外側へ変位し弁尖を強く牽引すること（テザリング）により，ほとんどの症例で僧帽弁逆流が生じる（機能性僧帽弁逆流と呼ばれる）．一部の症例では僧帽弁逆流への外科的介入が有効な場合もあるが，あくまでも左室拡大に伴う二次的な僧帽弁逆流への介入であり，心筋への直接介入ではないことから効果は限定的であると思われる．今後，正確な適応評価，効果予測が課題である[8]．

さらに，iPS細胞をはじめとした基礎研究の成果に根ざした先進的な治療法も試されつつある．

e 左心補助装置（left ventricular assist device: LVAD）

DCMに対する治療は進歩したが，治療抵抗性重症心不全を呈する症例に対しては未だ限界がある．このような症例に対しては心臓ポンプ機能の機械的な代行が必要となる．近年，植込み型LVADは進歩し，重症心不全に対して内服加療に比べ予後を改善すると報告された[9]．わが国においても，植込み型LVADの使用は移植適応症例に限られるものの（bridge to transplantation），年々増加している．一部のDCM症例ではLVADからの離脱（bridge to recovery）が可能であり[10,11]，心筋細胞の可逆性（reverse remodeling capacity）についてのヒントとなり得る極めて興味深い現象である．

DCMの診断は，未だ原因が明らかな二次性心筋症（特定心筋症）を除外するという除外診断に頼っているのが現状である．すべてのDCMには本来病因があるはずであり，病因を解明することが治療法開発の第一歩である．原因不明とされるDCMの，病因別の分類，診断基準は特異的な治療法の開発に結び付くものと思われ，さらなる予後の改善に必須である．

◆文献

1) Ho CY et al: Genetic advances in sarcomeric cardiomyopathies: state of the art. Cardiovasc Res **105**: 397-408, 2015
2) Norton N et al: Exome sequencing and genome-wide linkage analysis in 17 families illustrate the complex contribution of TTN truncating variants to dilated cardiomyopathy. Circ Cardiovasc Genet **6**: 144-153, 2013
3) Bowles NE et al: Detection of viruses in myocardial tissues by polymerase chain reaction. evidence of adenovirus as a common cause of myocarditis in children and adults. J Am Coll Cardiol **42**: 466-472, 2003
4) Kühl U et al: High prevalence of viral genomes and multiple viral infections in the myocardium of adults with "idiopathic" left ventricular dysfunction. Circulation **111**: 887-893, 2005
5) Yoshikawa T et al: Autoimmune mechanisms underlying dilated cardiomyopathy. Circ J **73**: 602-607, 2009
6) Braunwald E, Bonow RO: Braunwald's Heart Disease: A textbook of cardiovascular medicine, 9th ed, Saunders, Philadelphia, 2012
7) Swedberg K et al: Ivabradine and outcomes in chronic heart failure（SHIFT）: a randomised placebo-controlled study. Lancet **376**: 875-885, 2010
8) McGee EC Jr: Should moderate or greater mitral regurgitation be repaired in all patients with LVEF <30%? Surgery, mitral regurgitation, and heart failure: the valves are all repairable but the patients are not. Circ Heart Fail **1**: 285-289, 2008
9) Rose EA et al: Long-term use of a left ventricular assist device for end-stage heart failure. N Engl J Med **345**: 1435-1443, 2001
10) Birks EJ et al: Left ventricular assist device and drug therapy for the reversal of heart failure. N Engl J Med **355**: 1873-1884, 2006
11) Dandel M et al: Long-term results in patients with idiopathic dilated cardiomyopathy after weaning from left ventricular assist devices. Circulation **112**: I37-45, 2005

b）病理

拡張型心筋症（DCM）の病理形態は，左室腔の著明な拡張と壁の菲薄化を特徴とする（図1）[1,2]．終末像では，両心室に加え両心房の内腔拡大，僧帽弁輪，三尖弁輪の拡大がみられ，壁在血栓を伴うこともある．心拡大，心室壁の菲薄化が進行すると，代償性に肉柱が発達して，左室緻密化障害（left ventricular noncompaction: LVNC）様にみえる場合がある．

冠動脈を検索せずに心室形態のみで虚血性心筋症（ICM）と鑑別することは困難なことがあるが，ICMでは一般に線維化が心内膜側に優位にみられるのに対し，DCMでは左室中層に円周状に線維化巣がみられることがある（図2）．造影MRIでみられる心室中層のガドリニウム遅延造

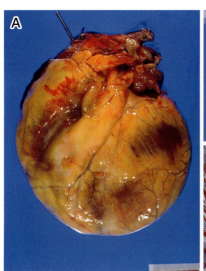
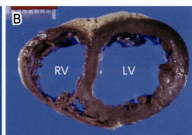
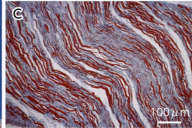

図1 剖検例
59歳女性，難治性心室頻拍，著明な両心室腔の拡大を示し，3.5年の経過で死亡．**A**：肉眼所見．**B**：心室短軸断面．**C**：左室組織所見では，心筋細胞の萎縮，変性，脱落に伴う置換性線維化がみられる（マッソン・トリクローム染色）．
LV：左室，RV：右室

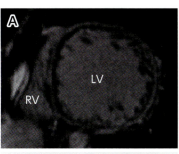
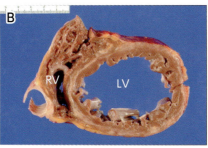
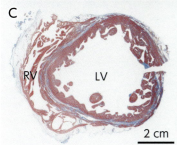
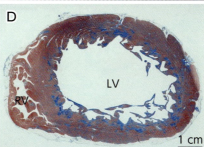

図2 DCM（A〜C）とICM（D）の比較
A：35歳男性．11年前に心不全を発症，移植2年前に左心補助装置（LVAD）を装着．造影MRIにて心室中層にガドリニウム遅延造影（LGE）がみられた．**B**：A図症例の心移植時摘出心の肉眼所見．**C**：A図症例の心移植時摘出心の組織所見（マッソン・トリクローム染色）．LGE部位に一致して左室の線維化がみられる．
D：ICM剖検例の組織所見（マッソン・トリクローム染色）．DCM，ICM症例ともに左室の拡大が著明だが，ICMの線維化は心内膜下優位である．
LV：左室，RV：右室

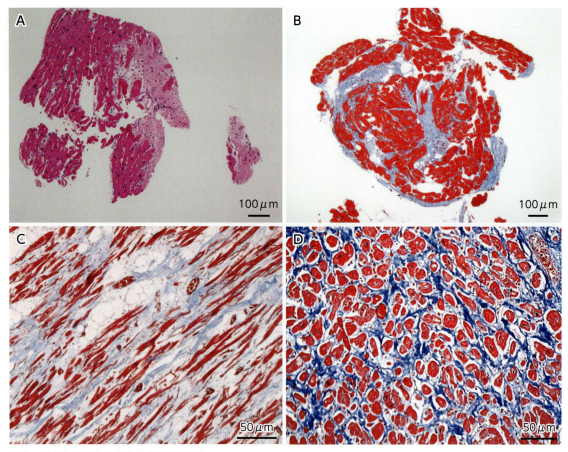

図3　DCM 症例にみられた線維化病変
A, B：臨床的に DCM と診断された症例の右室心筋生検組織像．心筋細胞の脱落と残存心筋の代償性肥大，および斑状の置換性線維化があり，虚血あるいは肉芽腫の瘢痕化などと鑑別を要する．
C, D：左心補助装置（LVAD）を装着した別症例の切除心筋の組織像．心筋が脱落した部位に置換性に線維化および脂肪化，個々の心筋細胞周囲を取り巻く線維化病変がみられる．
A 図は HE 染色，B〜D 図はマッソン・トリクローム染色．

影（late gadolinium enhancement: LGE），いわゆる midwall fibrosis に相当する所見と考えられる．

　生検組織診断で非常に重要な点は，DCM に特異的な所見はみられないことである．病因，病期により，種々のタイプの心筋細胞変性や脱落，著しい線維化を示すもの（図3）から，病理組織学的に大きな変化を認めないもの（図4）まで，多彩な組織像を示し得る．一般には，心筋細胞の変性・萎縮と残存心筋の肥大が混在する心筋細胞の大小不同や，膠原線維が個々の心筋細胞を取り囲むように広がる間質性線維化，心筋細胞消失に伴う置換性線維化を典型的組織所見として記載することが多い（図3）．線維化が高度になると細胞配列の乱れも目立ち，錯綜配列様を呈することもある．アルコール性，薬剤性心筋症，神経筋疾患などでも DCM と同様に特異的所見は示さないため，心筋生検の病理組織像からの鑑別診断は困難である．

　通常，炎症細胞浸潤は認めないが，T リンパ球やマクロファージが散在性に出現することがあり，DCM のなかで炎症性 DCM（inflammatory dilated cardiomyopathy: iDCM）という疾患群が

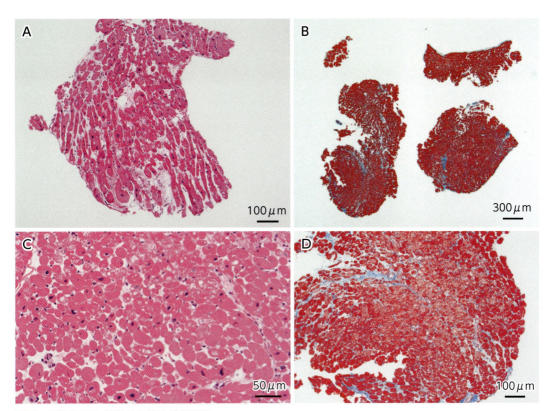

図4 初発心不全症例の心筋生検組織像
29歳男性．左室駆出率35％，左室拡張末期径（LVDd）/ 左室収縮末期径（LVDs）は54/45 mmと心腔の拡大は比較的軽度で，組織学的には軽度の変化を認めるのみである．

提唱されている[3]（図5）．Maischらは，心筋生検で1 mm^{2}にリンパ球とマクロファージが14個以上と認められるものをiDCMと定義している[4]．しかしながら，iDCMの概念，診断基準はまだ確立しておらず，しばしば慢性心筋炎（各論I-2「慢性心筋炎」参照）と混同されていることもある．iDCMは，慢性心筋炎に加え，何らかの原因による進行性の心筋細胞壊死に対する二次的炎症が強い病態を含む，より広い病態カテゴリーを示すと考えられる．

DCMは基本的に組織診断名ではなく，心筋生検所見のみでDCMの確定診断をすることはできない．心エコーやCT，MRI（CMR），核医学検査などの画像モダリティと，心筋生検から得られる組織形態，超微形態，さらに分子生物学的情報を組み合わせて，総合的にDCM症例の診断と病態の分類・層別化を行うことが必要である．

◆文献

1) Maron BJ et al: Contemporary definitions and classification of the cardiomyopathies: an American Heart Association Scientific Statement from the Council on Clinical Cardiology, Heart Failure and Transplantation Committee; Quality of Care and Outcomes Research and Functional Genomics and Translational Biology Interdisciplinary Working Groups; and Council on Epidemiology and Prevention. Circulation **113**: 1807-1816, 2006

2) Elliott P et al: Classification of the cardiomyopathies: a position statement from the European Society Of Cardiology Working Group on Myocardial and

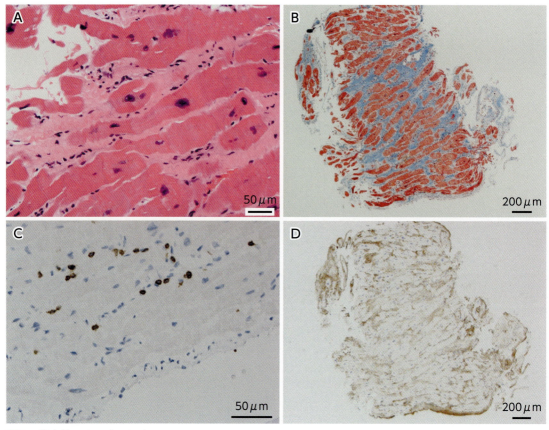

図5 炎症性DCM（iDCM）
A：HE染色，間質の線維化の中に小円形細胞浸潤を認める．**B**：マッソン・トリクローム染色では間質性および置換性線維化を認める．**C**：CD3陽性リンパ球が14個/mm^{2}以上認められる．**D**：免疫染色でテネイシンCの沈着が間質に明らかに認められる．

Pericardial Diseases. Eur Heart J **29**: 270-276, 2008
3) Kühl U et al: Immunohistological evidence for a chronic intramyocardial inflammatory process in dilated cardiomyopathy. Heart **75**: 295-300, 1996
4) Maisch B et al: Inflammatory dilated cardiomyopathy (DCMI). Herz **30**: 535-544, 2005

c）症例

前項で述べたように，拡張型心筋症（DCM）の心筋生検は多彩な組織像を示し得る．種々のタイプの傷害心筋がみられ，光学顕微鏡所見では病態を把握できず，電子顕微鏡による検討が病態解析に有用である場合がある．以下，心筋細胞の萎縮脱落と線維化が強い例（症例1），明らかな組織変化を認められなかった例（症例2），心筋細胞に空胞変性が目立った例（症例3）の3例を呈示する．

a 症例1

43歳男性．約8年前，持続性心室頻拍と低心機能に対し，抗不整脈薬とβ遮断薬などの加療を受けたが自己中断．5年前に心不全を発症し，DCMと診断された．内服加療や心臓再同期療法機能付き植込み型除細動器（CRT-D）植込みを行ったものの次第に増悪して強心薬依存状態となり，生検を含む精査の結果，重症心不全を伴うDCMとして心臓移植適応と判定された．BNP 1,154.1 pg/mL，

心エコーでは左室腔拡大とびまん性の壁運動低下を認めた［左室拡張末期径（LVDd）/ 左室収縮末期径（LVDs）66/56 mm，左室駆出率（LVEF）26％］．右室心筋生検（図1A，B）では，心筋細胞の高度の肥大とともに先細り・途絶・脱落，筋原線維の粗鬆化や消失がみられ，間質には高度な線維化を伴っていた．明らかな炎症細胞浸潤や二次性心筋症（特定心筋症）を示唆する所見はなかった．電子顕微鏡所見（図1C）では，筋原線維の粗鬆化や変性，ミトコンドリアの反応性増加，間質の膠原線維の増加などがみられた．本症例は重症心不全を呈するDCMとして理解しやすい病理組織像を呈した1例であった．

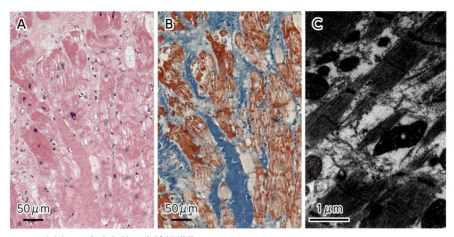

図1 症例1の右室心筋の生検組織像
A：HE染色で，心筋細胞には，核の腫大，核形不整を伴う高度の心筋細胞肥大と細胞質の空胞変性が認められる．明らかな炎症細胞浸潤は認めない．B：マッソン・トリクローム染色では，筋原線維の消失を伴う心筋細胞の先細り・脱落が明らかで，高度の間質性・置換性線維化がみられる．C：電子顕微鏡像．心筋細胞の筋原線維は変性し，thin filamentのみとなり，減少，消失している．筋原線維間にはミトコンドリアの増生を認めるが，形態異常は認めない．

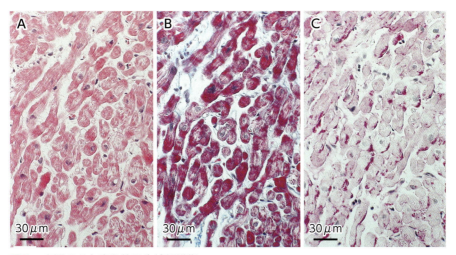

図2 症例2の左室心筋の生検組織像
A：HE染色では間質の浮腫，心筋細胞に軽度の肥大がみられ，軽度の間質線維化が観察されるのみで組織変化は明らかでない．B：マッソン・トリクローム染色ではごく軽度の間質線維化がみられる．C：PAS染色では心筋細胞内に局所的なPAS陽性像が散見され，グリコーゲン沈着が示唆される．

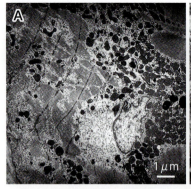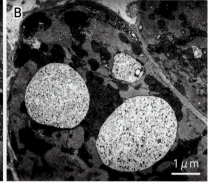

図3 症例2の左室心筋の電子顕微鏡像
A：一部の心筋細胞では小さなミトコンドリアの増生，グリコーゲン顆粒の沈着がみられ，筋原線維は粗鬆化している．B：1層の膜に包まれたグリコーゲンの沈着像，グリコゲノソームがみられる．

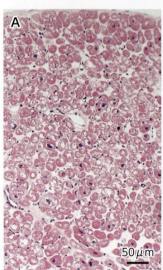
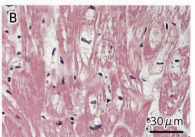
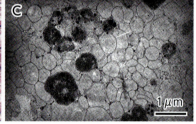

図4 症例3の右室中隔部の心筋生検組織像
A：HE染色では核周囲に空胞変性がみられる．B：拡大像．C：小さなミトコンドリアの増生（mitochondriosis）がみられる．

b 症例2

43歳男性．呼吸困難で入院．心音でⅢ音を聴取し，胸部X線像で心陰影拡大と肺うっ血の所見がみられた．BNP 106.9 pg/mL，心エコーで左室内腔の著明な拡大（68.4 mm）と収縮低下（LVEF 24.8％）を呈していた．左室心筋生検所見（図2）では，間質の浮腫が目立つが，軽度の心筋細胞肥大，軽度の線維化がみられるのみであった．しかし，心筋細胞内にPAS陽性物質の沈着がみられ，電子顕微鏡所見（図3）では，一部にグリコゲノソーム（glycogenosome；グリコーゲンを多量に含むリソソーム），オートファジーを示す傷害心筋細胞が認められた．グリコゲノソームは先天性代謝異常症の一つであるPompe病において心筋や肝臓などに細胞内α-glucosidase欠損によってautophagicに形成されることが知られるが，非特異的にしばしば不全心筋にもみられる．

c 症例3

53歳男性．呼吸困難が出現し，胸部X線像で心拡大と肺うっ血像を呈した症例である（図4）．心エコーでは，LVDd 56.8 mm，LVEF 27.6％でびまん性左室収縮低下を認め，臨床的にDCMと診断された．心筋生検組織では，HE染色で心筋細胞の核周囲に空胞変性がみられた．電子顕微鏡所見では，無数の小さなミトコンドリアの増生（mitochondriosis）が観察され，光学顕微鏡的には空胞化してみられた．ミトコンドリアの増生も不全心筋にしばしばみられる所見である．

2 アルコール性心筋症

少量のアルコール摂取は動脈硬化の進展を抑制し虚血性心疾患の発症を抑制されるといわれているが、長期にわたって大量のアルコールを摂取し続けると心不全を発症し、その病態はアルコール性心筋症といわれる[1]。

a 定義と頻度

どのくらいのアルコールを摂取すれば心不全や心筋症が発症するのかについてはさまざまな報告がある。一般的に、エタノール換算で少なくとも80 g/日かつ5年間の飲酒歴が必要といわれている[2,3]。また、女性は男性より体格が小さいことが多いため、男性に対するエタノール曝露より少量でも心筋障害が生じてくる可能性がある。心不全を発症したアルコール性心筋症は拡張型心筋症様病態を呈することが多い[3]。特発性拡張型心筋症患者のなかでアルコール性心筋症がどのくらい存在するかについては、アルコールの1日摂取量や飲酒期間をどの程度に定義するかでその頻度は変わるが、概ね20～40％程度と考えられる[2,3]。

b 心筋障害の機序

アルコールの心毒性に関するさまざまな基礎的研究が行われている。心筋細胞死を誘導する、心筋における興奮収縮連関を変化させる、筋小胞体やミトコンドリアの構造的および機能的変化、細胞質内のカルシウム動態の変化、心筋線維のカルシウム感受性の変化、蛋白合成の低下、収縮蛋白の減少と異なる心筋細線維の不均衡、ミオシンATPase調節の変化、L型カルシウムチャネルの発現上昇、酸化ストレス、レニン・アンジオテンシン・アルドステロン系の活性化などが報告されている[4]。十分ではないが、遺伝的要因に関する研究も散見され、図1に示したように遺伝的素因を背景に多量のアルコールを長期にわたって摂取することで[5]、さまざまな機序を介して心筋障害が惹起されてくるものと考えられている。

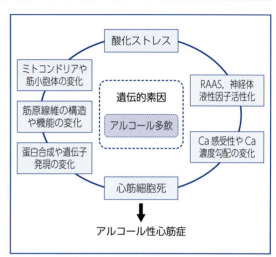

図1 アルコール性心筋症発症の機序
RAAS：レニン・アンジオテンシン・アルドステロン系、Ca：カルシウム

c 臨床像と画像診断

アルコール性心筋症の心電図所見に特異的なものはないが、心房細動や左室肥大などが認められる。心機能については心エコー図を中心にいくつかの報告がある。Urbano-Marquezら[6]は平均243 g/日のアルコール摂取を平均16年以上続けた50例を検討し、総アルコール摂取量は左室駆出率と負の、心筋重量と正の相関を示すと報告した。一方、Lazarevićら[7]は平均250 g/日程度のエタノール摂取を有する自覚症状のない89例を30例の非アルコール飲酒者と比較した。その結果、アルコール多飲者は非飲酒者に比し、拡張能は低下し、左室心筋重量や後壁厚は増加していたが、左室駆出率に差はみられなかった。さらにアルコール多飲者を5～9年、10～15年、16～28年の3群に分けた検討では、心エコー図での左室駆出率と左室容積は継続期間と関連はなかったが、拡張能の指標は継続期間が長くなると悪化した。図2に40歳代までほぼ毎日ウイスキー1本を飲んでうっ血性心不全で入院した男性の心エコー図所

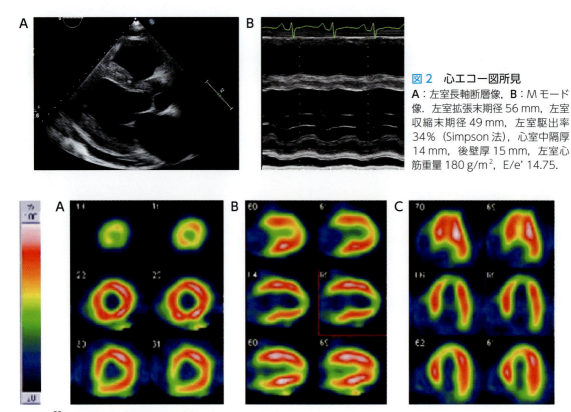

図2 心エコー図所見
A：左室長軸断層像，B：Mモード像．左室拡張末期径56 mm，左室収縮末期径49 mm，左室駆出率34％（Simpson法），心室中隔厚14 mm，後壁厚15 mm，左室心筋重量180 g/m^2，E/e' 14.75.

図3 ^{99m}Tc-MIBI心筋SPECT所見
A：左室短軸断層像，B：左室長軸垂直断層像，C：左室長軸水平断層像

見を示す．左室の軽度拡張と収縮不全を認め，心室中隔および後壁厚は肥厚し，左室心筋重量も増大しており，左室肥大も認めた．

　アルコール性心筋症の心臓核医学検査や心臓造影MRIに関するまとまった報告はない．急性のアルコール過剰摂取により，MRIで限局したT2強調画像における高信号を認め，禁酒20日後に消失したとする報告がある[8]．図3に本症例の^{99m}Tc-MIBI心筋SPECT所見を示す．心尖部での集積低下と不均一な心筋集積が認められたが，これらは拡張型心筋症としても矛盾しない血流SPECT所見である．

d 心筋組織所見

　光学顕微鏡による観察[9,10]では，さまざまな程度の間質の線維化，心筋細胞の大小不同，筋原線維の粗鬆化と細胞腫大，空胞変性，硝子化，核の大型化などがみられる．電子顕微鏡による観察[10,11]では，心筋細胞内浮腫，筋原線維の断裂，筋小胞体やミトコンドリアの構造変化，脂肪滴やグリコーゲンの沈着増量などがみられる．特にミトコンドリアは腫大してクリスタの変性やミトコンドリア内の沈着物など，低酸素や虚血後にみられる所見が認められる．しかしながら，心筋組織に関する報告をみると，本症に対する特異的な組織所見はなく，基本的には拡張型心筋症との鑑別は心筋生検では困難である[10]．

　図4にアルコール性心筋症と診断された例の心筋生検組織を示す．HE染色では心筋細胞の大小不同と軽度の配列異常，一部に筋原線維の粗鬆化と心筋細胞の腫大が認められ，アザン染色では間質に軽度の線維化が認められたが，これらは非特異的所見である．

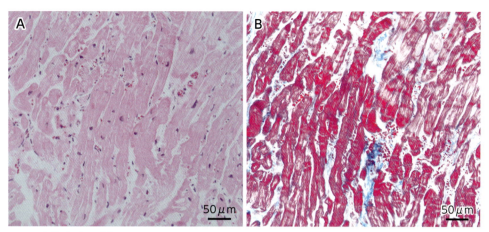

図4 心筋生検組織像
A：HE染色，B：アザン染色．組織所見からは拡張型心筋症との鑑別が困難である．

e 治療と予後

治療については，①断酒，②心不全や不整脈に対するEBM（evidence-based medicine）に基づいた薬物治療やデバイス治療を行う．一般的には断酒がすべてのアルコール性心筋症患者に勧められているが，中等度でもアルコール摂取を減らせば臨床経過は改善するという報告もある[1, 12, 13]．

アルコール性心筋症に対する予後や自然歴に関する報告は1970年代より散見される．アルコール性心筋症は特発性拡張型心筋症に比較し予後は良好との報告[2, 13]と必ずしも良好ではないとの報告[3]がある．最近の報告[13]では，本症の予後規定因子として心房細動，QRS幅120 msec以上，β遮断薬の内服なしなどが報告されている．その時代における心不全や不整脈に対する治療体系が異なることと，それぞれの報告の患者がその後どの程度節酒したかなどは報告によってまちまちであり，単純に比較できない．

◇文献

1) Bryson CL et al: The association of alcohol consumption and incident heart failure: the Cardiovascular Health Study. J Am Coll Cardiol **48**: 305-311, 2006
2) Prazak P et al: Differences of disease progression in congestive heart failure due to alcoholic as compared to idiopathic dilated cardiomyopathy. Eur Heart J **17**: 251-257, 1996
3) Gavazzi A et al: Alcohol abuse and dilated cardiomyopathy in men. Am J Cardiol **85**: 1114-1118, 2000
4) Guzzo-Merello G, et al: Alcoholic cardiomyopathy. World J Cardiol **6**: 771-781, 2014
5) Fernández-Solà J et al: Angiotensin-converting enzyme gene polymorphism is associated with vulnerability to alcoholic cardiomyopathy. Ann Intern Med **137**: 321-326, 2002
6) Urbano-Marquez A et al: The effects of alcoholism on skeletal and cardiac muscle. N Engl J Med **320**: 409-415, 1989
7) Lazarević AM et al: Early changes in left ventricular function in chronic asymptomatic alcoholics: relation to the duration of heavy drinking. J Am Coll Cardiol **35**: 1599-1606, 2000
8) Mordi I, Tzemos N: Reversible acute myocardial injury following alcohol bingeing. J Postgrad Medicine **59**: 240-241, 2013
9) Ferrans VJ et al: Alcoholic cardiomyopathy; a histochemical study. Am Heart J **69**: 748-765, 1965
10) Teragaki M et al: Clinical and histologic features of alcohol drinkers with congestive heart failure. Am Heart J **125**: 808-817, 1993
11) Hibbs RG et al: Alcoholic cardiomyopathy; an electron microscopic study. Am Heart J **69**: 766-779, 1965
12) Abramson JL et al: Moderate alcohol consumption and risk of heart failure among older persons. JAMA **285**: 1971-1977, 2001
13) Guzzo-Merello G et al: Natural history and prognostic factors in alcoholic cardiomyopathy. JACC Heart Fail **3**: 78-86, 2015

3 薬剤性心筋症

さまざまな薬剤の心毒性によって引き起こされる心筋障害により，心筋症を呈するものを薬剤性心筋症と呼ぶ．表1に示すように，特に抗癌剤において多くの薬剤が副作用として心筋障害を発症し得る可能性を有しているが[1]，なかでも心筋に対する障害が強く，頻度や重症度からも原因薬剤として最も重要なものはアントラサイクリン系薬剤，adriamycin（doxorubicin）であろう．adriamycin以降に開発された，心毒性を軽減したアントラサイクリン系薬剤にも注意が必要である．そのほかにも，アルキル化薬のcyclophosphamide，タキサン系薬剤のdocetaxelなどが心筋障害の原因となり得る．また，近年数多く開発されている分子標的治療薬としては，抗HER2（human epidermal growth factor receptor type 2）モノクローナル抗体であるtrastuzumab，マルチキナーゼ阻害薬であるsunitinibに伴う心筋障害などが知られている．

本項では，薬剤性心筋症のうちでもadriamycin心筋症を中心に概説する．

表1 心筋障害をきたし得る薬剤

	頻度（％）
■アントラサイクリン系薬剤	
adriamycin（doxorubicin）	3〜26
epirubicin	0.9〜3.3
idarubicin	5〜18
■アルキル化薬	
cyclophosphamide	7〜28
ifosfamide	17
■タキサン系薬剤	
docetaxel	2.3〜8
■プロテアソーム阻害薬	
bortezomib	2〜5
■モノクローナル抗体	
trastuzumab	2〜28
bevacizumab	1.7〜3
■チロシンキナーゼ阻害薬	
imatinib	0.5〜1.7
dasatinib	2〜4
sunitinib	2.7〜11

(Yeh ET, Bickford CL: Cardiovascular complications of cancer therapy: incidence, pathogenesis, diagnosis, and management. J Am Coll Cardiol 53: 2231-2247, 2009 より改変)

a adriamycinによる心毒性

1）概要

アントラサイクリン系薬剤の引き起こす心毒性には，投与中または投与後数日間のうちに出現する急性心毒性と，投与後数週間から1年以上経過して現れる慢性心毒性がある．急性心毒性は通常可逆性で用量依存性ではない．アントラサイクリン系薬剤による心毒性で臨床的に最も問題となるのは慢性心毒性であり，通常これをadriamycin心筋症と呼ぶ．蓄積性の心毒性であり，不可逆的心機能低下をきたし，拡張型心筋症に類似した病態を呈する．総投与量に比例して指数関数的に出現頻度が増加し，adriamycinの総投与量が400 mg/m^{2}で3〜5％，550 mg/m^{2}で7〜26％，700 mg/m^{2}で18〜48％の患者が顕性心不全を発症するとされている[11]．時に1年以上経過してから発症することもあり，小児期にadriamycinを投与された症例が10年以上経過し，成人してから新たに心不全を発症することもしばしば経験する．

顕性心不全を発症したadriamycin心筋症の予後は非常に悪く，無治療経過では1年生存率は50％以下とされている[2]．adriamycin心筋症発症のリスク因子として年齢（小児もしくは高齢者），女性，他の抗癌剤（cyclophosphamide，タキサン系薬剤，trastuzumab）との併用，縦隔に対する放射線治療の併用，以前からの心機能低下などが指摘されており，これらの患者には，たとえ低用量であってもより一層の注意が必要である．

2）機序

アントラサイクリン系薬剤による心筋障害の機序は明らかにされていないが，adriamycinが心筋細胞において鉄の蓄積を介して活性酸素の過剰産生と脂質過酸化，ミトコンドリア機能不全を惹起すること，心筋収縮に関与する蛋白の転写を抑制すること，心筋細胞のアポトーシスを誘導することなどが想定されている．最近ではトポイソメラーゼⅡをブロックしてDNA複製を阻害する機序も報告されている[3]．

3）画像所見

薬剤性心筋症の診断に特徴的な画像所見は存在しない．核医学検査では，adriamycin心筋症の心筋細胞における糖代謝の障害を反映し，PETを用いて評価したFDG（fluorodeoxyglucose）の取り込み低下を認め，また脂肪酸代謝の障害を反映してBMIPP（β-methyl-p-iodophenyl-pentadecanoic acid）の取り込みも低下する[4]．心臓MRI検査においても非特異的な心筋障害の像を呈するが，より早期から心機能低下を検出可能であったとする報告もある[5]．早期には無症候性であるため，モニタリングとして定期的な心電図や心エコー検査，胸部X線撮影などを行うことが重要である．また，化学療法施行前には全例で心エコー検査を施行し，左室機能障害のある患者への投与を回避する必要がある．

adriamycin心筋症の形態的な特徴として，拡張型心筋症と比較して左室の拡張が比較的軽度の症例が多くみられる．心内膜の線維化が強いことが原因と考えられ，それゆえ拡張障害が顕著で，比較的駆出率の保たれた症例でも心不全コントロールに難渋することが多い．

4）病理

心筋細胞周囲に線維化がみられ，心筋細胞においては細胞質の空胞化，心筋線維の脱落，細胞の腫脹といった細胞壊死の徴候がみられるのがadriamycin心筋症の特徴である（図1）．電子顕微鏡でもミトコンドリアの変性や筋原線維の粗鬆化を認めることが多い．しかし，いずれも非特異的な心筋傷害の所見であり，病理所見から拡張型心筋症との鑑別は困難である．心内膜側に有意な線維化が生じ，このため前述のように，拡張型心筋症に比べて拡張障害を主体とする病像を呈するとする報告もある[6]．

5）治療

adriamycin心筋症の治療で最も大切なのはその予防である．adriamycinであれば添付文書上の限界投与量は500 mg/m^{2}とされているが，それよりも低い投与量で心筋障害が起こる場合があり，いずれにしても慎重なモニタリングが必要である．先に述べたようなリスク因子が存在する場合は，さらに注意が必要と考えられる．

治療としては，一般的な心不全（収縮障害）のガイドラインに基づきレニン・アンジオテンシン・アルドステロン系の阻害薬やβ遮断薬が用いられる．β遮断薬であるcarvedilolやアンジオテンシン変換酵素阻害薬のenalaprilは，早期から投与することで心機能障害の出現を抑制したとする報告もある[7,8]．しかし，adriamycin心筋症の予後を改善する薬剤はこれまで報告されていない．基本的な病態が心筋細胞の壊死であることを考えると，一度心機能障害が出現した症例においてはこれらの薬剤の心保護作用も期待し難いかもしれない．重症例では補助人工心臓や心臓移植を必要とする症例も多く，これらの治療により長期予後の改善が期待される[9]．

アントラサイクリン系薬剤による心筋障害に対し，鉄キレート剤であるdexrazoxaneが注目されている．鉄をキレート化することで心筋細胞内でのフリーラジカル形成を減少させる効果が期待され，adriamycinによる心毒性の発現を長期にわたり抑制したと報告されている[10]．しかし一方で，adriamycinの効果を減弱させる懸念もある．2016年12月現在，わが国における適応はアントラサイクリン系薬剤の血管外漏出に限られている．

b　trastuzumabによる心筋傷害

HER2モノクローナル抗体であるtrastuzumabは，主に乳癌に対する化学療法において用いられており，副作用として心筋傷害を生じることもよ

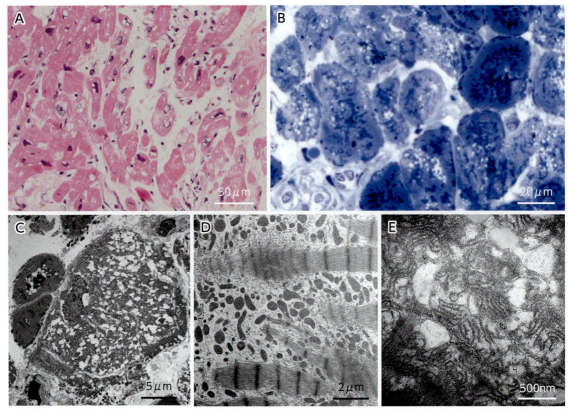

図1 adriamycin心筋症
A：心筋細胞の空胞化が目立ち，間質の線維化も認める．B：エポン樹脂包埋 semi-thin section．空胞化の程度により傷害を grading する（本例は高度）．C：1つの心筋細胞がすだれ状になって変性している．D：筋原線維の消失，小型のミトコンドリアの増生がみられる．E：ミトコンドリアの崩壊像．
A図はHE染色，B図はトルイジンブルー染色，C〜E図は電子顕微鏡像．

く知られている．しかし，その心筋傷害はアントラサイクリン系と比較して軽く可逆的であることが多く，組織学的にも変性は軽度である．その他の特徴として，アントラサイクリン系薬剤との併用で心筋障害の頻度が高くなること，投与量と心筋障害とは相関がないことが知られている．また，投与を中止すると心機能が改善することも多く，そのような例ではtrastuzumabの投与を再開可能であることも多い．

文献

1) Yeh ET, Bickford CL: Cardiovascular complications of cancer therapy: incidence, pathogenesis, diagnosis, and management. J Am Coll Cardiol **53**: 2231-2247, 2009
2) Chatterjee K et al: Doxorubicin cardiomyopathy. Cardiology **115**: 155-162, 2010
3) Zhang S et al: Identification of the molecular basis of doxorubicin-induced cardiotoxicity. Nat Med **18**: 1639-1642, 2012
4) Takemura G, Fujiwara H: Doxorubicin-induced cardiomyopathy from the cardiotoxic mechanisms to management. Prog Cardiovasc Dis **49**: 330-352, 2007
5) Lunning MA et al: Cardiac magnetic resonance imaging for the assessment of the myocardium after doxorubicin-based chemotherapy. Am J Clin Oncol **38**: 377-381, 2013
6) Mortensen SA et al: Chronic anthracycline cardiotoxicity: haemodynamic and histopathological manifestations suggesting a restrictive endomyocardial disease. Br Heart J **55**: 274-282, 1986
7) Kalay N et al: Protective effects of carvedilol against anthracycline-induced cardiomyopathy. J Am Coll Cardiol **48**: 2258-2262, 2006

8) Cardinale D et al: Prevention of high-dose chemotherapy-induced cardiotoxicity in high-risk patients by angiotensin-converting enzyme inhibition. Circulation **114**: 2474-2481, 2006
9) Lenneman AJ et al: Heart transplant survival outcomes for adriamycin-dilated cardiomyopathy. Am J Cardiol **111**: 609-612, 2013
10) Lipshultz SE et al: Assessment of dexrazoxane as a cardioprotectant in doxorubicin-treated children with high-risk acute lymphoblastic leukaemia: long-term follow-up of a prospective, randomised, multicentre trial. Lancet Oncol **11**: 950-961, 2010

リバースリモデリング―①拡張型心筋症

　さまざまな心不全治療により心機能の改善と左室容積の縮小がみられた場合を心室逆リモデリング（リバースリモデリング）と呼び，β遮断薬や心臓再同期療法によるリバースリモデリングは予後改善と強い相関関係にある[1]．

　拡張型心筋症患者において，β遮断薬によるリバースリモデリングは約半数に出現するが，4割は1年以内に，1割は2～3年かけて緩徐に出現し，その両者間に予後の差はみられない[2]．ここでβ遮断薬導入後の半年間でリバースリモデリングが達成できていなくても，左室拡張末期径が4.4％以上減少すれば，その後のリバースリモデリングが期待できる[2]．

　心臓MRIでのガドリニウム遅延造影（LGE）の陰性像は，β遮断薬導入後のリバースリモデリングを高率に予測する[3]．LGE，心筋生検所見を用い，高確率でβ遮断薬によるリバースリモデリングが予測できるかもしれない．

　β遮断薬による左室リバースリモデリングは，虚血性より非虚血性，つまり拡張型心筋症で生じやすい[4]．左室リバースリモデリングが良好な予後と相関し，かつ非虚血性が左室リバースリモデリングをきたしやすいならば，非虚血性が虚血性に比しβ遮断薬による予後改善効果が高いとの結論が導かれるはずであるが，非虚血性と虚血性との間に，β遮断薬による予後改善効果の有意差はない[5]．予後は，心不全悪化など心ポンプ異常に付随する心イベントだけに限らず，突然死を含めた致死的不整脈や冠動脈イベントも重要な構成要因であるため，リバースリモデリングが起きないからといってβ遮断薬が有効でないとの理由にはならない．

◆文献

1) Yu CM et al: Left ventricular reverse remodeling but not clinical improvement predicts long-term survival after cardiac resynchronization therapy. Circulation **112**: 1580-1586, 2005
2) Ikeda Y et al: Time course of left ventricular reverse remodeling in response to pharmacotherapy: clinical implication for heart failure prognosis in patients with idiopathic dilated cardiomyopathy. Heart Vessels **31**: 545-554, 2016
3) Nabeta T et al: Baseline cardiac magnetic resonance imaging versus baseline endomyocardial biopsy for the prediction of left ventricular reverse remodeling and prognosis in response to therapy in patients with idiopathic dilated cardiomyopathy. Heart Vessels **29**: 784-792, 2014
4) O'Keefe JH Jr et al: Predictors of improvement in left ventricular ejection fraction with carvedilol for congestive heart failure. J Nucl Cardiol **7**: 3-7, 2000
5) Flather MD et al: Randomized trial to determine the effect of nebivolol on mortality and cardiovascular hospital admission in elderly patients with heart failure (SENIORS). Eur Heart J **26**: 215-225, 2005

4 周産期心筋症

a 疾患概念と診断基準

周産期（産褥）心筋症（peripartum cardiomyopathy: PPCM）とは，心疾患既往のない女性が，妊娠・産褥期に心不全を発症し，検査上心収縮力の低下を認め，拡張型心筋症（DCM）に類似した病態を示す特異な心筋症である．1971年にDemakisらが最初に提唱した診断基準[1]を基に，心エコー上の左室収縮能低下や拡大所見の具体的な数値を付け加えたものが頻用されているが，いまだ画一的な診断基準の確立には至っていない（表1）[2]．

病態がDCMに類似していることから，妊娠・出産の心負荷により潜在していたDCMが顕在化したものや心筋炎であるという説もあるが，米国国立衛生研究所（NIH）のワークショップグループにおいても，DCMや心筋炎の発症率よりも高率で妊産褥婦に発症することから，妊娠自体が発症に関与している別な病態と結論づけられている[3]．一方で，DCM家族歴を有するPPCM症例を認めること[4,5]，これらの症例で実際にDCM関連遺伝子変異が見つかっていること[6]から，DCM症例が混在していることも事実である．

先進諸国において，妊娠高血圧症候群はPPCMの最大危険因子である．22研究，979人を検討した総説では，PPCM患者の約4割が妊娠高血圧症候群を合併しており，この率は人種間で同等であった[7]．わが国とドイツにおける調査では，妊娠高血圧症候群に合併したPPCM患者は，慢性期に心機能が回復しやすいことが判明している[8,9]．妊娠高血圧症候群を背景としたPPCMを一つのサブセットと捉えてよいかもしれない．

そこで最近は，PPCMの疾患概念として，妊娠高血圧症候群を背景としたもの，DCMに関連したもの，心筋炎の関与が示唆されるものなど，「複数の因子が関与している疾患群」と捉えられるようになってきている．PPCMとDCMの鑑別は，両者とも特異的所見がなく難しい．心筋病理での線維化の程度が有用な指標であるとも考えられる．

表1 PPCMの診断基準

	診断基準
欧州心臓病学会（ESC）の心筋症分類（2008年）	非家族性で拡張型心筋症の遺伝背景を持たない，妊娠に関連した心筋症
アメリカ心臓協会（AHA）の心筋症の分類と診断基準（2006年）	左室機能障害と拡張，心不全を呈する，希少性後天性の原発性心筋症
米国NHLBIと希少疾患対策局のワークショップ（2000年）	①分娩前1ヵ月から分娩後5ヵ月以内に新たに心不全の症状が出現 ②心疾患の既往がない ③他に心不全の原因となるものがない ④左室駆出率（LVEF）<45％もしくは左室短縮率（％FS）<30％
欧州心臓病学会（ESC）の心不全部門の産褥（周産期）心筋症ワーキンググループ（2010年）	①妊娠の最後のほうから産後数ヵ月までの間に，左室収縮機能障害により心不全を呈する，特発性心筋症 ②そのほかに心不全の原因がない（常に除外診断である） ③左室はあまり拡張していないが，ほぼ全例で左室駆出率（LVEF）<45％

NHLBI：National Heart, Lung, and Blood Institute
（Sliwa K et al: Current state of knowledge on aetiology, diagnosis, management, and therapy of peripartum cardiomyopathy: a position statement from the Heart Failure Association of the European Society of Cardiology Working Group on peripartum cardiomyopathy. Eur J Heart Fail 12: 767-778, 2010 より改変）

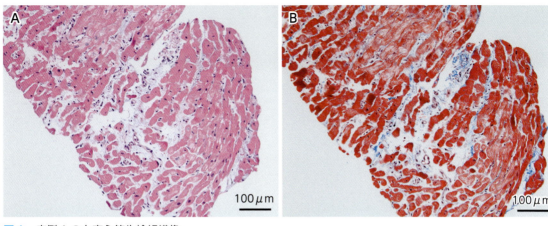

図1　症例1の右室心筋生検組織像
A：HE染色，B：マッソン・トリクローム染色．心筋細胞は核の大小不同と軽度不整を伴い，軽度から中等度に肥大している．細胞質には一部核周囲明庭化や粗鬆化を認める．配列異常は目立たず錯綜配列を認めない．間質には水腫がみられるが，線維化は血管周囲に軽度である．活動性心筋炎の所見は認めない．

b　症例呈示と心筋病理

心筋病理で，他の二次性心筋症（特定心筋症）や心筋炎が除外され，特異的な所見がない場合に，PPCMと診断される．以下に2症例を呈示する．

1）症例1：初産婦，既往歴・家族歴なし，改善例

妊娠34週から下腿浮腫と労作時息切れが出現．妊娠37週の妊婦健診で血圧142/92 mmHg，尿蛋白3+を認め，妊娠高血圧症候群の診断で入院．入院後の尿検査では，尿中蛋白6 g/日と著明な蛋白尿と，妊娠前に比べ+17 kgの体重増加を認めた．翌週，起座呼吸が出現し，緊急帝王切開により分娩．分娩後の利尿，体重減少は良好であったが，産後4日目に安静時心拍数が120/分超，胸部X線像で心拡大を認めたため，当院転院となった．転院時NYHA IV度，血圧126/88 mmHg，BNP 1,581 pg/mL，心エコー上左室拡張末期径（LVDd）/左室収縮末期径（LVDs）57/54 mm，左室駆出率（LVEF）14％で，他に特異的所見を認めずPPCMと診断，内科的治療を行った．産後15日目の心筋生検所見を図1に示す．3ヵ月後にはLVEF 45％，1年後には65％と短期間での心機能改善を認めた．

2）症例2：初産婦，既往歴・家族歴なし，非改善例

妊娠前から妊娠36週まで，自覚症状はまったくなかった．妊娠37週に下腿浮腫と4 kg/週の体重増加が出現．38週から蛋白尿を認めたが，収縮期血圧は正常範囲内であった．妊娠40週に経腟分娩．産後5日目に起座呼吸が出現し，うっ血性心不全と重症心機能低下を診断された．その後，心機能改善を認めず，産後18日目に当院転院となった．転院時NYHA III度，血圧102/77 mmHg，BNP 548 pg/mL，心エコー上LVDd/LVDs 65/60 mm，LVEF 15％で，他に特異的所見を認めずPPCMと診断．産後33日目の心筋生検所見を図2に示す．3ヵ月後もLVEF 15％と心機能改善を認めなかった．

PPCMは除外診断名であるため，heterogeneousな疾患群であり，妊娠高血圧症候群やDCMなど背景が異なる患者が混在している．心筋病理は，これら異なる背景を推測する指標となる．また，これら背景の異なる患者がまったく別の病態を持つのか，切断プロラクチン[10]などの共通の病態を持つのかを証明することは，今後の課題である．

◆文献

1) Demakis JG, Rahimtoola SH: Peripartum cardiomyopathy. Circulation **44**: 964-968, 1971
2) Sliwa K et al: Current state of knowledge on aetiology,

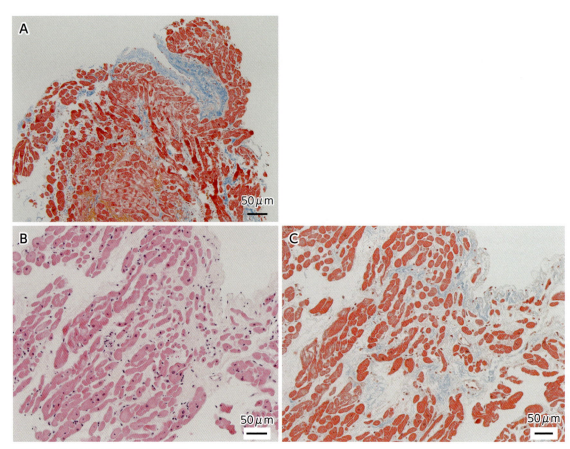

図2　症例2の右室心筋生検組織像
A：心内膜肥厚の強い部位（マッソン・トリクローム染色）．心筋細胞は核の大小不同と軽度不整を伴い，中等度に肥大している．細胞質には一部核周囲明庭化や粗鬆化を認める．配列は一部乱れており，心内膜の線維性肥厚を認める．**B, C**：間質の線維化が強い部位（B図はHE染色，C図はマッソン・トリクローム染色）．間質は水腫状で，中等度以上の線維化を認める．線維化には密なものとまだ淡い粗なものが混在している．活動性心筋炎の所見は認めない．

diagnosis, management, and therapy of peripartum cardiomyopathy: a position statement from the Heart Failure Association of the European Society of Cardiology Working Group on peripartum cardiomyopathy. Eur J Heart Fail **12**: 767-778, 2010
3) Pearson GD et al: Peripartum cardiomyopathy: National Heart, Lung, and Blood Institute and Office of Rare Diseases (National Institutes of Health) workshop recommendations and review. JAMA **283**: 1183-1188, 2000
4) Morales A et al: Rare variant mutations in pregnancy-associated or peripartum cardiomyopathy. Circulation **121**: 2176-2182, 2010
5) van Spaendonck-Zwarts KY et al: Peripartum cardiomyopathy as a part of familial dilated cardiomyopathy. Circulation **121**: 2169-2175, 2010
6) van Spaendonck-Zwarts KY et al: Titin gene mutations are common in families with both peripartum cardiomyopathy and dilated cardiomyopathy. Eur Heart J **35**: 2165-2173, 2014
7) Bello N et al: The relationship between preeclampsia and peripartum cardiomyopathy: a systematic review and meta-analysis. J Am Coll Cardiol **62**: 1715-1723, 2013
8) Kamiya CA et al: Different characteristics of peripartum cardiomyopathy between patients complicated with and without hypertensive disorders. Results from the Japanese nationwide survey of peripartum cardiomyopathy. Circ J **75**: 1975-1981, 2011
9) Haghikia A et al: Phenotyping and outcome on contemporary management in a German cohort of patients with peripartum cardiomyopathy. Basic Res Cardiol **108**: 366, 2013
10) Hilfiker-Kleiner D et al: A cathepsin D-cleaved 16 kDa form of prolactin mediates postpartum cardiomyopathy. Cell **128**: 589-600, 2007

5 膠原病合併心筋症（膠原病における心筋病変）

　膠原病は非感染性の全身性慢性炎症性疾患であり，しばしば心筋病変を合併する．心筋障害のみならず，心外膜炎や伝導障害，弁膜症，肺高血圧症などさまざまな心臓病変を呈することも知られている．したがって，早期に膠原病合併心筋症を診断し，循環器薬にステロイドなどを加えて免疫学的にも介入することで，速やかな心機能回復と臨床症状の改善に繋がると考えられる[1]．

a　全身性エリテマトーデス（systemic lupus erythematosus: SLE）

　自己免疫疾患として代表的なSLEは心臓を含めた多臓器病変を惹起することが知られている．SLEでは種々の心合併症がみられるが，最も頻度が高いのは心膜炎であり，発症率は約25％程度と報告されている．剖検でも心病変が40〜60％にみられ，心肥大，心内膜炎，疣贅や潰瘍を伴うLibman-Sacks心内膜炎が知られている．心筋炎の頻度は1〜10％とされ[2]，病理学的には心筋細胞間への単核細胞浸潤，浮腫，フィブリノイド壊死，血管炎，またそれらによる心筋の壊死や変性などが認められる．SLEでは，さらに抗リン脂質抗体症候群などによる血栓症のリスクも心血管系障害の加速因子となっている[3]（図1）．

b　関節リウマチ（rheumatoid arthritis: RA）

　滑膜炎による多発性関節炎を主徴とし，寛解・再燃を繰り返しながら運動機能障害が進行する慢性疾患である．心病変は肉芽腫性増殖または血管炎に関連するもので，心外膜炎，心筋炎，心内膜炎・弁膜症，冠動脈炎，伝導障害など多岐にわた

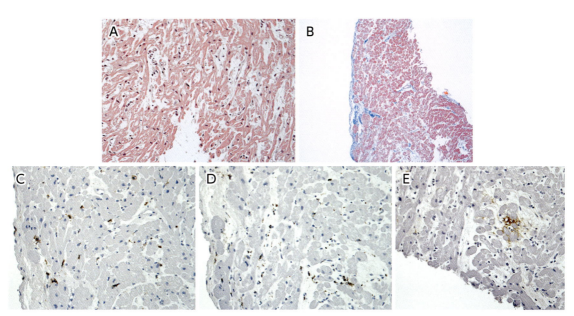

図1　SLE患者の心筋生検組織像
17歳女性．心筋組織内にリンパ球とマクロファージの浸潤とテネイシンCの発現を認め，SLEに関連した心筋炎と診断した．**A**：HE染色，対物×10，**B**：アザン染色，対物×4，**C**：免疫染色（抗リンパ球），対物×20，**D**：免疫染色（抗マクロファージ），対物×20，**E**：免疫染色（抗テネイシンC），対物×20．

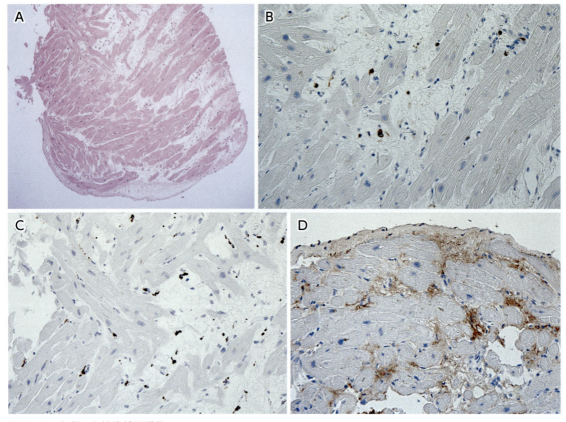

図2 RA患者の心筋生検組織像
60歳女性．心筋間質には浮腫と線維化が混在している．免疫染色ではマクロファージ優位の炎症性細胞浸潤を認め，テネイシンCも間質に強発現していることから，RAに関連した心筋炎の関与が考えられた．
A：HE染色，対物×4，**B**：免疫染色（抗リンパ球），対物×40，**C**：免疫染色（抗マクロファージ），対物×40，**D**：免疫染色（抗テネイシンC），対物×40．

る．そのうち心筋炎は間質性炎症または肉芽腫性炎症の病理形態をとり，リウマチ性心炎とも呼ばれる．剖検で散在性の肉芽腫や血管周囲の細胞浸潤などが約11％にみられ，他の報告では肉芽腫性心筋炎が5〜32％，非特異性心筋炎が4〜30％に認められる[4]（図2）．RA患者では通常の冠動脈リスク因子を超えたリスク因子となることが報告されているが，最近では，抗リウマチ薬や生物学的製剤による心血管リスク因子の低減も示唆されている．このことは，長期間における炎症のコントロールが重要であることを明示している[2]．

c 結節性多発動脈炎（polyarteritis nodosa: PN）

中型の筋性動脈を選択的に侵襲し，フィブリノイド壊死をきたす壊死性血管炎とされているまれな疾患である．結節性多発動脈炎では，心臓に約36％の頻度で病変を認めるとされ，うっ血性心不全，心筋梗塞，心膜炎などをきたすとされるが，心筋炎合併例も報告されている[5]．

d 好酸球性多発血管炎性肉芽腫症（eosinophilic granulomatosis with polyangiitis: EGPA）

本症は末梢血好酸球増多を有する気管支喘息や

5 膠原病合併心筋症（膠原病における心筋病変）

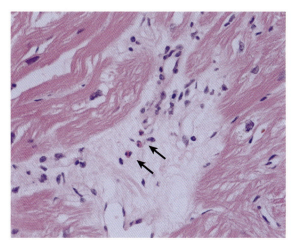

図3　気管支喘息に合併したEGPA
26歳女性．心筋組織内に好酸球浸潤（矢印）が認められた．
HE染色，対物×40．

副鼻腔炎の患者が血管炎を生じ，末梢神経炎，紫斑，消化管潰瘍，脳梗塞，心筋梗塞，心膜炎などをきたすまれな疾患である．剖検で約62％の高率に心病変を認め，その大部分が心筋炎，冠動脈炎，心膜炎であり，弁膜症はまれとされている．病理学的には壊死性肉芽腫と好酸球浸潤を主体とした心筋炎が特徴である[6]．ステロイドや免疫抑制薬に多くは反応し，6ヵ月以内に寛解するが，寛解・増悪を繰り返す例もある（図3）．

膠原病患者は，一般的なリスク因子の有無にかかわらず，心血管系合併症のリスクは高い[2]．さらに膠原病における心血管疾患の合併は，膠原病患者の予後に大きく影響を与えることが知られている．原因の一つとして慢性炎症の関与が指摘されている．一方で，RAを含む膠原病に対する治療は，抗TNF-α抗体をはじめとする生物学的製剤や，免疫抑制薬の使用などにより，慢性炎症がコントロール可能となってきている．心血管疾患を合併した膠原病患者の診断と治療にあたっては，従来の循環器病学に加えて，今後は免疫学によるアプローチも重要となってゆくであろう．

◇文献

1) 中村浩士：膠原病における心血管病変．臨床循環器 **4**：19-24, 2014
2) Goodson JN et al (eds)：Textbook of Cardiovascular Medicine, 8th ed, Elsevier Science, Philadelphia, p638-655, 2007
3) Firestein SG at al(eds)：Kelley's Textbook of Rheumatology, 9th ed, Saunders, Philadelphia, p505-514, 2013
4) Sigal LH, Friedman HD: Rheumatoid pancarditis in a patient with well controlled rheumatoid arthritis. J Rheumatol **16**: 368-373, 1989
5) 宮川多佳子ほか：心筋生検が診断確定に有用であった結節性多発動脈炎の1例．日臨免会誌 **25**：184-190, 2002
6) 由谷親夫：心臓血管病理アトラス，文光堂，東京，p85-86, 2002

6 筋ジストロフィ（神経・筋疾患）

筋ジストロフィでは，骨格筋変化と同程度の心筋病変を認めることは少なく，軽度のことが多い．病型が複数あるが，共通のジストロフィ変化（筋線維の大小不同，円形化，横紋の不明瞭化，融解消失化，線維化，脂肪化など）が認められる．心筋生検の通常染色レベルでは，筋ジストロフィとしても矛盾しない程度にしか診断できないことが多い．胞体の染色性不同・横紋不明瞭化や，虚血による好酸性変性は，アーチファクトとしての収縮帯との鑑別が難しいことがある[1-3]．

型筋ジストロフィ（BMD）はジストロフィン遺伝子の異常により発現し，完全欠損がDMD，不完全欠損がBMDである[5,6]．頻度はDMB：BMD＝3：1程度で，BMDは出生男児10万人に5〜6人．生命予後は，DMDでは呼吸不全主体，BMDでは心不全主体である．BMDの心合併症[11]には，心電図異常（90％），心エコー上の異常所見（65％），心筋症（15〜73％；多くが二次性DCM），心不全（最終的に50％まで）がある．BMDの心筋障害はまず右室から生じ，続いて左室に及ぶことが多く，DMDより早期から生じ，かつ進行は緩徐である．骨格筋障害の重症度と心合併症には相関はみられない．DMD心病変は左室後側壁に始まるこ

a 筋ジストロフィの分類（表1）[5-10]

Duchenne型筋ジストロフィ（DMD）とBecker

表1 心病変を生じる主なジスロトフィ症の分類

A）進行性筋ジストロフィ（遺伝子産物，遺伝子座）	
1）X染色体劣性遺伝 　Dystrophinopathy: 　　Duchenne（dystrophin, Xp21） 　　Becker（dystrophin, Xp21） 　　[XLDCM（dystrophin, Xp21.2）] 　Emery-Dreifuss（emerin, Xq28）	 二次性DCM（多） 二次性DCM（多） 伝導障害（多），二次性DCM（少）
2）常染色体劣性遺伝 　肢帯型（2C, 2D, 2E, 2F）：Sarcoglycanopathy（sarcoglycan α/β/γ/δ，17q21/4q12/13q12/5q33-q34） 　先天性： 　　福山型（fuktin, 9q31-33） 　　メロシン欠損型［merosin（laminin α2 chain），6q］ 　先天性筋ジストロフィ1C（肢帯型2I）（FKRP, 19q13.3）	二次性DCM（β/δで多，α/γで少） 二次性DCM（少） 二次性DCM（少） 二次性DCM（多）
3）常染色体優性遺伝 　AD-Emery-Dreifuss（肢帯型1B，EDMD2）（ラミンA/C, 1q11-21；など） 　顔面肩甲上腕型（Tandem repeat deletion, 4q35）	伝導障害（多），二次性DCM（多） 心電図異常＋/－，心筋肥大 or 拡張＋/－
B）筋緊張性（筋強直性）ジストロフィ	
常染色体優性遺伝： 　Type 1（MDPK, 19q13.3） 　Type 2（Zinc-finger protein 9, 3q）	 心電図異常＋，心筋肥大 or 拡張＋/－ 心電図異常＋，心筋肥大 or 拡張－

［文献5, 6, 7（p2），8, 9（p578），10（p12）より作成］

とが多い．

先天性筋ジストロフィは中枢神経症状があれば福山型，なければ非福山型と分類される[5]．

筋緊張性ジストロフィでは，DMD，BMDのような筋肉の壊死・再生所見はほとんど認められず，筋線維は主に萎縮状で，胞体・核の大小不同，横紋の不明瞭化，空胞変性，線維脂肪組織の増加などを示す[4,5]．

b 症例の解説

1）BMD 症例（心筋生検および剖検例）（図 1）

27 歳男性．叔父（母方）が BMD．祖母（母方），母，姉が保因者．

6 歳頃，歩行時の下肢痛．12，19 歳時に筋生検と末梢血の遺伝子解析で BMD と診断された．22 歳で心不全発症．左室拡張末期径（LVDd）85 mm，左室収縮末期径（LVDs）78 mm，左室駆出率（LVEF）18％．24 歳時に心筋生検され，心臓移植登録された．

27 歳時，自宅で心肺停止になったが人工呼吸管理され，大動脈内バルーンパンピングによる管理となった．心電図で正常洞調律，左軸偏位，左脚ブロックを認め，その後，心室頻拍，低酸素脳症，肺動脈血栓塞栓症，播種性血管内凝固症候群（DIC）を併発し死亡した．心エコー（図 1A；M モード像）で LVDd/LVDs 98/96 mm，心室中隔厚（IVST）/左室後壁厚（PWT）8/8 mm，左室収縮能の高度低下を認めた．右室心筋生検では，心

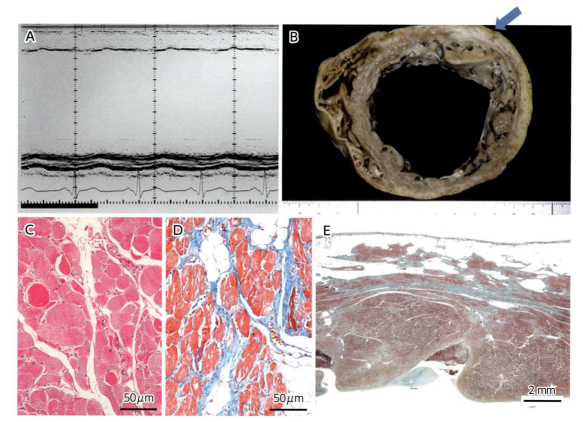

図 1 BMD 症例
A：心エコー図．左室内腔の拡大を認める．B：剖検時心割面，肉眼では拡張型心筋症（DCM）様，後壁の線維化が肉眼でも観察できる（矢印）．C：剖検時骨格筋組織像（HE 染色）．骨格筋の大小不同が著明．D，E：剖検時心筋組織像．間質の心外膜寄りの線維化が著明（マッソン・トリクローム染色）．

筋肥大（+〜++），変性（++），心筋の大小不同，染色性不同，線維化（+），心筋細胞横径（50個計測：19.8±6.7μm）であり，剖検時，全身の筋肉は萎縮，頸部骨格筋，腸腰筋（図1C；HE染色）に筋線維の大小不同，線維化，脂肪浸潤を認め，散在性に細胞質が硝子様の壊死を示す筋線維が目立つ所見であった．心重量は530gで，心内腔の著しい拡張と壁の菲薄化，脂肪浸潤を伴う線維化あり（図1B）．冠動脈狭窄は認めなかった．組織所見（図1D，E；左室，マッソン・トリクローム染色）では，頻繁に脂肪浸潤を伴う不規則な線維化，心筋細胞肥大，変性，壊死（図1D，E），配列の乱れ，多数の肉柱間血栓を認めた．

2）右室心筋生検症例（図2A，D，G，J；マッソン・トリクローム染色，図2B，E，H，K；HE染色，図2C，F，I；抗ジストロフィン免疫染色）

a）DMD（図2A〜C）

20歳男性．兄がDMD（20歳で健在）．

4歳頃より転倒しやすく，歩くのが遅かった．精査の結果，DMDと診断．心エコーでLVDd/LVDs 37/27 mm，LVEF 45〜49％．心筋生検でわずかな心筋細胞肥大（14.2±3.6μm）を認め，配列の乱れ・樹枝状分岐を認めた．心筋の染色不同性，脂肪浸潤などの変性，間質の線維化を軽度認めた．

b）BMD（図2D〜F）

33歳男性．母方甥，いとこに下腿肥大，心不全死あり．

小学生時から下腿の肥大，運動時の脈拍欠損，胸部不快感あり．24歳頃，階段昇降が困難となり，筋生検でBMDと診断．心エコーでLVDd/LVDs 64/59 mm，左室はびまん性に高度の低収縮能を認めた．28歳時に持続性心室頻拍，32歳でうっ血性心不全，33歳時にはLVDd/LVDs 78/72 mm，IVST/PWT 8/10 mm．右室生検では，心筋細胞は軽度肥大し，配列の乱れ・樹枝状分岐を認めた．心筋細胞径の大小不同（17.4±4.6μm），核の変化，脂肪組織増加などの心筋細胞変性所見が認められ，間質の線維化は軽度であった．

c）福山型筋ジストロフィ（図2G〜I）

24歳男性．家族歴に特記事項なし．高校で心電図異常を指摘され，時々疲れやすい自覚症状があった．遺伝子検査で福山型と診断された．

右室生検では，軽度の心筋細胞肥大（14.1±2.6μm），配列の乱れ・樹枝状分岐を認め，核の変形などの変性所見がみられ，間質に線維化を認めた．

d）筋緊張性ジストロフィ（図2J，K）

45歳女性．兄が33歳時発症の同病が疑われていた．

41歳時，心電図上で不完全右脚ブロック，左軸偏位を指摘された．42歳時，階段の昇降時に下肢に力が入りにくくなり，筋緊張性ジストロフィ1型と診断された．43歳時，糖尿病を指摘され，44歳時，労作時呼吸困難，腎機能障害，高カリウム（K）血症，完全房室ブロックを認めた．K値が正常化しても完全房室ブロックが持続するため，筋ジストロフィに伴う伝導障害と判断され，ペースメーカが植え込まれた．遺伝子検査では筋緊張性ジストロフィと確定された．心エコーでは，LVEF 33％，LVDd/LVDs 43/39 mm，IVST/PWT 7/7 mm．右室生検では，心内膜の肥厚，軽度の線維化，心筋細胞の配列の乱れ・樹枝状分岐，軽度の心筋細胞肥大とばらつき（13.6±3.4μm），心筋変性（染色不同，空胞変性）を認めた．

3）抗ジストロフィン免疫染色

DMDでは，まったく染色性が認められない（図2C）．BMDでは，弱陽性ないし染色不同が認められる（図2F）．福山型では染色性はよく保たれている（図2I）．

なお，DMDの保因者ではモザイクに染色される[5,8]．

◆**文献**

1) 佐野壽明ほか：特集 筋ジストロフィーの心筋障害．筋ジストロフィーの心臓病理．神経内科 **62**：547-552，2005
2) 杉浦 浩：筋ジストロフィーの心筋所見．病理と臨床 **1**：580-588，1983
3) 楢澤一夫ほか（編）：進行性ジストロフィー．筋病理学，文光堂，東京，p132-171，1989

6 筋ジストロフィ（神経・筋疾患）

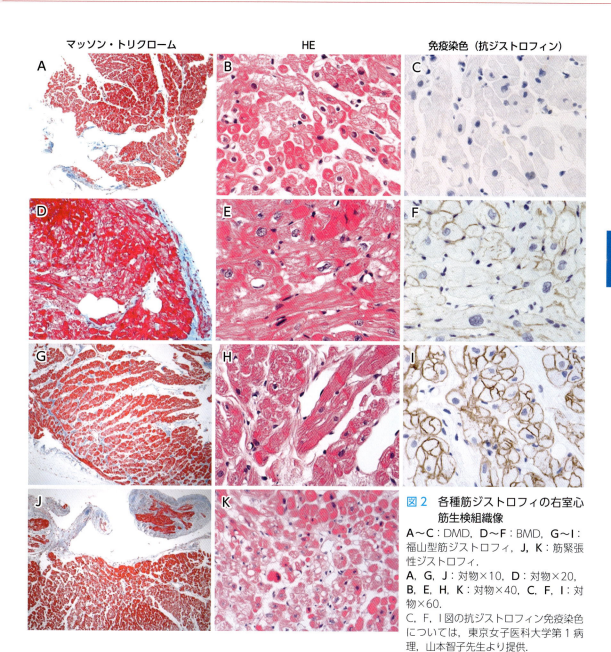

図2 各種筋ジストロフィの右室心筋生検組織像

A〜C：DMD，D〜F：BMD，G〜I：福山型筋ジストロフィ，J, K：筋緊張性ジストロフィ．
A, G, J：対物×10，D：対物×20，B, E, H, K：対物×40，C, F, I：対物×60．
C, F, I図の抗ジストロフィン免疫染色については，東京女子医科大学第1病理，山本智子先生より提供．

4) 楢澤一夫ほか（編）：筋緊張性ジストロフィー．筋病理学，文光堂，東京，p196-213, 1989
5) 日本筋ジストロフィー協会：筋強直性ジストロフィー．筋疾患百科辞典，2005. http://www.jmda.or.jp/mddictsm/profile77.html
6) Darass BT ほか［中村昭則（訳）］：ジストロフィン異常症．Gene Reviews Japan, 2009. http://grj.umin.jp/grj/dbmd.htm
7) Finsterer J, Stöllberger C: Cardiac involvement in primary myopathies. Cardiology **94**: 1-11, 2000
8) Emery AE: The muscular dystrophy. Lancet **359**: 687-695, 2002
9) Muntoni F: Cardiomyopathy in muscular dystrophies. Curr Opin Neurol **16**: 577-583, 2003
10) Finsterer J, Stöllberger C: Primary myopathies and the heart. Scandinavian Cardiovasc J **42**: 9-24, 2008
11) Finsterer J, Stöllberger C: The heart in human dystrophinopathies. Cardiology **99**: 1-19, 2003

7 左室緻密化障害(心筋緻密化障害)

左室緻密化障害(心筋緻密化障害)は,心室壁の過剰な網目状の肉柱形成と深い間隙を形態的特徴(図1)とし,胎児期に心筋の緻密化の障害のために起こると考えられている.左室緻密化障害は厚い心尖部での深い陥凹や心室の間隙を伴う類洞交通といった画像所見により多くは診断される[1,2].

a 病態

血行動態の特徴は心収縮力の低下であり,左室の拡大と肥厚を伴う.左室緻密化障害において心収縮力が低下する機序は,著明な肉柱形成のために心内膜面や肉柱間隙からの血液供給が障害され,心内膜下の心筋虚血を引き起こし,さらに本来の緻密層が菲薄であるためと推論されている.また,収縮力の低下している網目状の肉柱の間に血栓が形成されやすく,ほかの拡張型心筋症に比べ脳塞栓など全身の塞栓症や肺梗塞を合併する危険性が高い[1,2].

b 臨床像

臨床経過は,①次第に心収縮力が低下し拡張型心筋症の病態を呈する,②壁在血栓のため塞栓症を合併する,③不整脈,特に致死的な不整脈を合併する,などの場合があり,極めて多彩である.発症の時期は,症例により新生児期〜乳児期,学童期〜思春期,あるいは成人と幅広く,臨床像が多彩であるため見逃されやすい[2].

c 診断基準

左室緻密化障害の診断には心エコーが最も有用であるが,統一した診断基準はない[1-3].JenniやStöllbergerらのヨーロッパの診断基準では,成人の心不全症例において診断基準を満たす症例が多数存在し,過大評価されている可能性が指摘されている.これを回避するため,米国Milwaukee診断基準では,左室心筋の肥厚の程度を拡張末期で計測することを提唱している[4].①心室壁の著明な肉柱形成と深く切れ込んだ間隙の特徴的な形態(non-compacted layer: NC)が,心室壁の1区域以上に広がっている(図2A〜C),②心室壁が,肉柱形成層(NC)と緻密層(compacted layer: C)の2層構造を呈し,拡張末期において,その比NC/C ratioが2以上である(図2A〜C),③カラードプラで間隙間に血流を確認できる(図2D),この3つの条件が,現時点で一般的に用いられている.また,左室造影やCT,MRIでは,左室壁が粗な肉柱形成層と緻密層の2層構造を呈する特徴的所見が観察される.

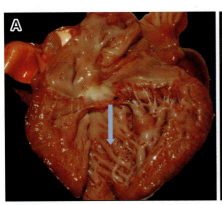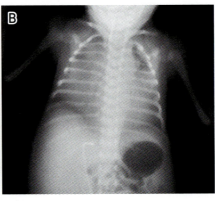

図1 左室緻密化障害による胎児心不全発症例
A:剖検心.左室に著明な肉柱形成(矢印)がみられる.B:胸部X線像.高度の心陰影の拡大が認められる.

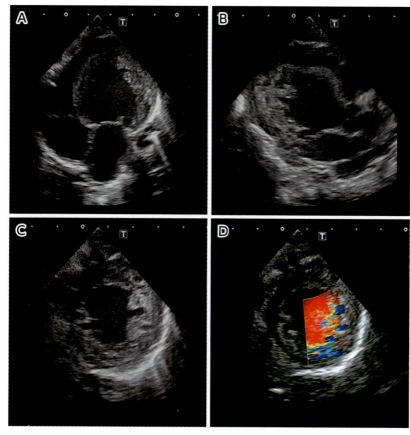

図2 心エコー図
A：四腔断面像，B：長軸像，C：短軸像，D：短軸像（カラードプラ）
A〜C：著明な肉柱形成と深い間隙がみられ，心室壁が肉柱形成層と緻密層の2層構造を呈し，肉柱形成が心室壁の1区域以上にわたる．D：カラードプラで間隙間に血流を確認できる．

d 病理学的特徴

　心室腔は Towbin が提唱するように種々の左室緻密化障害のタイプがあり，さまざまな程度の拡張を示す[5]．

　肉眼的には，拡張型心筋症や心内膜線維弾性症の所見と類似しているが，特に心尖部寄りを中心に細かい肉柱構造がみられ，緻密層の割合が著明に低下している（図1）．症例によって病変の広がりが異なり，左室の大部分や右室まで病変をみる場合や，左室の心尖部に限局する場合などさまざまである．

　組織学的には，心内膜の顕著な肥厚，弾性線維，膠原線維の増生をみる（図3，4）．また，脂肪細胞の浸潤や心筋細胞壊死がみられることがある[6]．細かい肉柱部分の心内膜面にしばしば血栓を認める．心筋層は心内膜下を中心に種々の程度

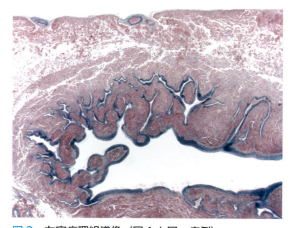

図3 左室病理組織像（図1と同一症例）
マッソン・トリクローム染色（弱拡大）．左室の著しい肉柱形成と心内膜の肥厚および緻密層の形成不全がみられる．

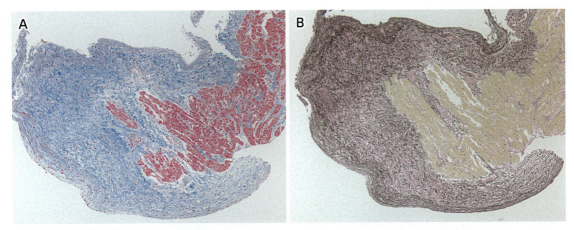

図4 左室病理組織像
A：マッソン・トリクローム染色（弱拡大）．心内膜の不均一な肥厚，心内膜下および間質の線維化がみられる．B：エラスティカ・ワンギーソン染色（弱拡大）．心内膜の著しい弾性線維の増生および心内膜下の高度の線維弾性症がみられる．

の変性を示し，中等度までの線維化を示す．しかし，拡張型心筋症にしばしばみられるような広範な心筋の脱落や斑状線維化巣はなく，組織学的にはむしろ心内膜線維弾性症の所見に類似している．心内膜下の線維化の原因は不明であるが，MRIやCT，心筋イメージングでは，心筋虚血や線維化などの組織変化が推測され，微小循環の機能不全による慢性虚血が示唆されている[7]．

心筋生検の所見は，線維化，心筋肥大，心内膜の肥厚や心内膜下の弾性線維増殖など非特異的な変化が主体である（図4）．

心筋生検が右室で行われた場合には，心筋変性，軽度から中等度の線維化を呈し，拡張型心筋症との鑑別が必要である．左室で行われた場合は，心内膜肥厚が著明であり，心内膜線維弾性症との鑑別が必要である．

電子顕微鏡所見では，胎児心筋に類似し，ミトコンドリアのヘビ状に延長した形態変化が報告されている[8]．

文献

1) Chin TK et al: Isolated noncompaction of left ventricular myocardium. Circulation **82**: 507-513, 1990
2) Ichida F et al: Clinical features of isolated noncompaction of the ventricular myocardium: long-term clinical course, hemodynamic properties, and genetic background. J Am Coll Cardiol **34**: 233-240, 1999
3) Stöllberger C et al: Left ventricular hypertrabeculation/noncompaction and association with additional cardiac abnormalities and neuromuscular disorders. Am J Cardiol **90**: 899-902, 2002
4) Paterick TE et al: Left ventricular noncompaction: a 25-year odyssey. J Am Soc Echocardiogr **25**: 363-375, 2012
5) Towbin JA: Left ventricular noncompaction: a new form of heart failure. Heart Fail Clin **6**: 453-469, 2010
6) Finsterer J et al: Histological appearance of left ventricular hypertrabeculation/noncompaction. Cardiology **98**: 162-164, 2002
7) Geer JC et al: Subendocardial ischemic myocardial lesions associated with severe coronary atherosclerosis. Am J Pathol **98**: 663-680, 1980
8) Bleyl SB et al: Xq28-linked noncompaction of the left ventricular myocardium: prenatal diagnosis and pathologic analysis of affected individuals. Am J Med Genet **72**: 257-265, 1997

TOPIC トピック　リバースリモデリング―②補助人工心臓装着前後の変化

心不全の特徴の一つに，心筋の構造的あるいは機能的変化（リモデリング）がある．最近まで，リモデリングは一方向進行性で不可逆的であると考えられていた．近年，心筋保護薬による適切な薬物治療や補助人工心臓による心負荷軽減により，著明な心筋の構造的・機能的回復（リバースリモデリング）を起こし得ることが明らかとなった．

リモデリングおよびリバースリモデリングの心筋病理変化は，細胞サイズと間質成分の変化に特徴づけられる[1]．一般に，重症心不全患者では心筋細胞は肥大し，細胞長，細胞径，細胞容積が増加する．また，間質結合組織の増生は顕著で線維化が強い．そのため，補助人工心臓装着前の細胞サイズが小さく線維化が少ないほど，リバースリモデリングをきたしやすいと考えられている[2]．

18ヵ月にわたる定常流補助人工心臓サポート下にリバースリモデリングが得られ，離脱に至った薬剤性心筋症症例を図1，2に示す．補助人工心臓サポート前後で，心筋細胞サイズは縮小し，線維化は増加していた．

これまで，多くの先行研究にて，補助人工心臓治療により細胞サイズが縮小することが報告されている．興味深いことに，その変化は装着期間と有意に相関しており，心筋への減負荷が大きく影響するものと推察される．間質の線維化については，補助人工心臓治療後に増加するという報告が多く[3]，Ⅰ/Ⅲ型膠原線維比の上昇および架橋構造の増加やこれに伴う心筋スティフネスの増加が報告されている[4]．通常，間質における線維化の増加はリバースリモデリングにとって負に働くが，新しい心筋細胞が形成され，心機能改善に関与する可能性が示唆されている[5]．しかしながら，補助人工心臓治療により線維化が減少するという報告もあり，いまだ意見の一致をみない．リバースリモデリングに関する細胞分子レベルでの変化についてもいくつかの先行研究がある．心筋小胞体 Ca^{2+}/ATPase（SERCA2）mRNA の発現上昇による Ca^{2+} ハンドリング経路の改善や各種細胞骨格蛋白の増加が報告されている[1, 5]．

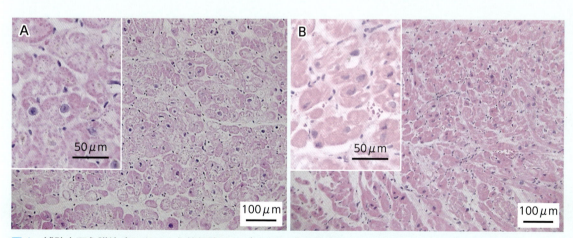

図1　補助人工心臓治療における心筋細胞サイズの変化（HE 染色）
A：補助人工心臓装着時（左室心尖部），B：補助人工心臓サポート離脱後（左室生検）
38歳女性．薬剤性心筋症．18ヵ月にわたる定常流補助人工心臓治療により，左室駆出率は13%から52%へ，左室拡張末期径は61 mm から41 mm へ改善した．心不全で腫大していた心筋細胞サイズは，補助人工心臓治療後に有意に縮小した．

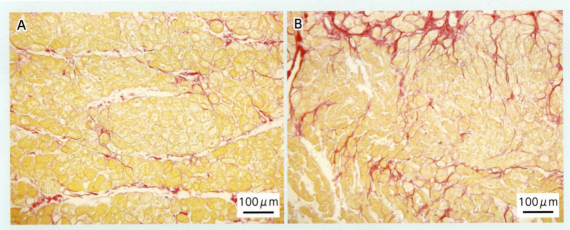

図2 補助人工心臓治療における線維化の変化（ピクロシリウスレッド染色）
A：補助人工心臓装着時（左室心尖部），**B**：補助人工心臓サポート離脱後（左室生検）
図1と同一症例．間質の線維化は，補助人工心臓治療後に明らかな増加を認めた．

◇文献

1) Wohlschlaeger J et al: Reverse remodeling following insertion of left ventricular assist devices (LVAD): a review of the morphological and molecular changes. Cardiovasc Res **68**: 376-386, 2005
2) Saito S et al: Cardiac fibrosis and cellular hypertrophy decrease the degree of reverse remodeling and improvement in cardiac function during left ventricular assist. J Heart Lung Transplant **29**: 672-679, 2010
3) Ambardekar AV, Buttrick PM: Reverse Remodeling With Left Ventricular Assist Devices: A Review of Clinical, Cellular, and Molecular Effects. Circ Heart Fail **4**: 224-233, 2011
4) Klotz S et al: Mechanical unloading during left ventricular assist device support increases left ventricular collagen cross-linking and myocardial stiffness. Circulation **112**: 364-374, 2005
5) Birks EJ: Molecular changes after left ventricular assist device support for heart failure. Circ Res **113**: 777-791, 2013

TOPIC トピック　リバースリモデリング—③肺性心

a　肺性心とは

肺疾患による肺循環の障害によって，肺動脈圧の上昇すなわち肺高血圧をきたし，右心系の拡大・肥大が生じた状態である．右心不全に伴ううっ血と低心拍出による循環障害が認められる．

b　肺高血圧症に対する薬物治療による肺血管のリバースリモデリング

肺循環では，血管内皮細胞から産生される血管拡張因子である一酸化窒素（nitric oxide: NO）とプロスタグランジン I_2（PGI_2），さらに血管収縮因子であるエンドセリンが血管平滑筋に作用して，それぞれ肺血管を弛緩・収縮させる．肺高血圧症の治療には，NOシグナルの伝達物質であるcGMPを増加させるホスホジエステラーゼ5阻害薬と可溶性グアニル酸シクラーゼ刺激薬，PGI_2とその誘導体，およびエンドセリン受容体拮抗薬の3系統の生理活性物質に関係する特異的治療薬が用いられる．これらの薬は肺血管を弛緩させるのみならず，肺動脈平滑筋細胞の増殖抑制作用を持ち，さらに PGI_2 である epoprostenol は平滑筋細胞のアポトーシス誘導作用も有し，狭窄した肺動脈にリバースリモデリング作用を発揮すると考えられている[1]．

c　薬物治療による右心のリバースリモデリング

右室は，肺高血圧による圧負荷，三尖弁逆流・肺動脈弁逆流による容量負荷とそれらの代償機転により拡大・肥大をきたす．右室圧上昇に伴い，心室中隔が左室側に偏移し，左室の圧排や変形，左室内腔の狭小化を認める．

前述の3系統の薬剤を早期から使用し，肺動脈圧すなわち右室後負荷を減少させることにより，心室中隔の偏移は軽減し（図1），右心系の拡大が改善し，右心にリバースリモデリングが生じる．したがって，肺動脈圧を積極的に下げていく治療が必要である．

◆文献

1) Akagi S et al: Prostaglandin I2 induces apoptosis via up-regulation of Fas ligand in pulmonary artery smooth muscle cells from patients with idiopathic pulmonary arterial hypertension. Int J Cardiol **165**: 499-505, 2013

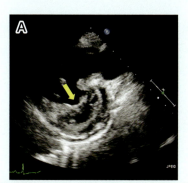
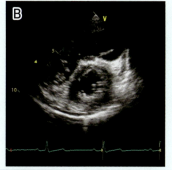

肺動脈圧（mmHg）	135/54（91）
肺血管抵抗（Wood単位）	23

肺動脈圧（mmHg）	50/28（38）
肺血管抵抗（Wood単位）	9.7

図1　肺高血圧症の薬物治療による心室中隔の偏移の軽減
A：治療前，B：治療後．肺動脈性肺高血圧症患者（31歳女性）の心エコー図．治療前に心室中隔の偏移が著明（矢印）で，左室は三日月状を呈していたが，tadalafil, ambrisentan, epoprostenol による加療にて肺動脈圧は低下し，心室中隔の偏移は軽減している．

TOPIC トピック たこつぼ型心筋症

突然の胸痛など急性心筋梗塞に類似する症状で発症し，左室心尖部を中心とする広範な可逆性収縮低下像（図1）は，広島市民病院の佐藤らにより「ツボ型」と形容され，この像を呈する特異な症例は「たこつぼ型心筋症」としてわが国の循環器医の共通認識となった．広範な心室無収縮域は冠動脈一枝の灌流障害では説明できないため，本例は多枝冠動脈攣縮による気絶心筋の臨床例とされた[1]．わが国で報告された気絶心筋の症例に，多くの「たこつぼ型心筋症」例が混入している可能性がある[2]．

最初の報告より四半世紀経った現在でも，その疫学（高齢女性が多い），誘因（情動ストレス），病態生理（無収縮と過収縮，速やかな回復），病理形態，症状（胸痛，呼吸困難や，無症候例の存在）などに不明な点が多く，加えて，心電図，心臓核医学検査，心臓核磁気共鳴画像法（MRI）などに対応する心筋病理所見は十分に解明されていない．

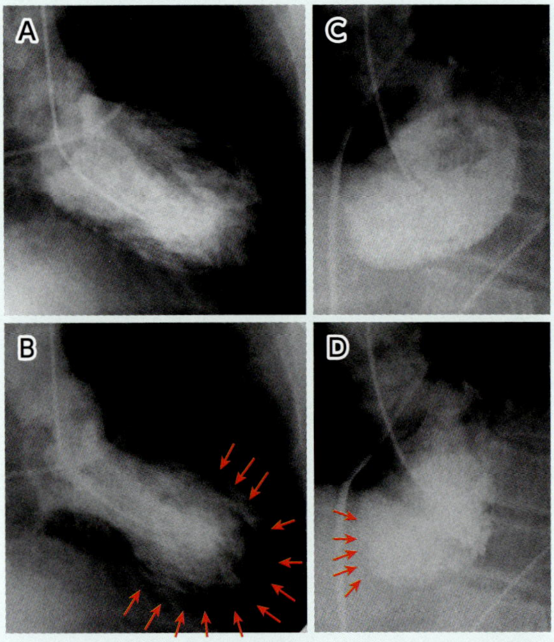

a　心室病変（左室心尖部の無収縮）

左室造影像にみられる左室心尖部の無収縮（バルーニング）域（図1）では，心筋梗塞にみられる多量の心筋細胞の変性・（凝固）壊死・脱落はみられない．剖検所見（図2）では，心基部では線維化と心筋細胞の好酸性変性を認めるのみだが，心尖部は心基部に比し心筋障害が高度で，筋束間の粗な線維症に加えて，散在性に心筋好酸性変性・壊死巣が認められる．

剖検例（9例）の検討では，障害心筋細胞数は心基部で平均6.4%（3.0〜14.7%）に対し，心尖部では13.5%（6.3〜23.6%）と多いが，この障害量で心筋の無収縮を説明することは困難である．心筋細胞の障害は個々の心筋細胞，もしくは筋束内の数個の心筋細胞にとどまり（図2C, D），心室筋循環の最小単位をなす微小循環単位[3]とは形態学的に異なる．

心基部の過収縮については，過収縮の機序，組織所見に関する定説はない．第6病日に死亡した83歳女性の症例では，無収縮の心尖部では障害を受けた細胞が萎縮融解を呈しており（図3B），過収縮を示した心基部左室中間層で分節化（segmentation）が著明である（図3A）．この分節化が過収縮に対応する変化かもしれない[4]．

b　心電図所見

本症の心電図所見は，日数の経過とともに（図4），ST上昇の後に陰性T波に移行し，その後回復する．少数例でQ波，胸部誘導のR波の減高がみられる．ST上昇では明らかな鏡像的なST低下が欠如するといわれる．一部の症例では，組織上，左右心室心尖部の心外膜側心筋細胞の障害と心外膜

図1 たこつぼ型心筋症の急性期左室造影像（77歳男性）
第20病日で死去．**A**：RAO 拡張期像，**B**：RAO 収縮期像．心尖部の広範な無収縮域（矢印）を示す．**C**：LAO 拡張期像，**D**：LAO 収縮期像．心尖部中隔の収縮低下（矢印）を示す．
RAO：右前斜位，LAO：左前斜位

トピック：たこつぼ型心筋症

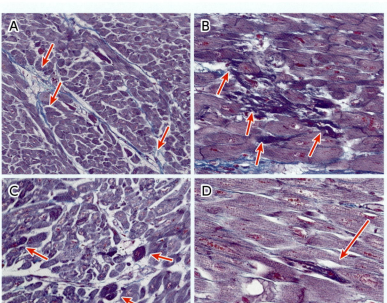

図2 剖検心の組織像（77歳男性）
A：心尖部前壁．筋束間の粗な結合組織増加を認める（アザン染色，×100）．B：心尖部側壁．散在性に心筋細胞の好酸性変性（アザン染色濃染）像を認める（アザン染色，×200）．C：心尖部の中隔寄り．変性心筋細胞の集合ならびに心筋壊死像をみる（アザン染色，×400）．D：心尖部の後壁寄り．散在性に心筋細胞の好酸性変性像をみる（アザン染色，×400）．

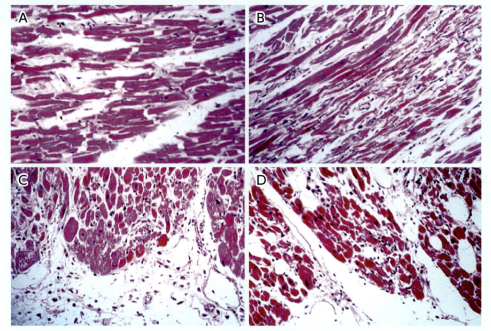

図3 第6病日に死亡した83歳女性例の剖検心の組織像
A：左室心基部左室中間層（心基部は過収縮を呈する）．多くの心筋細胞間の連続性が失われる分節化（segmentation）を呈している（HE染色，×100）．
B：左室心尖部無収縮域．障害を受けた細胞が萎縮し，伸展されている．心筋細胞融解を起こしている像が多くみられる（HE染色，×100）．
C：左室心尖部の心外膜側心筋．心外膜直下の心筋細胞は好酸性変性，萎縮・融解を示し，反応性と考えられる遊走細胞浸潤が，心外膜から心筋層内に浸潤している（HE染色，×200）．
D：右室心尖部の外層心筋．C図と同様に，心筋の変性と間質に遊走細胞浸潤を認める（HE染色，×200）．

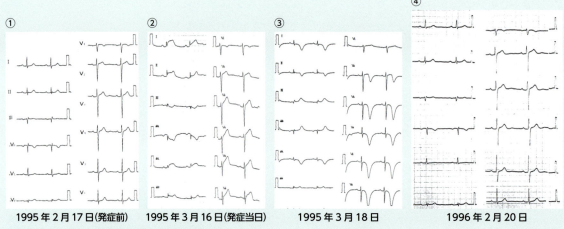

図4 たこつぼ型心筋症症例の心電図経過
60歳女性．たこつぼ型心筋症発症以前，および発症当日から1年後までの心電図経過を示す．
急性期（②③）にはⅡ誘導，aVF誘導で下に凹のST上昇，Ⅰ誘導，aVL誘導では上に凸のST上昇をみる．aVR誘導では強いST低下をみる（鏡像的変化）．その後，ST上昇の軽快につれて，T波の陰転化，巨大陰性T波，QT延長，相対的な徐脈などをみた（④）．

への細胞浸潤がみられるため（図3C，D），心外膜炎の要素も関連している可能性がある[4]．

c 核磁気共鳴画像法（MRI）（図5）

MRIを用いることで，本症の急性期から慢性期に至る経過を観察できる．MRIによる所見は左室のみならず右室（34％）にもみられ，急性期にみられた浮腫は慢性期にはほとんど消失している[5]．加えて，心囊液貯留，胸水貯留の存在，少数例で後期ガドリニウム増強像［遅延造影（LGE）としてしまうかは最後に決定］を示し，心筋炎のMRI所見で認められるような心筋溢血，毛細血管漏出，水腫，線維症が2/3に認められる．

d 心筋生検

本症で，心筋生検についての報告は多くない[6]．図6は経時的に生検を受けた症例の組織像で，心筋炎と組織診断されてしまうこともある所見がみられる．急性期（図6A，B）の組織像は浮腫状で，小円形細胞の増加，心筋細胞障害像が散見されるため，心筋炎と形態学的に診断されてしまう可能性がある．ただし，遊走細胞は主に結合組織系の細胞であり，リンパ球は少なく，マクロファージも少ない．通常の心筋炎としては，線維成分の増加が目立つ点が合わない．慢性期（図6D）では間質の浮腫（水腫）は消退し，全体として，わずかな線維化巣を残して，治癒期の所見を示す[4]．

たこつぼ型心筋症の定義では「急性発症の原因不明の左室心尖部バルーン状拡張を呈する」とされており，左室病変のみを強調しているが，右室病変も存在する[7]．

e 予後

本症は良好な予後を持つと従来よりいわれてきたが，本症の5％は心破裂，重症後遺症を呈することが知られている．MRIによる心筋病変の観察は，重症例を見落とさず，予後の改善に寄与することが期待される．

◆文献

1) 石原正治ほか：たこつぼ型心筋症．呼吸と循環 45：879-885，1997
2) 木内信太郎ほか：気絶心筋を心臓磁気共鳴画像で経時的に観察しえた1例．J Cardiol 44：59-64，2004
3) 金子 昇：心筋内微小循環系の基本構造と機能特性に関する形態学的研究．東女医大誌 51：1574-1592，1981

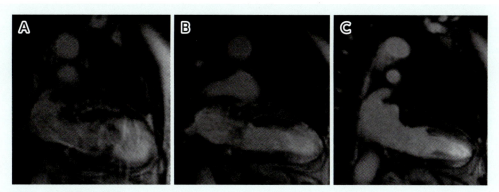

図5　MRI所見の経過
A：急性期．第3病日．左室心尖部はバルーニング様形態を呈し，心尖部心筋の菲薄化が観察される．B：慢性期．第45病日．心尖部拡張は回復し，心尖部心筋にガドリニウム染色性がみられる．C：回復期．第157病日．左室形態は正常化し，左室心筋性状も正常化（ガドリニウム非染色）している．

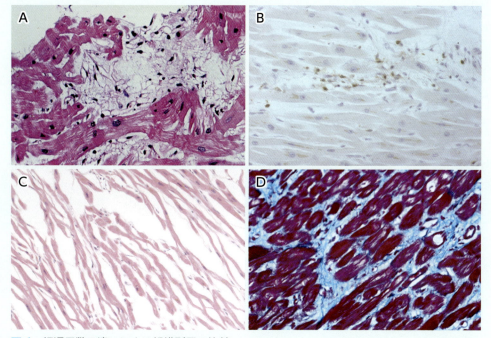

図6　経過日数の違いによる組織所見の比較
A：第5病日．48歳男性．心筋細胞は巣状に脱落し，粗な間質に，幼弱な結合組織の増加を認める（HE染色，×400）．B：第4病日．66歳女性．障害壊死心筋に対して抗LCA（leukocyte common antigen）免疫染色陽性の白血球を含む，小円形細胞の（反応性）集簇をみる（抗LCA免疫染色，×200）．C：回復遷延例（旭中央病院，大江憲司先生より提供）．80歳代女性．間質は強い水腫（浮腫）を示す（HE染色，×100）．D：1ヵ月後の生検例．粗な間質（間質水腫）は消退し，アザン染色で淡青染する結合組織を認める（アザン染色，×400）．

4) 河合祥雄："タコツボ"型心筋炎とはどういう疾患か—"タコツボ"型心筋障害炎症説の検討—．心エコー **2**：860-865, 2001
5) Eitel I et al: Clinical characteristics and cardiovascular magnetic resonance findings in stress (takotsubo) cardiomyopathy. JAMA **306**: 277-286, 2011
6) 河合祥雄ほか：たこつぼ心筋症の病理．心臓 **42**：431-440, 2010
7) Kawai S et al: Guidelines for diagnosis of takotsubo (ampulla) cardiomyopathy. Circ J **71**: 990-992, 2007

TOPIC 中性脂肪蓄積心筋血管症（TGCV）

a　疾患概念と病態

中性脂肪蓄積心筋血管症（triglyceride deposit cardiomyovasculopathy: TGCV）は，わが国の心臓移植待機症例より見出された新規疾患単位で，心筋および冠動脈に中性脂肪が蓄積する結果，重症心不全，心筋症（肥大型，拡張型），狭心症などをきたす難病である[1-4]．これまで中性脂質が蓄積する先天性の脂質代謝異常症は，骨格筋疾患では報告されてきたが，中性脂肪が心筋，血管で蓄積する報告はなかった．正常心ではエネルギーとなる長鎖脂肪酸（long chain fatty acid: LCFA）が，TGCVでは利用できず，中性脂肪として蓄積するため，エネルギー不全（energy failure）と脂肪毒性（lipotoxicity）による臓器障害が生じる[3]．組織中のTG蓄積量と血清TG値が必ずしも相関しない特徴があり，体格指数（body mass index: BMI）や体重とも関連がない．

b　病因と疫学

1）原発性TGCV

現時点での明らかな遺伝的原因は，細胞内中性脂肪分解の必須酵素であるadipose triglyceride lipase（ATGL）の遺伝子変異であり，ホモ接合体はTGCVを発症する．ホモ接合体は，わが国で7例，世界的に40例程度が報告されている[5]．ヘテロ接合体の表現型は未だ不明である．

2）特発性TGCV

心臓死した剖検心の解析[6]によると，原発性と同様に，心筋および冠動脈平滑筋に中性脂肪が蓄積するが，原発性とは異なりATGLの欠損はない．原因は不明である．糖尿病合併例に認められることがある．わが国における患者数は数万人と推定される．

c　臨床

主として成人以降から壮年期で動悸，息切れ，労作時呼吸困難，易疲労感，浮腫などの心不全症状を訴える．本症に認められる胸痛，胸部絞扼感は，安静時や夜間にも生じ，ニトログリセリン舌下が著効しないことが多い．心肺停止の既往や突然死の報告もある．糖尿病は合併率が高い．遺伝的ATGL欠損症では，骨格筋ミオパチー（軽症～

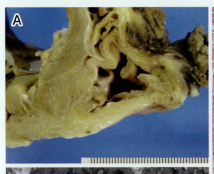
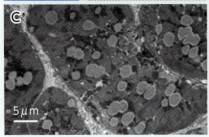
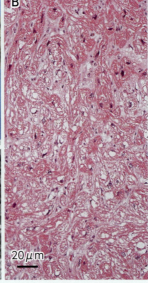

図1　原発性TGCV（遺伝的ATGL欠損症）の心筋病変
A：肉眼所見（割面），B：組織像（HE染色），C：電子顕微鏡像
（A, C 図：Hirano K et al: Cardiomyocyte steatosis and defective washout of iodine-123-β-methyl iodophenyl-pentadecanoic acid in genetic deficiency of adipose triglyceride lipase. Eur Heart J **36**: 580, 2015 より改変）

重症）を合併する．

d 検査所見，病理所見

詳細は，「診断の手引き（第3版）」（http://www.cnt-osaka.com/）を参照されたい．

1）末梢血多核白血球の TG 蓄積

血液塗抹標本にて，多核白血球に空胞変性（Jordans' anomaly[7]）を認める[8]．

2）心筋における TG 蓄積

心筋細胞内の TG の沈着により，肉眼は全体的に黄色調であり（図1A），組織ではパラフィン包埋切片では脱脂されて空胞化として認められる（図1B）．電子顕微鏡所見では脂肪滴として観察される（図1C）．心筋生検でも同様である．LCFA の放射性アナログである BMIPP（β-methyl-p-iodophenyl-pentadecanoic acid）シンチグラフィを用いて，LCFA 代謝異常を評価する．本症では，BMIPP の washout rate（WOR）が著減する（図2C）[9]．心臓 CT，MR スペクトロスコピー（図2A，B）で，TG 蓄積を観察できる．

3）冠動脈での TG 蓄積

TGCV の冠動脈は，血管壁全層に脂質蓄積を示す泡沫化した平滑筋細胞を認める．進行例の冠動脈は，いわゆる粥腫とは異なる細胞性内膜肥厚による求心性狭窄を示す（図3）[10]．

◆文献

1) Hirano K et al: Triglyceride deposit cardiomyovasculopathy. N Engl J Med **359**: 2396-2398, 2008
2) Hirano K: A novel clinical entity: triglyceride deposit cardiomyovasculopathy. J Atheroscler Thromb **16**: 702-705, 2009
3) Hirano K et al: Genetic mutations in adipose triglyceride lipase and myocardial up-regulation of peroxisome proliferated activated receptor-γ in patients with triglyceride deposit cardiomyovasculopathy. Biochem Biophys Res Commun **443**: 574-579, 2014
4) Higashi M, Hirano K (equal contribution) et al: Distinct cardiac phenotype between two homozygotes born in a village with accumulation of a genetic deficiency of adipose triglyceride lipase. Int J Cardiol **192**: 30-32, 2015
5) Kaneko K et al: A novel mutation in PNPLA2 causes neutral lipid storage disease with myopathy and triglyceride deposit cardiomyovasculopathy: a case report and literature review. Neuromuscl Dis **24**: 634-641, 2014
6) Ikeda Y, Zaima N (equal contribution) et al: Coronary triglyceride deposition in contemporary advanced diabetics. Pathol Int **64**: 325-335, 2014
7) Jordans GH: The familial occurrence of fat containing vacuoles in the leukocytes diagnosed in two brothers suffering from dystrophia musculorum progressiva (ERB). Acta Med Scand **145**: 419-423, 1953
8) Suzuki A, Nagasaka H (equal contribution) et al:

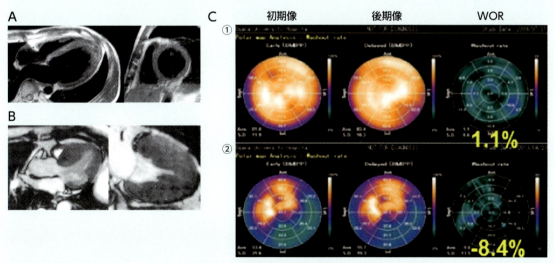

図2 原発性 TGCV（遺伝的 ATGL 欠損症）の心臓 MRI と BMIPP シンチグラム
A：拡張型心筋症様表現型，B：肥大型心筋症様表現型，C：2症例の BMIPP シンチグラム（①NYHA Ⅰ度，②NYHA Ⅲ度）
（C図：Hirano K et al: Cardiomyocyte steatosis and defective washout of iodine-123-β-methyl iodophenyl-pentadecanoic acid in genetic deficiency of adipose triglyceride lipase. Eur Heart J **36**: 580, 2015 より改変）

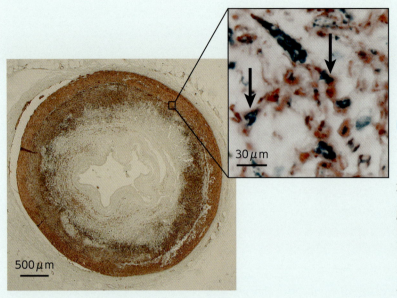

図3 原発性TGCV（遺伝的ATGL欠損症）の冠動脈ミクロ像（断面）

ズダンブラック染色（青）と抗α平滑筋アクチン免疫染色（赤）の二重染色（矢印）．TGが蓄積した血管平滑筋細胞を示す．

[Ikeda Y, Hirano K（equal contribution）et al: A novel type of human spontaneous coronary atherosclerosis with triglyceride deposition. Eur Heart J **35**: 875, 2014 より改変]

Peripheral leukocyte anomaly detected with routine automated hematology analyzer sensitive to adipose triglyceride lipase deficiency manifesting neutral lipid storage disease with myopathy/triglyceride deposit cardiomyovasculopathy. Mol Genet Metab Rep **1**: 249–253, 2014

9) Hirano K et al: Cardiomyocyte steatosis and defective washout of iodine-123-β-methyl iodophenyl-pentadecanoic acid in genetic deficiency of adipose triglyceride lipase. Eur Heart J **36**: 580, 2015

10) Ikeda Y, Hirano K（equal contribution）et al: A novel type of human spontaneous coronary atherosclerosis with triglyceride deposition. Eur Heart J **35**: 875, 2014

MEMO メモ 原発性心内膜線維弾性症

心内膜線維弾性症（endocardial fibroelastosis: EFE）は，心内膜の弾性線維・膠原線維増生による肥厚によって心機能障害を呈する心疾患である．乳幼児期に発症することが多く，重篤な心不全を呈する疾患であるが，最近は発生頻度が以前に比べて減ってきている．成因については胎生期の心筋炎説，心筋虚血説などがある．ムンプスウイルスとの関連を示唆する報告[1]もあるが，なお不明である．岡田ら[2]は特発性心筋炎の流行の翌年にEFEが増加すると報告し，また丹羽[3]も両者の発生頻度に年度ごとの相関がみられ感染因子との関連が示唆されると報告している．ほとんどの症例は左室，時に両心室の著しい拡張を呈し，収縮力の低下を示す（通常型）が，まれに拡張を示さない型（収縮型）があり，高度の心室流入障害を呈する．

a 臨床所見

本症の多くは新生児，乳幼児期に左心不全症状をもって発症し，多呼吸，哺乳不良，体重増加不良などが主徴となる．心音は微弱でしばしば奔馬音を聴取するが，肺動脈圧上昇のために肺動脈性II音亢進，肺動脈駆出音を聴取することもある．時に僧帽弁閉鎖不全による収縮期雑音を聴取する．中等度から高度の肝腫大を認め，四肢末端は冷たく，脈も微弱なことが多い．

b 画像所見

胸部X線像では，著明な心拡大を示し，肺野はうっ血像を認める．心電図は，典型例ではST低下，T波の陰転化，平低化，左房左室肥大を示す．心エコー図では，左房左室の高度な拡張，心室中隔の右室方向への張り出しを認め，左室壁運動・駆出率の低下，僧帽弁口の拡大，僧帽弁逆流をみる．心臓カテーテル所見では，左室拡張末期圧，左房圧，肺動脈楔入圧の上昇がみられる．新生児，乳児期早期に高度の心不全で発症し，無雑音あるいは僧帽弁閉鎖不全の雑音を認め，心奇形が認められない場合にはEFEを考慮に入れる必要がある．

c 鑑別診断

心筋炎，拡張型心筋症（DCM），左冠動脈肺動脈起始症[BWG（Bland-White-Garland）症候群]，左室緻密化障害（心筋緻密化障害）などとの鑑別が必要である．心筋炎は心電図上，低電位差，不整脈がみられ，血中の心筋逸脱酵素の上昇，ミオシン軽鎖，トロポニンTなどの上昇，白血球増加，CRP上昇などの所見をみる．

DCMとの鑑別はしばしば困難であり，確定には組織学的診断が必要である．EFEでは心内膜の肥厚が顕著であり（図1，2），左室心筋生検所見にて著明な弾性線維増生を伴う心内膜肥厚（平均160μm）がみられ（図3，4），心内膜下の種々の程度の心筋傷害も認められる．右室の心内膜は肥厚が軽いことも多く，右室生検では診断的価値が低い．DCMでは心内膜肥厚はほとんどないか軽度であり，一方で心筋は変性，線維化が目立つことが多い．

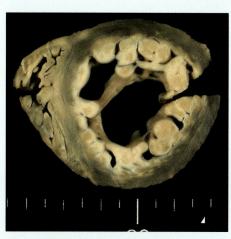

図1　原発性EFEの剖検内眼所見
左室心内膜の広範な肥厚をみる．

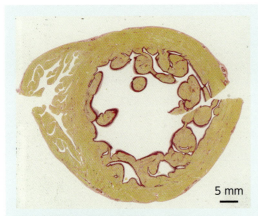

図2　原発性EFEの剖検ルーペ像
心内膜肥厚が顕著である．エラスティカ・ワンギーソン染色．

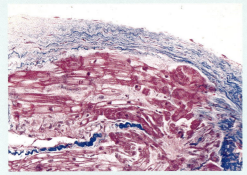

図3　原発性EFEの左室心筋生検組織像
弾性線維増生を伴う心内膜の著明な肥厚をみる．心内膜下の種々の程度の心筋傷害も認められる．マッソン・トリクローム染色，対物×20．

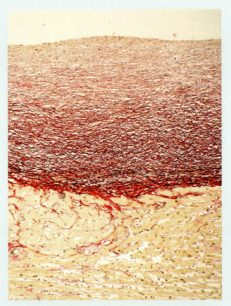

図4　原発性EFEの剖検左室心筋組織像
心内膜の弾性線維の増生を伴う顕著な肥厚が認められる．エラスティカ・ワンギーソン染色，対物×4．

　BWG症候群では，心電図上Ⅰ，aVLにQ波を認め，心臓カテーテルでは冠動脈の肺動脈起始を示す．

　左室緻密化障害では心室の網目状の肉柱と緻密層の減少を示し，心エコー図による網目状肉柱の描出により鑑別が可能である．なお，左室緻密化障害でも心内膜肥厚を呈するので，心筋生検による鑑別は困難である．

d　治療，予後

　本症の予後は一般に不良で，半数以上の症例は発症後1年以内に死亡する[3]．なお，一部の症例では抗心不全療法によく反応し，寛解することがある[4]．寛解例は心電図上の左室肥大が高度で，左室造影による心筋重量／容積比が比較的大きいことが多い．治療は薬物による抗心不全療法が中心になる．欧米では抗心不全療法が効を奏さない予後不良例に対して心臓移植が行われている[5]．

◇文献

1) Ni J et al: Viral infection of the myocardium in endocardial fibroelastosis. Molecular evidence for the role of mumps virus as an etiologic agent. Circulation **95**：133-139, 1997
2) 岡田了三，福田圭介：小児心筋炎に関する臨床的研究，小児慢性疾患（臓器系）研究班，昭和53年度研究報告集，p20-22，1979
3) 丹羽公一郎：原発性心内膜線維弾性症の臨床疫学．日児誌 **88**：1021-1033，1984
4) 丹羽公一郎：原発性心内膜線維弾性症長期寛解例の臨床的検討．日児誌 **88**：1034-1039，1984
5) Frazier OH et al: Heart transplantation in an 8-month-old girl, 10th anniversary report. Texas Heart Institute J **22**：115-118, 1995

第Ⅲ章　心肥大を主病態とする疾患

1　肥大型心筋症

a）臨床

a　概要と疫学

肥大型心筋症（hypertrophic cardiomyopathy: HCM）は，左室拡張機能障害，左室流入障害を主病態とする疾患であり，形態的に心内腔の拡大を伴わない心肥大，左室または右室の非対称性の肥大を認めるなどを特徴とする．心筋肥大を呈する他の心疾患（高血圧性心疾患，大動脈弁狭窄症），二次性の心筋症を除外する必要がある．

米国，日本，中国などでの有病率は500人に1人（0.2%）と報告されている．

b　病型

Maronの分類では，肥大の様式に応じて4つの型に分類されている（図1）．

HCMのなかでは，心筋肥大の部位や病態の進展により下記の病型が認められる．

1) **閉塞性肥大型心筋症（hypertrophic obstructive cardiomyopathy: HOCM）**

左室流出路の狭窄（圧較差＞30 mmHg）を特徴とし，HCMの約25%を占める．

2) **心室中部閉塞性肥大型心筋症（mid-ventricular obstructive cardiomyopathy: MVO）**

心室中部の狭窄（圧較差＞30 mmHg）を特徴とする．経過中に心尖部の収縮低下と心尖部瘤を形成することがある．

3) **心尖部肥大型心筋症（apical hypertrophic cardiomyopathy: APH）**

日本から初めて報告された病型で，東北アジア人に多いとされている．心電図上の左側胸部誘導で巨大陰性T波（≧1.0 mV）や左室造影第一斜位で左室内腔がスペード型を呈することが特徴的である．

他の病型とやや異なる臨床像を示し，比較的予後は良好で遺伝子異常の頻度は少ないとされているが，突然死の報告も散見される．また，男性より女性の死亡率が高いとの報告もある．

4) **拡張相肥大型心筋症（dilated phase of HCM: D-HCM）**

経過中，肥大した心室壁の菲薄化，左室収縮能の低下，左室内腔の拡大を呈し，拡張型心筋症に類似した病態を示す．HCMの約5%程度とされて

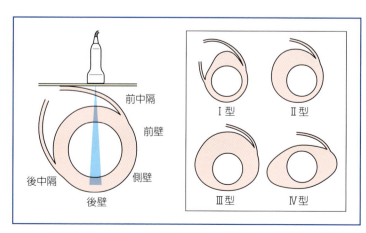

図1　Maronの分類
Ⅰ型：前壁中隔に限局した肥大，Ⅱ型：心室中隔全体に及ぶ肥大，Ⅲ型：心室中隔から左室前壁・側壁を含む肥大，Ⅳ型：基部前壁中隔以外の肥大（後中隔，心尖部側の前側壁あるいは中隔など）

おり，予後は極めて不良である．メカニズムは不明であるが，微小血管障害による広範な心筋虚血が重要な役割を担っていることも一因といわれている．過剰な酸化ストレスも認められる[1]．

c 遺伝子異常

HCMの病因として16種類以上の遺伝子の900種類以上の変異が報告されており，家族性HCMの約50〜60％の家系において病因が明らかにされている．

HCM患者の遺伝子異常の多くはβミオシン重鎖（MYH7），ミオシン結合蛋白C（MYBPC3）遺伝子の変異である．その他，トロポニンT（TNNT2），αミオシン重鎖（MYH6），調節ミオシン軽鎖（MYL2），ミオシン必須軽鎖（MYL3），タイチン（TTN），タイチンフィラメント蛋白，心筋アクチン（ACTC1），αトロポミオシン（TPM1），トロポニンI（TNNI3），テレトニン／Tcap（TCAP），などのサルコメアや心筋細胞骨格の構成蛋白，Z帯テレトニン，筋LIM蛋白，ミオゼニン2などZ帯の構成蛋白，ジャンクトフィリン2，ホスホランバンなどのカルシウムハンドリングに関与する蛋白などの遺伝子変異が報告されている（図2）．

Noonan症候群は，細胞内のRas/MAPKシグナル伝達系に関わる遺伝子（PTPN11，SOS1，RAF1，RIT1，KRAS，BRAF，NRAS，SHOC2，CBL遺伝など）の先天的な異常によって，特徴的な顔貌，先天性心疾患，心筋症，低身長，胸郭異常，停留精巣，知的障害などを示す常染色体優性遺伝性疾患である．20〜30％にHCMを認める．

d 症状，臨床経過

HCMにおける臨床診療上の注意点としては，左室流出路狭窄の重症度，僧帽弁逆流（MR）の重症度，不整脈リスク（上室性，心室性），左心機能の評価などがある．

HCM患者では，心臓の形態，機能異常に応じて倦怠感，呼吸困難，胸痛，動悸，失神などさまざまな症状を認める．それぞれの症状は，主に収縮期左室流出路狭窄，拡張機能障害，心筋虚血，不整脈などの病態に起因する．HCM患者で最も

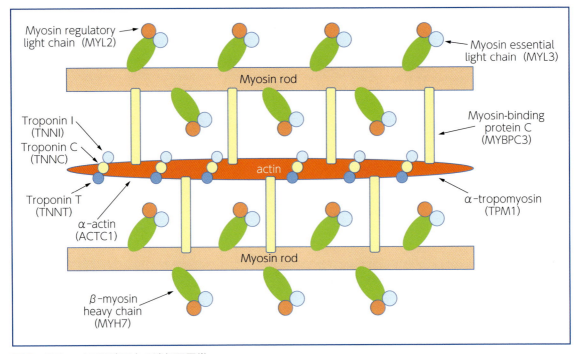

図2 サルコメア関連蛋白の遺伝子異常

一般的な症状は呼吸困難で，労作時呼吸困難，夜間呼吸困難，易疲労感などを自覚するが，これは左室の拡張機能低下に伴う肺うっ血や左室内腔の狭小化に伴う心拍出量の低下に起因すると考えられる．

胸痛を訴える患者も多いが，この症状は冠動脈の壁肥厚や内腔狭窄による心筋酵素の需要と供給のミスマッチ，冠動脈予備能の低下が原因と考えられる．

動悸は，HCM患者では上室性もしくは心室性不整脈に伴う症状であることが多い．発作性心房細動や持続性心房細動の場合もあり，HCM患者が心房細動を合併する場合には血栓塞栓症を高頻度に発症するといわれており，抗凝固療法など適切な治療が必要である．

e 検査

HCMでは何らかの心電図変化を伴うことが多く，下壁誘導（Ⅱ，Ⅲ，aVF）側壁誘導（Ⅰ，aVL，V4-6）での異常Q波，左軸偏位をよく認める．APHでは心尖部の肥大を反映したV4-6の深い巨大陰性T波（$\geqq 1.0\,mV$）が特徴的である．

心エコー検査はHCM診断の中心を担っている．肥大の形態，左室流出路狭窄の有無・圧較差，拡張障害などの評価が可能であり，特徴的な所見としては心室中隔壁厚／左室後壁厚が1.3以上を示す非対称性中隔肥大（asymmetric septal hypertrophy: ASH）がある（図3）．HOCMで

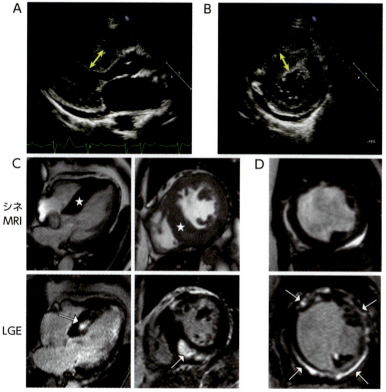

図3 HCMの心エコー図と心臓MRI
A, B：心エコー図．非対称性の中隔肥大（両矢印）を示す．
C：HCMのシネMRIでは，心室中隔部（星印）の著明な肥厚所見と同部に一致して遅延造影所見（LGE）（矢印）がみられる．右室・左室の前後接合部にもLGEがみられる．
D：拡張相肥大型心筋症（D-HCM）のシネMRIでは，左室内腔の拡大所見，壁の菲薄化および収縮障害がみられ，HCMと類似の所見が特徴的である．LGEの範囲は広く（矢印），同部の心筋線維化が示唆される．
（C, D図：廣江道昭ほか：CT・MRIから診る―心筋病理との関連について．Heart View 17: 220-235, 2013）

は，僧帽弁の収縮期前方運動（systolic anterior movement: SAM）を認める．

その他，HCM に対する画像診断法として心臓 MRI が注目されている．壁肥厚の評価や，遅延造影（late gadolinium enhancement: LGE）による心筋障害の評価が可能であり，HCM の画像的評価の重要な地位を占めつつある（図3）．LGE が左室容積の 15％ 以上を占める場合は突然死のリスクになるとの報告[2]もあり，今後リスク評価にも活用される可能性がある．

心筋生検は，心筋肥大を呈する他の心疾患との鑑別のために重要である．HCM の所見としては，心筋細胞の肥大，錯綜配列，核の変形，間質線維化などがある（詳細は次項 b「病理」参照）．

f 予後

欧米の報告では，かつて HCM の死亡率は 4～6％/年と報告されていたが，近年では心不全治療薬の開発，植込み型除細動器（ICD），手術療法などの普及により予後は改善してきている．現在では，HCM 患者は基本的に良好な経過をたどることが多いとされている（死亡率 1％/年）．

g 治療

HCM の根本的な病因については不明な点が未だ多いため，根本的な病因に対する治療は難しく，病態的異常，すなわち心不全，不整脈，拡張異常を考慮しながら対症療法を行うことが中心となる（図4）[3]．基本的に治療対象となるのは有症候性の HCM であり，心不全および左室流出路狭窄の有無，突然死リスクなどにより治療方針は変わってくる．

左室流出路狭窄を有する場合は，従来の心不全治療薬（β遮断薬など）に加えて cibenzoline, disopyramide などのⅠa群抗不整脈薬や，verapamil, diltiazem などのカルシウム拮抗薬など陰

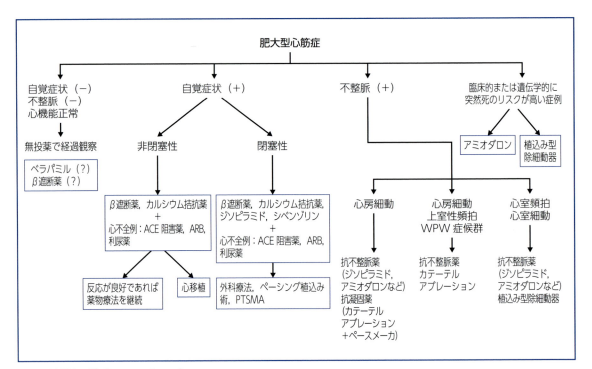

図4 HCM の治療フローチャート
［日本循環器学会ほか：循環器病の診断と治療に関するガイドライン（2011 年度合同研究班報告，班長：土居義典）．肥大型心筋症の診療に関するガイドライン（2012 年改訂版），p32, 2012. http://www.j-circ.or.jp/guideline/pdf/JCS2012_doi_h.pdf（2017 年 1 月閲覧）］

性変力作用を有する薬剤の投与も考慮される．血管拡張薬，利尿薬など前負荷を減少させる薬剤を投与する際には注意が必要である．内服薬でのコントロールが困難で流出路圧較差が50 mmHg以上ある症例では，手術療法（心筋切除術；Morrow手術）やカテーテル治療［経皮的中隔心筋焼灼術（PTSMA）］などが検討される．

不整脈や家族歴を有するなど突然死リスクが高い場合にはICD植込みを検討し，心房細動を合併した場合は抗凝固薬の投与を考慮する．

◆文献

1) Nakamura K et al: Relationship between oxidative stress and systolic dysfunction in patients with hypertrophic cardiomyopathy. J Card Fail **11**: 117-123, 2005
2) Chan RH et al: Prognostic value of quantitative contrast-enhanced cardiovascular magnetic resonance for the evaluation of sudden death risk in patients with hypertrophic cardiomyopathy. Circulation **130**: 484-495, 2014
3) 日本循環器学会ほか：循環器病の診断と治療に関するガイドライン（2011年度合同研究班報告，班長：土居義典），肥大型心筋症の診療に関するガイドライン（2012年改訂版），2012. http://www.j-circ.or.jp/guideline/pdf/JCS2012_doi_h.pdf

b) 病理

心肥大は肥厚の厚さの増加と左室容積（LV mass）の増加で表現されるが，この心肥大状態を引き起こす病態は高血圧，大動脈弁狭窄症などの動脈圧に適応した状態や蓄積症などによるLV massの増加，そしてここで紹介する錯綜配列を伴う原発性心筋症，すなわち肥大型心筋症（HCM）がある．

左室後壁厚に対する心室中隔厚の比が1.3を超える場合に非対称性中隔肥大（ASH）と言われている．心基部寄りの心室中隔や前壁が多く，左室流出路閉塞によって僧帽弁前尖の収縮期前方運動（SAM）により心室中隔に接する部分に一致して線維性の心内膜肥厚が生ずる（図1）．ASHは，剖検心や移植摘出心の肉眼所見では左室の短輪で

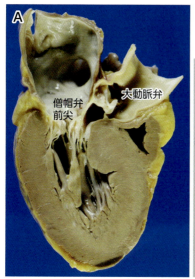
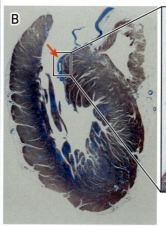
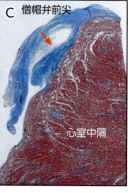

図1 HCM剖検心の縦断面（肉眼所見，組織像）
A：HCM症例の割面．中隔の肥大が高度で左室流出路の狭窄をきたしている．B：A図症例の全割面マッソン・トリクローム標本．大動脈弁直下の中隔に僧帽弁前尖の収縮期前方運動（SAM）による心内膜肥厚を認める（矢印）．C：B図の心内膜肥厚部（黒枠部）の拡大図

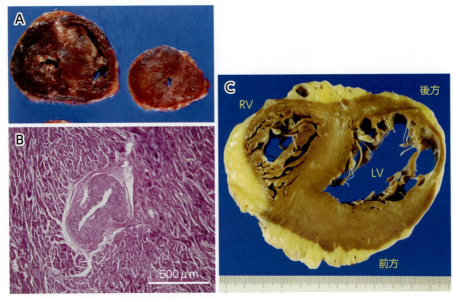

図2　HCM剖検心の両心室横断面（肉眼所見，組織像）
　A：非対称性中隔肥大（ASH）のある HCM 症例の水平断面．前壁中隔に線維化を認める．B：A 図症例の心室中隔組織．SICAD（small intramural coronary artery dysplasia）が認められる．
　C：左室瘤化した拡張相肥大型心筋症（D-HCM）の割面標本（RV：右室，LV：左室）．

切る輪切りで最もよく観察できる（図2A）．心房のリモデリング，心尖部肥大や瘤形成なども認められる（図2C）[1-3]．また，斑状の領域を持つ置換性線維化もしばしば観察される．線維化の原因と関連すると言われている内膜および中膜の肥大を伴う異常な筋層内血管（small intramural coronary artery dysplasia: SICAD）が心室中隔に認められることがある（図2B）．

組織学的には，中隔が最も心筋細胞の配列異常が表現されている部位でもある．

核の異型，大型化を伴う肥大した心筋細胞が交叉したり斜走したりする無秩序な配列（chaotic alignment）を示す．個々の心筋細胞の細胞性配列異常（cellular disarray）（図3A）が左室，右室に広がっている．心筋細胞核の異型，肥大も同時に認められる．さらに筋束の配列異常（fascicular disarray）（図3B）も認められる．また，錯綜配列は中隔と前壁または後壁の移行部において正常心においても出現してくるので注意を要する．

HCM の約 15％で広範な線維化により進行性に心室拡張を示し（拡張相肥大型心筋症：D-HCM）（図2C，3C），予後不良である．電子顕微鏡でも配列異常は明らかである（図3D）．

若年性突然死例で HCM が見つかることがあり，急性および亜急性の虚血に関連した巣状の置換性線維化や心室中隔に線維性瘢痕を認めることから，リエントリー回路の不整脈原性基質とされている．これらの領域は心臓 MRI の遅延造影（LGE）領域と関連している．LGE は，HCM 患者の 50〜80％に心室中隔中輪状筋層に巣状に認められ，壁肥厚や左室駆出率と負の相関関係が示されている[4]．左室全体の 20％を超える LGE は突然死の独立した予測因子である[5]．

遺伝子型と表現型との対比では，MYH7 変異では著明な肥大[6]，TNNT2 変異では軽度の肥大，催不整脈性[7]，thin filament 変異では早期の発症，著明な拡張障害，非典型的な肥大の局在が多い[8]．

1 肥大型心筋症

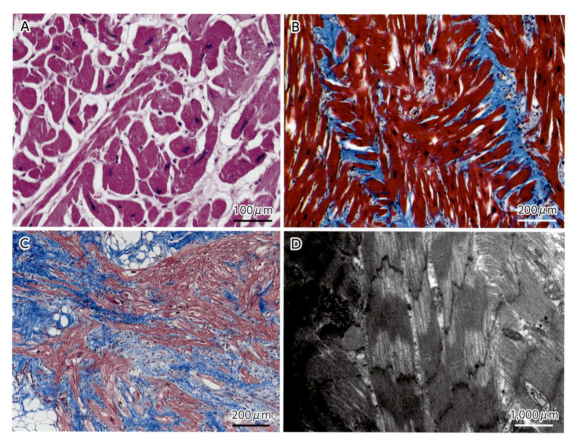

図3　錯綜配列の各種パターン
A：cellular disarrayを示す肥大心筋細胞とその奇怪な核（bizarre nuclei）（HE染色），B：herring bone様のfascicular disarray（束状錯綜配列）（マッソン・トリクローム染色），C：D-HCMの高度な線維化の中の錯綜配列（マッソン・トリクローム染色，×200），D：HCMの電子顕微鏡像．心筋細胞内の筋原線維に配列異常がみられる．

■ HCMの病理診断，特に心筋生検における特徴と問題点

①HCMのなかには，肉眼的または画像的に心筋肥大がASHではなく対称性である場合や，あまり強くない場合がある．

②正常心でも錯綜配列を示す部位（中隔と前壁または後壁の移行部）がある．HCMでは錯綜配列が剖検，摘出心の心筋割面全体の20％以上に存在することが多く，標本をたくさん作ることで解決されるが，心筋生検では配列異常のない部位をサンプリングすることもある．

③SICADも診断の役に立つが，通常の心筋生検で認められることは少ない．

④錯綜配列周囲の線維化（plexiform fibrosis）にも注目する．

⑤特に心筋生検で大切なことは，臨床診断でHCMの場合，心アミロイドーシス，糖原病などの蓄積疾患と十分鑑別することである．

◆文献

1) Maron BJ et al: The 50-year history, controversy, and clinical implications of left ventricular outflow tract obstruction in hypertrophic cardiomyopathy. J Am Coll Cardiol **54**: 191-200, 2009
2) Maron BJ, Maron MS: Hypertrophic cardiomyopathy. Lancet **381**: 242-255, 2013
3) Maron BJ: Hypertrophic cardiomyopathy. A systematic review. JAMA **287**: 1308-1320, 2002

4) Choudhury L et al: Myocardial scarring in asymptomatic or mildly symptomatic patients with hypertrophic cardiomyopathy. J Am Coll Cardiol **40**: 2156-2164, 2002
5) Chan RH et al: Prognostic value of quantitative contrast-enhanced cardiovascular magnetic resonance for the evaluation of sudden death risk in patients with hypertrophic cardiomyopathy. Circulation **130**: 484-495, 2014
6) Keller DI et al: Hypertrophic cardiomyopathy due to beta-myosin heavy chain mutation with extreme phenotypic variability within a family. Int J Cardiol **134**: e87-e93, 2009
7) Menon SC et al: Cardiac troponin T mutation in familial cardiomyopathy with variable remodeling and restrictive physiology. Clin Genet **74**: 445-454, 2008
8) Coppini R et al: Clinical phenotype and outcome of hypertrophic cardiomyopathy associated with thin-filament gene mutations. J Am Coll Cardiol **64**: 2589-2600, 2014

c）症例

本項では，肥大型心筋症（HCM）のなかで特に拡張相肥大型心筋症（D-HCM）について心筋生検例を交えて症例を呈示する．

a 症例1（60歳代男性）

【主訴】労作時易疲労感．

【既往歴】52歳より糖尿病，脂質異常症，高尿酸血症．

【家族歴】祖父：心疾患．

【現病歴】40歳頃に不整脈精査のため，他院受診した際に心室中隔肥大を指摘された．52歳から糖尿病，脂質異常症，高尿酸血症のため，他院通院していた．56歳時に下腿浮腫を主訴に近医受診し，うっ血性心不全で入院．心エコー上左室拡張末期径（LVDd）／左室収縮末期径（LVDs）68/61 mmと左室拡大，びまん性壁運動低下［左室駆出率（LVEF）28%］が認められた．以後，心不全を繰り返すようになり，高度な機能性僧帽弁閉鎖不全（MR）を合併，冠動脈造影で有意狭窄はなく，MRI（LGE像）では中層を中心に左室全周性に遅延造影が認められ，拡張型心筋症と診断された．その後，心臓再同期療法機能付き植込み型除細動器（CRT-D）留置，amiodaroneが導入されたが，治療効果が得られず，MRに対する手術療法を含めた治療目的に当院転院となった．当院で施行された血液検査にて α-galactosidase A活性53.5（正常20～80）nmol/時/mg proteinと正常範囲．^{99m}Tc-MIBI心筋シンチグラフィでは左室内腔の拡大とともに，心室中隔に集積亢進像と冠動脈支配領域に一致しない低灌流が認めら

れたことからD-HCMが疑われた（図1）．心筋生検では，心筋細胞が核の大小を伴って高度に肥

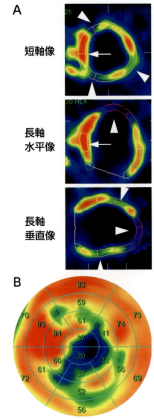

図1 症例1：^{99m}Tc-MIBIシンチグラフィ
A：^{99m}Tc-MIBI心筋灌流SPECT．左室中隔（矢印）では集積の亢進所見がみられ，部分的な集積低下所見（矢頭）が左室壁にみられる．
B：極座標図．左室心尖部（青色）では著明な灌流所見（心筋障害が顕著）がみられ，前・下壁では部分的な灌流低下所見がみられる．

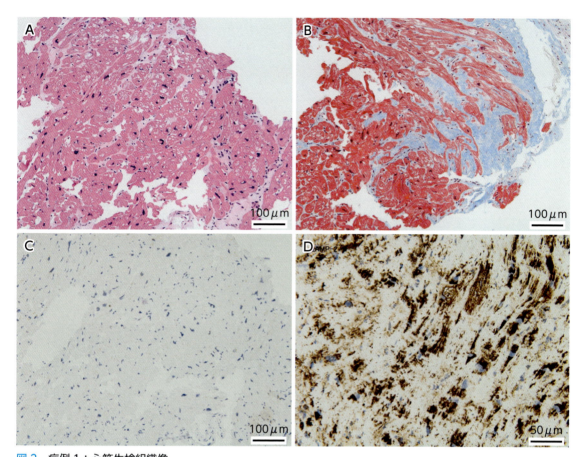

図2 症例1：心筋生検組織像
A：HE 染色，**B**：マッソン・トリクローム染色，**C**：免疫染色（抗 Gb3），**D**：免疫染色（抗 LAMP2）．Gb3 の沈着，LAMP2 の欠損は認めない．

大し，錯綜していた（図2A）．細胞質には筋原線維の変性，多数の小空胞を認め，一部でジアスターゼ消化される PAS 陽性物質を含んだ高度の空胞化が認められた．間質には，錯綜配列部の叢状線維化に加え，血管周囲性線維化がみられ，心内膜下に心筋細胞の先細りと消失を伴う置換性線維化も認められた（図2B）．コンゴレッド染色陰性，鉄染色陰性．免疫染色の結果，細胞質にグロボトリアオシルセラミド（Gb3）陰性（図2C）で Gb3 の沈着が認められず，LAMP2（lysosome-associated membrane protein-2）陽性（図2D）で欠損像が認められないことより，D-HCM の可能性が最も疑われたが，細胞質の空胞が目立つことから，ミトコンドリア心筋症，糖原病，Danon 病などを含む代謝異常症により D-HCM 類似病態と

なっている可能性を除外する必要があると考えられた．電子顕微鏡所見では，ミトコンドリア形態異常や著明なグリコーゲン顆粒，自家貪食空胞は認められず，ミトコンドリア心筋症，糖原病，Danon 病は否定的であった．

b 症例2（69歳男性）

【家族歴】兄，姉：幼少時に原因不明にて死亡．
【現病歴】49歳時に心肥大を指摘され，60歳時の心エコーで LVEF 60％，心室中隔厚 16.7 mm，左室後壁厚 13 mm であり，61歳時に心筋生検にて HCM と診断された．65歳時より持続性心室頻拍が出現し，66歳時に ICD 植込み術が施行された．その後，D-HCM に移行し，心エコー上 LVEF 30％前後の低心機能で，慢性心不全による

中枢性無呼吸症候群も出現，同期不全（dyssynchrony）を認めたため CRT-D が植込まれた．69歳時，呼吸困難にて救急外来受診，慢性心不全の急性増悪にて入院．心エコーでは LVDd 61.4 mm，LVDs 51.8 mm，LVEF 32.4％であった．その後，徐々に心不全が増悪し死亡した．

【剖検心所見】心重量は 570 g と重く（図 3A），肉眼所見で両心室内腔は拡張していた（図 3B）．左室前側壁〜心室中隔にて白色調を呈する線維化と壁の菲薄化が目立ち（図 3C），線維化が高度な部位ではほぼ緻密層全層が線維化をきたしており，また肥大を示す残存した肉柱が目立っていた[1]．緻密層の厚さは，左室前壁厚 7 mm，心室中隔厚 17 mm，左室後壁厚 15 mm，右室壁厚 7 mm であった．組織像では，左室前側壁〜中隔の線維化と菲薄化の強い部位では，びまん性の心筋細胞変性，間質線維化を認めた（図 3D）．個々の心筋細胞を解離させるように多量の線維増生がみられ，網目状となった線維化像（叢状線維化）も一部でみられた．心筋細胞は，肥大や大小不同，クロマチン増量や核型異常などを認め，HCM の特徴とされる心筋細胞の錯綜配列像[2]も限定的ながら認めた（図 3E）．また，心室壁の線維化，菲薄化とは対照的に残存した肥大肉柱が目立つ所見も組織学的に確認できた[3]．

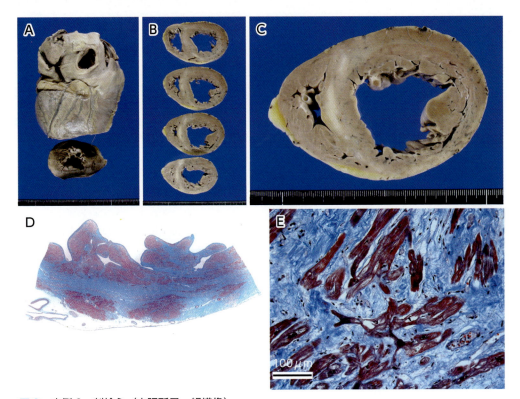

図 3　症例 2：剖検心（肉眼所見，組織像）
A：心重量 570 g（心前面像）．B：割面像では両心室内腔は拡張を示す．C：左室前側壁〜中隔にて白色調を呈する線維化と壁の菲薄化が目立つ．D：線維化および菲薄化の強い部位では，心筋細胞のびまん性の変性・脱落と線維化・脂肪化をみる．それと対照的に残存した肥大肉柱が目立つ（マッソン・トリクローム染色ルーペ像；左室前壁）．E：線維化巣のなかに残存する心筋細胞には錯綜配列像が限定的だがみられる（マッソン・トリクローム染色；心室中隔後方）．
（東京女子医科大学東医療センター病理診断科，藤林真理子先生より提供）

D-HCMの成因には，異常な心肥大に基づく相対的虚血[4]，錯綜配列自体による心筋障害および心筋脱落後の線維症[5]，冠動脈スパスム[6]，小動脈硬化病変[7]，血栓などによる虚血性心筋障害[8]，炎症[9]，遺伝的要因[10]などが想定されている．古賀らは，病因遺伝子とD-HCMの頻度を50歳未満と50歳以上に分けて解析しており，βミオシン重鎖遺伝子変異例では，非対称性中隔肥大（ASH）と僧帽弁収縮期前方運動（SAM）を有する典型的なHCM像を示す例が多く，50歳以上では変異したアミノ酸が荷電変化を伴う例の33％がD-HCMへ移行していた．また，トロポニンT変異例は，心肥大が軽度で左室拡張に収縮不全を伴う例が多く認められ，50歳以上で荷電変化を伴う例の半数はD-HCMであったと報告している．ミオシン結合蛋白C変異例では1-2塩基の欠失や終止変異など高度な遺伝子変異を示す例が多いものの，心筋病変は比較的軽度で，拡張相への移行は，まずは病因遺伝子により規定され，トロポニンT＞βミオシン重鎖＞ミオシン結合蛋白C変異例の順に心筋病変が強いとしながらも，遺伝子変異により完全に規定されるものではないと結論づけている[11]．

D-HCMの予後は一般的に不良である．NYHA Ⅱ度以上への進展や呼吸困難，失神，狭心症が生じる累積有病率の比較では，10年有病率，20年有病率が非拡張群で各々3％，8％に対して，拡張群では25％，37％と有意に高い[12]．

◆文献

1) 池田善彦：肥大型心筋症・拘束型心筋症．病理と臨床 **29**：114-118，2011
2) 由谷親夫：特発性心筋症．心臓病理アトラス，文光堂，東京，p75-88，1991
3) 河村俊治：心筋脂肪化の病理像．心CT12 心筋症をMDCTで診る，木村文子（編），文光堂，東京，p34-39，2012
4) Cannon RO 3rd et al: Myocardial ischemia in patients with hypertrophic cardiomyopathy: contribution of inadequate vasodilator reserve and elevated left ventricular filling pressures. Circulation **71**: 234-243, 1985
5) Yutani C et al: Three autopsy cases of progression to left ventricular dilatation in patients with hypertrophic cardiomyopathy. Am Heart J **109**: 545-553, 1985
6) Factor SM, Sonnenblick EH: Hypothesis: is congestive cardiomyopathy caused by a hyperreactive myocardial microcirculation（microvascular spasm）? Am J Cardiol **50**: 1149-1152, 1982
7) Maron BJ et al: Intramural（"small vessel"）coronary artery disease in hypertrophic cardiomyopathy. J Am Coll Cardiol **8**: 545-557, 1986
8) Yamamoto K et al: The coagulation system is activated in idiopathic cardiomyopathy. J Am Coll Cardiol **25**: 1634-1640, 1995
9) 植田初江ほか：肥大型心筋症で末期に拡張型心筋症様の心拡大を呈し，剖検にて心筋炎の合併を認めた1例．病理と臨床 **4**：343-348，1986
10) 中山浩司ほか：肥大型心筋から拡張相へ移行した一卵性双生児の兄弟例．J Cardiol **26**: 249-257, 1995
11) Koga Y et al: Clinical manifestations of hypertrophic cardiomyopathy with mutation in the cardiac beta-myosin heavy chain gene or cardiac troponin T gene. J Cardiac Failure **2**(4 Suppl): S97-S103, 1996
12) Selier C et al: Left ventricular chamber dilatation in hypertrophic cardiomyopathy: related variables and prognosis in patients with medical and surgical therapy. Br Heart J **74**: 508-516, 1995
14) Tezuka F et al: Quantitative analysis of fiber disarray developing in papillary muscle unloaded after mitral valve replacement. Acta Pathol Jpn **39**: 779-785, 1989
15) Franks AJ: Cardiac pathology in chronic myopathy, with particular reference to dystrophia myotonica. J Pathol **125**: 213-217, 1978
16) Fukuzawa K et al: Dilated phase of hypertrophic cardiomyopathy caused by Fabry disease with atrial flutter and ventricular tachycardia. J Cardiol **54**: 139-143, 2009
17) Akazawa H et al: Specific heart muscle disease associated with glycogen storage disease type Ⅲ: clinical similarity to the dilated phase of hypertrophic cardiomyopathy. Eur Heart J **18**: 532-533, 1997
18) Maron BJ: A phenocopy of sarcomeric hypertrophic cardiomyopathy: LAMP2 cardiomyopathy（Danon disease）from China. Eur Heart J **33**: 570-572, 2012
19) Higashi M et al: Distinct cardiac phenotype between two homozygotes born in a village with accumulation of a genetic deficiency of adipose triglyceride lipase. Int J Cardiol **192**: 30-32, 2015

2 リソソーム（ライソゾーム）病

a）Fabry病

Fabry病はリソソーム加水分解酵素の一つであるα-galactosidase A（α-GLA）の遺伝的欠損により生じるスフィンゴ糖脂質代謝異常症であり，グロボトリアオシルセラミド（Gb3）を主としたスフィンゴ糖脂質が蓄積する[1]．幼少時から被角血管腫，四肢末端痛，低汗症，角膜混濁を認め，成人になり全身へのGb3の蓄積が進行し，腎・脳・心臓の障害を生じる古典的Fabry病と，心筋細胞のみに蓄積を認め中高年になり発症する心Fabry病がある．

a 心臓の病態

Fabry病の初期は左室肥大を認める．多くは全周性肥大であるが，肥大型心筋症の特徴である非対称性肥大や左室流出路狭窄を呈する症例もある．当初，左室収縮能は保たれているが拡張能障害を認め，疾患の進行とともに限局性またはびまん性に壁運動が低下，左室肥厚は退縮して左室拡大を認め，拡張相肥大型心筋症と酷似した病態となる．なお，左室後壁基部の限局した菲薄化が特徴的である（図1）[2]．刺激伝導系の細胞にも基質が蓄積するために伝導障害や期外収縮，心室頻拍などの不整脈を認め，突然死する場合がある．

古典的Fabry病では血管内皮細胞や血管平滑筋細胞への蓄積により虚血性心疾患を，心内膜への蓄積により弁膜症を発症することがあるが，心Fabry病では血管や心内膜への蓄積は認めない．

b 診断

Fabry病では被角血管腫，四肢末端痛，低汗症，角膜混濁などの全身所見が診断のきっかけになることがあるが，成人になり腎・心臓の障害から診断に至る例も多い．全身症状がなく原因不明の左室肥大においては心Fabry病を鑑別する必要がある．診断は男性Fabry病（ヘミ接合体）では，血漿α-GLA活性の欠損・低値の証明，女性Fabry病（ヘテロ接合体）では，約1/3の症例で基準値を示すため，尿中Gb3，血漿中グロボトリアオシルスフィンゴシン（Lyso-Gb3）の増加の証明やα-GLA遺伝子検査が確定診断となる．突然変異（*de novo*変異）による発症も少数あるが，X染色体性遺伝形式を呈するので家系調査が重要

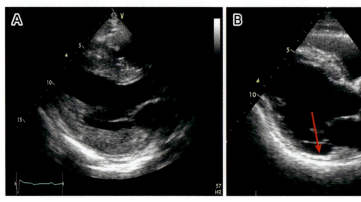

図1 心Fabry病の心エコー図
A：全周性の左室肥大を認める．B：拡張相に進行し，左室後壁基部の限局した菲薄化（矢印）が特徴的．
（鹿児島大学心臓血管・高血圧内科学，大石充先生・樋口公嗣先生より提供）

である．原因遺伝子が X 染色体上に存在し，伴性劣性遺伝の遺伝様式を示すため，ヘミ接合体男性に高度の症状が出現する．ヘテロ接合体である女性においては，2 本の X 染色体のいずれか 1 本が胎生期に不活化されるため，個々の細胞ごとに酵素活性が all or none の状態となる．その結果，各細胞によって Gb3 の蓄積の有無が規定され，酵素活性を有する細胞の割合によって心筋全体の酵素活性が規定されることになる．

C 病理

1）Fabry 病の病理所見

1995 年，New England Journal Medicine で「Fabry 病のスクリーニング研究」[3]が日本から世界に発信されたが，そのきっかけとなったのは肥大型心筋症患者（66 歳男性）に対して 1991 年に行われた心筋生検であり，光学顕微鏡像だけでなく電子顕微鏡像の心筋病理から Fabry 病の診断に至った例であった．

2）心筋生検

心筋生検により発見されることが多いため，原因不明の心肥大症例の生検組織で細胞質の空胞化を認めた場合には，常に本症例を念頭に置く必要がある．

a）光学顕微鏡像

① **HE 染色**：通常のホルマリン固定・パラフィン包埋による HE 染色では，心筋細胞質の空胞化が認められる（図 2A）．空胞化は細胞の中央部に顕著であり，境界明瞭の球状形態を示さず，境界不鮮明な大小の空胞の集合体を示す（図 2B）．細胞質の空胞化は組織標本作製過程で，蓄積物がアルコールによって抽出されることに起因する．Gb3 蓄積が高度になると，空胞化が目立ち，心筋細胞は著しく肥大する（図 2B）．筋原線維は空胞により細胞の辺縁部に圧排される．間質の線維化を伴うことも多い．

② **トルイジンブルー染色**：組織診断に有用なのは，グルタルアルデヒドとオスミウム酸による二重固定を行った透過型電子顕微鏡用検体エポキシ樹脂包埋材料の semi-thin section（厚さ 0.5 ないし 1 μm）に施行したトルイジンブルー染色標本の光学顕微鏡による観察である．Gb3 はオスミウム酸で固定することによりアルコール脱水の過程で抽出されることなく残存するため，トルイジンブルーに濃染するオスミウム好性構造物として容易に観察可能となる（図 3）．

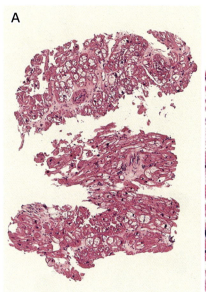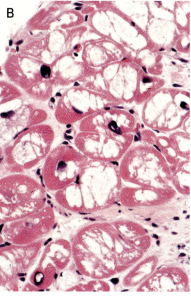

図 2 Fabry 病の光学顕微鏡像
A：心筋生検低倍像．細胞質空胞化が認められる（HE 染色）．B：心筋生検高倍像．細胞質の空胞化．境界不鮮明な大小の空胞が認められる．筋原線維は細胞質辺縁部に偏在（HE 染色）．

蓄積が軽度に過ぎずHE染色切片では空胞化の明らかでない軽症例においても，オスミウム酸固定材料の光学顕微鏡による観察は診断上有用である．

b）電子顕微鏡像

電子顕微鏡像は特徴的であり，低倍観察で電子密度の高い細胞質内封入体が観察される（図4）．高倍では1層の膜により囲まれたリソソーム中に封入体が存在している．心筋細胞の封入体は，電子密度の高い暗調部と電子密度の低い明調部とが5〜6 nm間隔で規則正しい周期性配列を呈する年輪様（同心円状）のミエリン状構造を示す封入体が主体を成している．

d 治療

Fabry病の根本療法として酵素補充療法が開発され，日本でも2004年4月から使用が可能となった．心障害に対する酵素補充療法の効果として，左室心筋重量の減少や左室壁厚の減少，局所左室機能の改善などが報告されている．しかし，Weidemannらは，治療開始時に線維化を認めない群でのみ，左室壁厚と左室心筋重量の優位な減少や，心機能の改善を認めたと報告した[4]．この結果から，Fabry病では早期に診断し治療を開始することが重要であると考えられる．

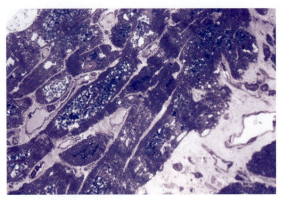

図3 電子顕微鏡用ブロックのsemi-thin sectionのトルイジンブルー染色光学顕微鏡像

細胞質内にオスミウム好性物質の蓄積が明らかである．×320.

◆文献

1) 衛藤義勝：ファブリー病の歴史と概要．ファブリー病UpDate，衛藤義勝ほか（編），診断と治療社，東京，p2-9，2013
2) Takenaka T et al: Terminal stage cardiac findings in patients with cardiac Fabry disease: An electrocardiographic, echocardiographic, and autopsy study. J Cardiol **51**: 50-59,

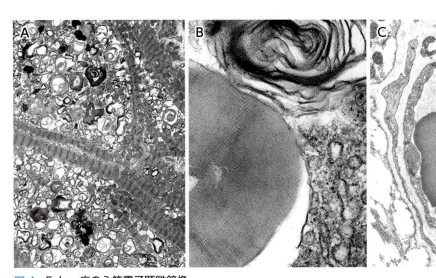

図4 Fabry病の心筋電子顕微鏡像

A：電子顕微鏡低倍像，×2,000．細胞中央部の細胞質に電子密度の高い多数の封入体が認められる．筋原線維は細胞の辺縁部に圧排されて存在．B：リソソーム内のミエリン状封入体高倍像，×35,000．C：心筋細胞間毛細血管の電子顕微鏡像，×6,000．心Fabry病では内皮細胞に蓄積物は認められない．

3) Nakao S et al: An atypical variant of Fabry's disease in men with left ventricular hypertrophy. N Engl J Med **333**: 288-293, 1995

4) Weidemann F et al: Long-term effects of enzyme replacement therapy on fabry cardiomyopathy: evidence for a better outcome with early treatment. Circulation **119**: 524-529, 2009

b) 糖原病

糖原病（glycogenosis, glycogen storage disease）はグリコーゲン分解に必要な酵素の先天的異常により，肝臓，骨格筋，心筋などの組織にグリコーゲンが異常に蓄積する疾患である．大部分は常染色体劣性遺伝の形式をとる．累積発生頻度は約 1：20,000 で，わが国における患者数は約 4,000～7,000 人といわれている．

本疾患は，欠損酵素に基づいていくつかの型があり（表1），このうち心症状がみられるのはⅡ型，Ⅲ型，Ⅳ型である．

a Ⅱ型

Ⅱ型のうち乳児型（Pompe 病）は乳児期に発症し，治療しなければ発症後1年以内に死亡することが多い[1]．多量の正常グリコーゲンが心筋，骨格筋，肝などの組織に蓄積する．骨格筋が侵されるため，四肢筋力の低下が著しい．心臓は肥大し，心電図では著明な左室肥大と PQ 短縮をみる．左室壁は肥厚し肥大型心筋症のようにみえるが，心筋生検を行うと心筋細胞内に著明なグリコーゲン顆粒の沈着像をみる．通常の光学顕微鏡像では，標本作製過程でグリコーゲンが流出するため，特有の空胞変性像として観察される（図1）．電子顕微鏡像では，リソソーム内に著明なグリコーゲン顆粒の沈着が認められる（図2）．Ⅱ型の小児型では，幼児期から思春期にかけて発症し，成人期に達することがある[2]．臨床症状はグリコーゲン蓄積の程度によりさまざまであり，胸部 X 線像で心陰影の軽度拡大，心電図では左室

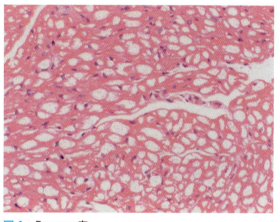

図1 Pompe 病
右室心筋生検組織像．空胞変性像が認められる．HE 染色，×200．

表1 糖原病の病型

病型	病名	主な罹患臓器	欠損酵素	特徴的な症状
Ⅰ型	von Gierke 病	肝，腎，腸管	G6Pase 欠損	低身長，人形様顔貌，高脂血症，高乳酸血症
Ⅱ型	Pompe 病	肝，心，骨格筋，腎	α1, 4glucosidase 欠損	心肥大，筋力低下，肝腫大
Ⅲ型	Cori-Forbes 病	肝，骨格筋，心	debranching enzyme 欠損	肝腫大，筋力低下，心肥大
Ⅳ型	Andersen 病	肝，脾，心	branching enzyme 欠損	新生児低血圧，肝硬変，心筋障害
Ⅴ型	McArdle 病	骨格筋	筋型 phosphorylase 欠損	筋力低下
Ⅵ型	Hers 病	肝	肝型 phosphorylase 欠損	肝硬変，低血糖
Ⅶ型	Tarui 病	骨格筋，赤血球	phosphofructokinase 欠損	筋力低下，溶血

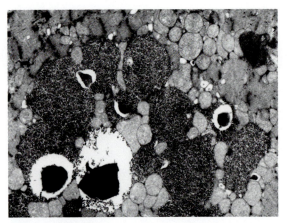

図2 Pompe病
右室心筋生検組織．電子顕微鏡像．リソソーム内に著明なグリコーゲン顆粒の沈着が認められる．

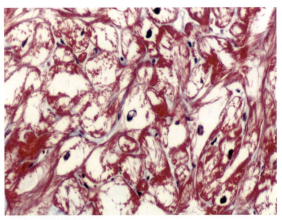

図3 糖原病Ⅲ型
右室心筋生検組織像．著明な空胞変性を認める．マッソン・トリクローム染色，×400．

肥大，心エコーで左室壁のびまん性肥厚が認められる．いずれもリソソームのグリコーゲン分解酵素である α-glucosidase の欠損によるもので，治療として酵素補充療法が行われる[3]．

b Ⅲ型

Ⅲ型（Cori-Forbes病）は脱分枝酵素の欠損により生じるが，年長児〜成人期に心肥大を呈し，病初期に骨格筋症状が目立たない症例もあり肥大型心筋症と診断されることがある[4]．数年〜十数年かけて心不全が進行する．図3は20歳代の症例で，当初は肥大型心筋症と診断されて入院・精査を受け，心筋生検により本症と診断された症例である．光学顕微鏡像では空胞変性が顕著である．電子顕微鏡像では著明なグリコーゲン顆粒の沈着が認められる（図4）．

c Ⅳ型

Ⅳ型（Andersen病）は，分枝酵素である α-glucan-glucosyltransferase の欠損により生じる[5]．新生児期に発症することが多いが，若年型もある．心肥大を示し，心筋細胞内にグリコーゲン顆粒の沈着が広範に存在する．心筋生検標本として提出されることはあまりないが，心筋細胞内にグリコーゲン顆粒が沈着し，HE染色で好塩基性を

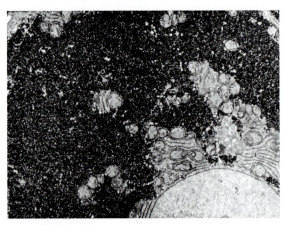

図4 糖原病Ⅲ型
右室生検組織．電子顕微鏡像．著明なグリコーゲン顆粒の沈着を認める．

呈する．グリコーゲンが生化学的に異常であり，長い外側枝を持つ．アミラーゼ消化試験では抵抗性を示す．電子顕微鏡像では5〜6 nmの微細線維状で細胞質内に遊離して認められる．

◆文献

1) 西川俊郎：小児期に発見された心筋症の成人後経過．小児診療 **66**：1201-1208，2003
2) Sacconi S et al: Atrio-ventricular block requiring pacemaker in patients with late onset Pompe disease. Neuromuscul Disord **24**: 648-650, 2014

3) Baldo BA: Enzymes approved for human therapy: indications, mechanisms and adverse effects. BioDrugs **29**: 31-55, 2015
4) Carvalho JS et al: Cardiomyopathy of glycogen storage disease type Ⅲ. Heart Vessels **8**: 155-159, 1993
5) Aksu T et al: Cardiac Involvement in Glycogen Storage Disease Type Ⅳ: Two Cases and the Two Ends of a Spectrum. Case Rep Med **2012**: 764286, 2012

c) ムコ多糖症

　ムコ多糖症（mucopolysaccharidoses: MPS）は7つの病型を含む疾患群の総称である．ムコ多糖体とは，現在ではグリコサミノグリカン（glycosaminoglycan: GAG）と呼ばれる高分子糖鎖のことを指す．GAGはコア蛋白質に結合しプロテオグリカン（proteoglycan）として細胞膜表面に存在する．GAGの糖鎖は糖の組み合わせにより，ヘパラン硫酸，デルマタン硫酸，ケラタン硫酸，コンドロイチン硫酸などがあり，MPSはこれらのGAGを分解する酵素が遺伝子異常により欠損もしくは活性低下することで発症する症候群である．つまり，全身にムコ多糖が蓄積し，骨・関節病変，皮膚・結合組織病変，中枢神経障害，呼吸器・循環器・消化器など全身性の多様な臨床所見を呈する．

a　病型

　MPSの病型，原因酵素，蓄積するGAG，臨床的特徴などを表1に示す．Ⅰ型は重症のHurler症候群，中等症のHurler/Scheie症候群，軽症のScheie症候群に分類され，Ⅱ型（Hunter症候群）は中枢神経障害を伴う重症型と，中枢神経障害を伴わない軽症型に大別される．Ⅲ型（Sanfilippo症候群）は原因酵素の異なる4亜型（A，B，C，D）が存在するが，臨床的にはいずれも類似の所見を呈する．Ⅳ型（Morquio症候群）は本来のMPSであるA型と，β-galactosidaseの欠損を原因とするB型に分類される．

　発症頻度は，欧米では24,000人に1人，わが国では5〜6万人に1人と推定されている．

b　心病変における特徴

　僧帽弁閉鎖不全（mitral regurgitation: MR）や狭窄（mitral stenosis: MS）を呈する僧帽弁肥厚，次いで大動脈弁肥厚である．Mohanら[1]によれば，ヘパラン硫酸，デルマタン硫酸の蓄積により発症するⅠ型，Ⅱ型では，僧帽弁と大動脈弁の異常が多くみられ，心筋肥厚も生じるが，デルマタン硫酸のみが蓄積するⅥ型では心症状が少ないことから，心症状はヘパラン硫酸の蓄積による影響が重要である．また，最も重篤な心病変を呈するのはⅠ型とⅡ型であり，Ⅳ型は年長になり心病変を発症する．Ⅲ型は心病変の発生頻度が低く，病変が軽い．

　弁膜症以外には，左室肥大や冠動脈狭窄，大動脈壁肥厚による大動脈縮窄，胸部・腹部・腎動脈の血管病変による高血圧，上下肢の血圧差を認めることもあり，刺激伝導系への蓄積により不整脈を訴えることもある．

c　心病変に対する治療

1）薬物療法と日常における管理

　MPS患者に中等度以上の僧帽弁ないし大動脈弁閉鎖不全を認める場合には，ACE阻害薬を投与し，重度の場合には利尿薬も併用する．気管挿管が必要な場合には，気道病変により挿管困難になることがある．

2）酵素補充療法（enzyme replacement therapy: ERT）

　ERTは，2016年12月現在，日本においてはⅠ型，Ⅱ型，Ⅳ型およびⅥ型に承認されている．ただし，Ⅰ型やⅡ型における中枢神経症状には効能を示さない．Ⅵ型についてはERTが他の病型に比べ有効度が高い．

3）造血幹細胞移植

　正常な造血幹細胞をMPS患者の体内に移植して，その正常細胞が分泌する酵素を細胞膜表面のM6P受容体を介して，リソソーム内に輸送する

表1 ムコ多糖症の病型と臨床的特徴

病型	病名	遺伝形式	欠損酵素	蓄積GAG	身体所見 古典的身体所見*	身体所見 角膜混濁	身体所見 Morquio様身体所見**	心病変	神経所見 発達遅滞，退行
Ⅰ	Hurler Hurler/Scheie Scheie	AR	α-L-iduronidase	DS, HS	重症：++ 軽症：±〜+	重症：++ 軽症：+		++	重症：++
Ⅱ	Hunter	XR	iduronate-2-sulfatase	DS, HS	重症：++ 軽症：±〜+			++	重症：++
ⅢA ⅢB ⅢC ⅢD	Sanfilippo	AR	heparan sulfate sulfatase N-acetyl-α-D-glucosaminidase acetyl-CoA: α-glucosaminide N-acetyltransferase N-acetylglucosamine-6-sulfatase	HS	±			±	+〜++
ⅣA ⅣB	Morquio	AR	N-acetyl-galactosamine-6-sulfatase β-galactosidase	KS, CS KS		+	++	++	−
Ⅵ	Maroteaux-Lamy	AR	N-acetylgalactosamine-4-sulfatase	DS	++	++		++	−
Ⅶ	Sly	AR	β-glucuronidase	DS, HS, CS	+	+	+	−	±
Ⅸ	ヒアルロニダーゼ欠損症	AR	hyaluronidase	HA					+

*古典的身体所見：低身長，関節拘縮，特徴的顔貌，肝・脾腫，ヘルニア，巨舌，多毛，弁膜症
**Morquio様身体所見：短胴性低身長，関節弛緩，X脚
GAG：グリコサミノグリカン，AR：常染色体劣性遺伝，XR：X染色体連鎖劣性遺伝，DS：デルマタン硫酸，HS：ヘパラン硫酸，KS：ケラタン硫酸，CS：コンドロイチン硫酸，HA：ヒアルロン酸

ことにより，ムコ多糖の分解が促進される．中枢神経，角膜混濁，心臓弁，骨変形には効果がなく，治療の適応は限定される．

4）手術療法

弁置換手術は人工弁を使用する．特に，Ⅳ型（Morquio症候群）の場合，循環器の障害は進行性である．生命予後は10歳代後半から40歳代までであり，精神発達遅滞は認められず，心症状を発症した場合には手術適応となる．

◇文献

1) Mohan UR et al: Cardiovascular changes in children with mucopolysaccharide disorders. Acta Paediatr **91**: 799-804, 2002

d) Danon病

Danon病は，1981年Danonらが報告したX連鎖性優性遺伝の疾患である．報告当初は神経学領域での研究や報告が主であったが，後に心筋病変が予後を規定する重要な因子であること，心不全が本疾患患者の主要な死因となっていることが明らかとなった[1,2]．本疾患は，Xq24上のリソソーム関連膜蛋白2型（lysosome-associated membrane protein 2: LAMP2）遺伝子変異がもたらすLAMP2の原発性機能欠損により引き起こされる[3]．本疾患はglycogen storage diseaseであるも

のの[4]，解糖系酵素の欠損によって生じる糖原病とは区別して理解されるべき疾患であり，肥大型心筋症と鑑別を要する二次性心筋症（特定心筋症）である[5-7]．

a 臨床像

Danon 病は，ミオパチー，精神発達遅滞，心筋症を三徴とする．ただしミオパチーが軽症であるため，しばしば心筋症を契機に発見されることがあり，循環器領域の診療においても極めて重要な疾患である[8,9]．学童期を含む早期発症例もあるため，学校心臓検診でも遭遇する可能性がある（図 1）．特に，心エコーで左室肥厚が目立ち肥大型心筋症様の所見を呈する場合には，糖原病やPRKAG2 遺伝子異常のほか，Danon 病を鑑別する必要がある．

Danon 病では，男性においては初期から CK 上昇を認めるが，女性では CK 上昇が認められないことが多く，心筋症の進行も遅いために見逃されやすい[8,9]．しかし最近，女性の重症例，突然死例が報告されており，臨床表現型の多様性が大きいことが知られるようになった．また，女性では精神遅滞やミオパチーを合併せず，心筋症が主要症状となることが多く，心エコー上は，心室中隔のみならず左室壁全体のびまん性肥厚を認めるため（図 1），肥大型心筋症と診断される場合が多い．PR 短縮やデルタ波を含む心電図所見を高率（40〜50%）に認め，家族歴，さらに網膜異常を認める場合がある[8,9]．

b 病理

Danon 病では，肥大型心筋症と鑑別を要する二次性心筋症（特定心筋症）である Pompe 病や PRKAG2 遺伝子異常と同様に心筋細胞へのグリコーゲン蓄積を生じるが，さらに Danon 病では筋鞘膜の性質を有する自己貪食空胞の蓄積が生じる．

病理組織学的に光学顕微鏡レベルでは，筋細胞へのグリコーゲン蓄積，心筋肥大を認めるが，肥大型心筋症に特徴的な心筋細胞の錯綜配列や高度の間質線維化は認めない（図 2）．また，電子顕微鏡での自己貪食空胞の証明は診断価値が高い．

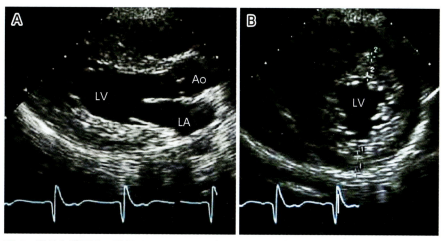

図 1 学校心臓検診で発見された Danon 病の心エコー所見
14 歳女性．中学 1 年の学校心臓検診で，WPW 症候群で発見された Danon 病．全周性びまん性の左室心筋肥厚が認められる．心筋のエコー輝度が高い．
A：左室長軸像．B：短軸像．心室中隔厚 11.8 mm，前壁 12.9 mm，後壁 14.3 mm，側壁 12.7 mm
LV：左室，LA：左房，Ao：大動脈
（九州厚生年金病院．倉岡彩子先生より提供）

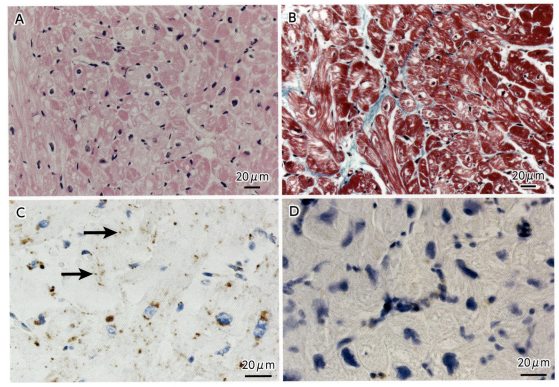

図2 Danon病の心筋生検組織像
A, B：心筋細胞の中等度肥大と空胞変性がある．核の大小不同，核縁不整がある．錯綜配列は認めない．間質に軽度線維化を認める．C, D：パラフィン切片で，対照例（C）では心筋細胞質にLAMP2のリング状陽性像（矢印）がみられるのに対し，本例（D）では陰性像を示す．
A図はHE染色，B図はマッソン・トリクローム染色，C, D図は免疫染色（抗LAMP2）．

c 診断

　確定診断は遺伝子検査による．これまでに，報告されたLAMP2遺伝子異常のgenotypeの大半はnon-sense（flameshift）mutationなどの変異である[8]．これらの変異例ではmissense mutation例より発症年齢が低く，重症化する傾向がある．

　遺伝子解析のほか，最近ではリンパ球を用いたリソソーム膜蛋白の解析が診断に有用とされ[9]，フローサイトメトリーを用いた末梢血白血球解析において，男性患者ではLAMP2の完全欠損，女性患者では種々の程度の低下を認め，心筋症関連疾患の鑑別診断を目的としたスクリーニングとしての可能性がある．また，女性患者におけるLAMP2の低下の程度は，genotypeに加えてX染色体の不均衡な不活化によって決定されている可能性があり，これによって女性患者では重症度に差異が生じるという現象が説明可能となる．

◆文献

1) Danon MJ et al: Lysosomal glycogen storage disease with normal acid maltase. Neurology **31**: 51-57, 1981
2) Sugie K et al: Clinicopathological features of genetically confirmed Danon disease. Neurology **58**: 1773-1778, 2002
3) Nishino I et al: Primary LAMP-2 deficiency causes X-linked vacuolar cardiomyopathy and myopathy (Danon disease). Nature **406**: 906-910, 2000
4) Arad M et al: Glycogen storage diseases presenting as hypertrophic cardiomyopathy. N Engl J Med **352**: 362-372, 2005
5) Charron P et al: Danon's disease as a cause of hypertrophic cardiomyopathy: a systematic survey. Heart **90**: 842-846,

2004
6) Yang Z et al: Danon disease as an underrecognized cause of hypertrophic cardiomyopathy in children. Circulation **112**: 1612-1617, 2005
7) Toib A et al: Distinct clinical and histopathological presentations of Danon cardiomyopathy in young women. J Am Coll Cardiol **55**: 408-410, 2010
8) Dougu N et al: Novel LAMP-2 mutation in a family with Danon disease presenting with hypertrophic cardiomyopathy. Circ J **73**: 376-380, 2009
9) Majer F et al: Danon disease: A focus on processing of the novel LAMP2 mutation and comments on the beneficial use of peripheral white blood cells in the diagnosis of LAMP2 deficiency Gene **498**: 183-195, 2012

MEMO 透析心

心不全では腎機能の低下を伴う症例が約2/3にも達する．また，人口の高齢化とともに慢性腎臓病の患者数が増加し，腎臓病に合併する心不全症例を日常診療で目の前にする機会が増えている．

a 透析患者に合併する心不全

日本透析医学会の統計調査委員会報告によると，慢性透析患者の死因の第1位は心不全であり，全死亡の25％を占めている[1]．透析患者は非透析患者に比べて虚血性心疾患，弁膜症，不整脈，高血圧など構造的・機能的心疾患を高率に合併し，透析導入時における心機能正常者はわずか16％に過ぎないとの報告もある．透析患者では高率に体液量過剰となり，透析導入時には30％近くの患者でうっ血性心不全を合併する．また，透析導入時には心不全がなくとも，年間7％の割合で心不全を新規発症し，心不全を発症した透析患者の5年生存率はわずか12.5％である[2]．

b 「透析心」とは

透析心の定義は曖昧であるが，明らかな心疾患の存在なしに慢性透析患者に起こる心機能障害と考えられ，欧米では"uremic cardiomyopathy"と呼ばれる．左室肥大，拡大，拡張障害を主徴とする心不全を呈する[3]．

c 病態生理

透析心の発生素地としては，①圧負荷，②容量負荷，③尿毒症物質などが考えられる．圧負荷としては末期腎不全に合併しやすい高血圧，大動脈弁狭窄症などが，容量負荷としてはシャント作製による動静脈交通，貧血，体液貯留が原因となる．尿毒症物質の本体は特定されていないが，エンドセリン1，副甲状腺ホルモン，tumor necrosis factor-α，レプチン，インターロイキン1αや6などが候補として挙げられている[4]．このほかにも内因性ジギタリス様物質という心筋細胞膜上のNa-K-ATPaseのαサブユニットに結合する未同定の物質も候補として挙げられ[5]，インスリン抵抗性がAkt経路を介して，透析心の発生素地になるとの報告もある．尿毒症患者から採取された血清や濾過物質は陰性変力作用や陰性変時作用，線維化および心筋細胞のアポトーシスを惹起する[6]．

d 治療

血液透析は末期腎不全患者の圧負荷・容量負荷軽減に有効であり，早期の血液透析導入は左室肥大や心機能低下の改善，死亡率低下に繋がる．

これとは対照的に，透析治療導入後に心機能低下が進行することもある．この背景には"dialysis-induced myocardial stunning"という現象が関与し，透析治療に伴う心筋虚血誘発がその本体として疑われている．この現象は，やがて不可逆的心機能低下に繋がり，いわゆる透析困難症に陥る一因となる．心機能低下例には，腹膜透析のほうが血行動態への影響を考慮すると望ましいが，その効果は一時的であり，長期腹膜透析による低アルブミン血症も無視できない．1995～1997年の

間に透析導入された134,728例の末期腎不全患者に関する登録研究では，腹膜透析を受けた患者の死亡リスクは血液透析を受けた患者よりも大きい結果であった[7]．

薬物治療としては，ACE阻害薬，アンジオテンシン受容体拮抗薬，β遮断薬などが使用される．ただし，これらの治療薬の透析患者におけるエビデンスは必ずしも十分とはいえない．また，一部の透析膜ではACE阻害薬使用時にショック症状をきたすことが指摘されているため注意が必要である．β遮断薬は心不全を合併した透析患者の心機能や死亡リスクを低下させることが報告されている[8]．ジギタリス製剤は非透析例の心不全患者において有効とのエビデンスはなく，透析患者ではむしろ死亡率が増大し，そのリスクは低カリウム血症を有する場合に大である．透析により容易に心不全をコントロールできること，高カリウム血症をきたしやすいこと，多剤処方になりやすいことなどもあって，末期腎不全に伴う心不全患者でガイドラインに準拠した治療を受けている例は25〜35％といわれる[9]．

e 腎移植

腎移植を行うことにより心機能の改善を望むことが可能である．Waliらは，左室駆出率40％未満の末期腎不全患者138例で，69％の例において腎移植後に左室駆出率が50％以上に改善したと報告している．この効果は，透析期間が短いほど顕著であった[10]．前述した尿毒症物質の除去，貧血の改善，容量負荷の軽減などが心機能の改善に寄与していると考えられる．ただし，腎移植後も心不全を繰り返す症例はある．Abbottらは29,597例の腎移植レシピエントのデータから，1年後のeGFRが予後予測に重要であると報告した．すなわち，腎移植1年後のeGFR＜44.8 mL／分の例では心不全の発生率は4.9％であるのに対し，eGFR＞69.7 mL／分ではわずか1.4％であった[11]．

◇文献

1) Nakai S et al: Overview of regular dialysis treatment in Japan as of 31 December 2006. Ther Apher Dial **12**: 428-456, 2008
2) Banerjee D et al: Long-term survival of incident hemodialysis patients who are hospitalized for congestive heart failure, pulmonary edema, or fluid overload. Clin J Am Soc Nephrol **2**: 1186-1190, 2007
3) Jadine AG, MacLaughlin K: Cardiovascular complications of renal disease. Heart **86**: 459-466, 2001
4) Winchester JF, Audia PF: Extracorporeal strategies for the removal of middle molecules. Semin Dial **19**: 110-114, 2006
5) Kennedy DJ et al: Molecular insights into uremic cardiomyopathy: cardiotonic steroids and Na/K ATPase signaling. Cell Mol Biol **52**: 3-14, 2006
6) Vanholder R et al: Uremic toxins and cardiovascular disease. Nephrol Dial Transplant **18**: 463-466, 2003
7) Stack AG et al: Survival differences between peritoneal dialysis and hemodialysis among "large" ESRD patients in the United States. Kidney Int **65**: 2398-2408, 2004
8) Cice G et al: Carvedilol increases two-year survival in dialysis patients with dilated cardiomyopathy. J Am Coll Cardiol **41**: 1438-1444, 2003
9) Trespalacios FC et al: Heart failure as a cause for hospitalization in chronic dialysis patients. Am J Kidney Dis **41**: 1267-1277, 2003
10) Wali RK et al: Effect of kidney transplantation on left ventricular systolic dysfunction and congestive heart failure in patients with end-stage renal disease. J Am Coll Cardiol **45**: 1051-1060, 2005
11) Abbott KC et al: Early renal insufficiency and hospitalized heart disease after renal transplantation in the era of modern immunosuppression. J Am Soc Nephrol **14**: 2358-2365, 2003

3 ミトコンドリア心筋症

ミトコンドリア心筋症は，ミトコンドリアの構造，機能に関わる遺伝子の異常によって生じる酸化的リン酸化障害を特徴とする心筋症である．

表現型は，肥大型心筋症，拡張型心筋症，拘束型心筋症，左室緻密化障害（心筋緻密化障害）など多彩である．詳細な問診や症状から本症を疑い，遺伝子検査や心筋を含めた罹患臓器の生検によって確定診断を行う．

a 概論

心筋は最もATP消費の高い組織の一つであり，ATPのほとんどは心筋細胞内のミトコンドリア内で酸化的リン酸化を経て生成される．この生成過程はミトコンドリア内膜に存在する電子伝達系（呼吸鎖酵素複合体：complex I〜Ⅳ）およびATP合成酵素（complex V）と共役（coupling）している（図1）．このミトコンドリアの遺伝子変異によって酸化的リン酸化が十分に機能せず，効率良くATP産生ができないために心筋症が発症する．したがって，ミトコンドリア心筋症の確定診断は呼吸鎖酵素複合体の活性低下やその原因遺伝子を検出することが必要である．さらに，ミトコンドリア形態に異常をきたすことが多く，電子顕微鏡像におけるミトコンドリア形態を観察することは非常に診断価値が高い．

ミトコンドリア遺伝子異常は複数の臓器（脳，心臓，筋，肝など）において発症することが多く，心筋症はミトコンドリア病の一症状として認識される．しかしながら，心筋症単独でも発症することがあり，この場合，唯一の罹患臓器である心筋を用いた生化学および病理診断を進めていく必要がある．確定診断は呼吸鎖異常症の診断基準（表1）[1]に準じるが，心筋のみで確定診断するためには心筋の生化学的検査が重要である．

b ミトコンドリア病と心合併症

心筋症，不整脈を発症し，生命予後に重大な影響を及ぼすことがある．症状が多臓器に及ぶ場合

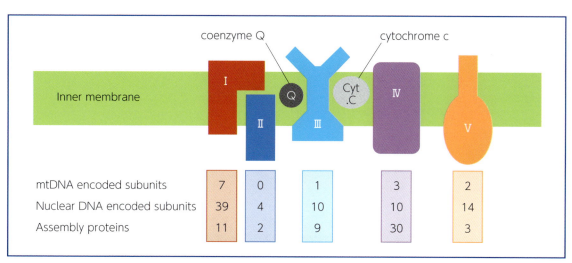

図1 ミトコンドリア電子伝達系と酸化的リン酸化
電子伝達系はミトコンドリア内膜に存在する4つの呼吸鎖酵素複合体（complex I〜Ⅳ）により構成され，ATP合成酵素（complex V）と共役している．
Complex Ⅱ以外の複合体はmtDNAが一部のサブユニットをコードしている．それぞれのサブユニットはassembly proteinsの存在下に組み立てられる．

表1 呼吸鎖異常症の診断基準

■大基準
Ⅰ．臨床症状
以下の3項目（①～③）をすべて満たす臨床的に確定診断されたミトコンドリア脳筋症またはミトコンドリアサイトパチー
①他の病因では説明できない多臓器にまたがる症状が存在する．少なくとも以下の3系統以上の臓器にまたがること
　1）神経系，2）筋肉，3）心臓，4）腎臓，5）消化器，6）肝臓，7）内分泌，8）造血器，9）耳科，10）眼科，11）皮膚科，12）奇形症候群
②発作性進行性経過：しばしば感染を機に増悪する，または母系遺伝を思わせる家族歴：母方の親戚の1人以上にミトコンドリア呼吸鎖異常症の疑い例または可能性例が存在する
③代謝性あるいは非代謝性の除外診断
Ⅱ．病理組織像
骨格筋2％以上の ragged-red fiber
Ⅲ．酵素活性
①抗体染色：COX（－）fiber
　50歳以下の場合 2％以上
　50歳以上の場合 5％以上
② in vitro 呼吸鎖酵素活性
　1つの臓器で 20％以下，または
　2つ以上の臓器にまたがって 30％以下
　1つの培養細胞で 30％以下
Ⅳ．機能解析
線維芽細胞の ATP 合成能：平均マイナス 3SD 以下
Ⅴ．分子生物学
核またはミトコンドリアの明らかな病原遺伝子異常が見つかること

■小基準
Ⅰ．臨床症状
1つでもミトコンドリア呼吸鎖異常症に合致した症状があること
Ⅱ．病理組織像
骨格筋2％以上の ragged-red fiber
Ⅲ．酵素活性
①抗体染色：COX（－）fiber
　50歳以下の場合 2％以上
　50歳以上の場合 5％以上
② in vitro 呼吸鎖酵素活性
　1つの臓器で 20％以下，または
　2つ以上の臓器にまたがって 30％以下
　1つの培養細胞で 30％以下
Ⅳ．機能解析
線維芽細胞の ATP 合成能：平均マイナス 3SD 以下
Ⅴ．分子生物学
核またはミトコンドリアの明らかな病原遺伝子異常が見つかること
Ⅵ．機能解析
①線維芽細胞の ATP 合成能：平均マイナス 2～3SD
②ガラクトース培地中で成育できない線維芽細胞
Ⅶ．分子生物学
核またはミトコンドリアの可能性のある遺伝子異常がみつかること
Ⅷ．呼吸鎖異常を示唆する1つ以上の検査所見
①血中，髄液中乳酸・ピルビン酸・アラニン高値
②髄液中蛋白の増加［Kearns-Sayre 症候群（KSS）疑いのとき］
③ ^{31}P-MRS，または PET の異常所見（筋肉 or 脳）
④エルゴメーター異常所見（VO_2max，AVO_2D，乳酸閾値の低下）

Definite：大基準2つもしくは大基準1つ＋小基準2つ
Probable：大基準1つ＋小基準1つもしくは小基準3つ
Possible：大基準1つもしくは小基準2つ（うち1つは臨床症状）

ミトコンドリア心筋症では図4の確定診断のフローチャートを参考に，本基準に照合して確定診断を行う．
（Bernier FP et al: Diagnostic criteria for respiratory chain disorders in adults and children. Neurology **59**: 1406-1411, 2002 を改変）

はミトコンドリア病の鑑別診断が必要である．特にmtDNAの変異による場合は母系遺伝の遺伝形式のため，詳細な家族歴検討が重要である．

c　診断のモダリティ

1）心筋病理

ミトコンドリア心筋症は，光学顕微鏡像では空胞変性や顆粒状変性を認めることがあるが特異的ではない．正常の心筋ミトコンドリアは電子顕微鏡にて観察され，0.5～1.0μm径で楕円型を呈し，筋原線維，筋鞘下，および核周囲に分布している．内部はクリステと呼ばれる内膜のひだで構成され，正常心筋では層状（lamellar）または管状（tubular）として観察される[2]．ミトコンドリア心筋症では，電子顕微鏡にてクリステ形態の異常（同心円状，束状）を伴うミトコンドリアの異常増殖像を認める（図2A）[3]．ミトコンドリアの膨化など非特異的なミトコンドリアの形態変化のみでは，他の心筋症やストレス心筋下でも観察され，本症に特異的な所見とはいえない（図2B）．確定診断のためには生化学的検査および遺伝子検査を行う．

2）骨格筋病理

ミトコンドリア病は骨格筋病理から確定診断できる場合があり，Gomoriトリクローム変法における赤色ぼろ線維（ragged-red fiber: RRF）は確定診断に重要な所見である．また，チトクロームc酸化酵素（cytochrome c oxidase: COX）染色で活性低下を認めることがある[4]．筋生化学的検査として骨格筋組織から呼吸鎖酵素活性を測定することも可能である．図3は非閉塞性肥大型心筋症で軽度ミオパチーを認めた小児例で，骨格筋生検でRRFを認め，呼吸鎖酵素活性でcomplex Ⅳの欠損を認めたことよりミトコンドリア心筋症と診断された例である．

3）組織生化学的検査

ミトコンドリア心筋症は，心筋あるいは罹患組織の呼吸鎖酵素活性の低下を証明することで確定診断が可能である[5]．測定する呼吸鎖酵素活性はcomplex Ⅰ，Ⅱ，Ⅱ＋Ⅲ，Ⅲ，Ⅳの5つより構成され，クエン酸合成酵素（CS）活性，もしくはcomplex Ⅱ活性との比で表される[6]．心筋の場合は，心筋生検もしくは補助人工心臓（VAD）装着など心臓手術の際に得られた心筋組織によって測定が可能であるが，採取した組織は－80℃で凍結保存しておかなければ酵素活性が失われるため注意を要する．心筋生検が困難な場合は皮膚生検を行い，線維芽細胞の呼吸鎖酵素活性を測定する．最近ではmicroscale oxygraphyを用いた線維芽細胞の酸素消費速度（oxygen consumption rate:

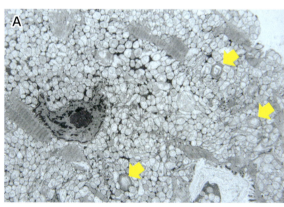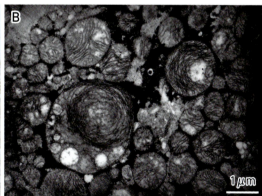

図2　ミトコンドリア心筋症心筋の電子顕微鏡像
A：一部に同心円状のクリステ形態（矢印）を持つ異常ミトコンドリアの増殖像を認める（×11,500）．B：別症例の生検組織．高拡大像．ミトコンドリアの増生と変性を伴う巨大ミトコンドリアがみられる．

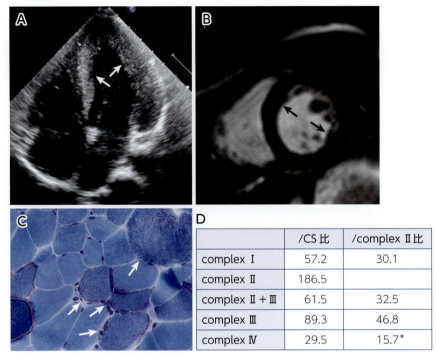

図3 骨格筋生検で診断されたミトコンドリア心筋症の小児例
A:心エコー図(心尖部四腔断面).左室心筋の肥大(矢印)を認める.B:心臓MRI(T1強調画像;左室短軸断面).左室心筋の肥大(矢印)を認める.C:骨格筋(上腕二頭筋)生検組織像.Gomoriトリクローム変法によりragged-red fiber(矢印)を認める.D:呼吸鎖酵素活性(骨格筋).complex Ⅳの欠損(*)を認める.CS:クエン酸合成酵素活性

OCR)測定によるミトコンドリア病の検出が注目されている.

4)遺伝子検査

ミトコンドリアは内部に独自の二重鎖環状DNA(mtDNA)を有し,呼吸鎖酵素系(complex Ⅱを除く)に関わる13種の蛋白質(サブユニット)をコードするほか,2種のrRNAおよび22種のtRNAをコードし,ミトコンドリア内の蛋白質合成に関与している.一方,ミトコンドリア内には1,000種以上の蛋白質が存在しており,そのほとんどは核遺伝子にコードされている.mtDNA変異は,1つの細胞の中にあるすべてのmtDNAに同一の変異がある場合(ホモプラスミー)と,一部に変異がある場合(ヘテロプラスミー)があり,呼吸鎖酵素異常をきたす変異率を超えているかどうか(閾値効果)によっても症状が異なってくる.現在は,核DNA由来の変異によるミトコンドリア病のほうがはるかに多いことが判明している.遺伝子診断では,common mutationの検索で見つからない場合はmtDNA全周検索および全エクソーム解析を行う.最近はミトコンドリア病候補遺伝子パネルを用いた遺伝子検査が始められている.

5)画像診断

ミトコンドリア心筋症は画像診断のみで確定診断することは困難であるが,ミトコンドリア心筋症に矛盾しない所見として以下に代表所見を示す.

a)心エコー検査

非閉塞性肥大型心筋症,左室緻密化障害は,ミトコンドリア心筋症に比較的多くみられる.肥大型心筋症では心筋エコー輝度の上昇を伴うことがあるが,他の蓄積病との鑑別が必要である.

b）心臓 MRI 検査

心肥大の定量評価のほか，左室緻密化障害の診断が可能である．心ポンプ機能不全の初期変化としてガドリニウム遅延造影（LGE）で下側壁に遅延造影像を認める[7]．

c）核医学検査

^{99m}Tc-MIBI は血流分布にしたがって心筋細胞内に取り込まれ，ミトコンドリア膜電位依存性に結合するため，ミトコンドリア機能異常では早期像での取り込み低下と洗い出しの亢進が起きることが報告されている[8]．

d 確定診断のための検査（図4）

ミトコンドリア病は多臓器に所見を認める場合が多く，神経筋疾患や糖尿病，難聴などの所見を有する場合は鑑別の対象となる．心筋症のみが表現型である場合は，非閉塞性肥大型心筋症や左室緻密化障害が本症の表現型であることが多い．特に新生児期，乳児期に認めた場合は本症の可能性が高く，確定診断を進める必要がある．確定診断を進めるためには，まず前述の心症状以外の所見が明らかであれば表現型にしたがって遺伝子検査を行う．筋症状があれば骨格筋生検を考慮するが，他の症状に乏しい場合は心筋生検を行い，電子顕微鏡所見，呼吸鎖酵素活性を測定する．皮膚線維芽細胞を用いた生化学診断（呼吸鎖酵素活性，酸素消費速度）によっても確定診断が可能であり，新生児，乳児など心筋生検が困難な場合などには皮膚生検を考慮する．

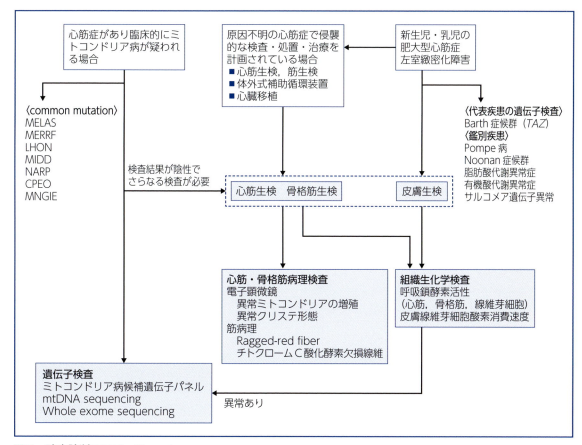

図4 確定診断のフローチャート

◆文献

1) Bernier FP et al: Diagnostic criteria for respiratory chain disorders in adults and children. Neurology **59**: 1406-1411, 2002
2) Riva A et al: Structural differences in two biochemically defined populations of cardiac mitochondria. Am J Physiol Heart Circ Physiol **289**: H868-H872, 2005
3) Arbustini E et al: Mitochondrial DNA mutations and mitochondrial abnormalities in dilated cardiomyopathy. Am J Pathol **153**: 1501-1510, 1998
4) 埜中征哉：ミトコンドリア病. 臨床のための筋病理, 第4版増補, 日本医事新報社, 東京, p162-188, 2011
5) 村山 圭：ミトコンドリア呼吸鎖異常症. 代謝性ミオパチー, 杉江秀夫（編）, 診断と治療社, 東京, p201-220, 2014
6) Kirby DM et al: Respiratory chain complex I deficiency: an underdiagnosed energy generation disorder. Neurology **52**: 1255-1264, 1999
7) Yilmaz A et al: Cardiovascular magnetic resonance imaging (CMR) reveals characteristic pattern of myocardial damage in patients with mitochondrial myopathy. Clin Res Cardiol **101**: 255-261, 2012
8) Ikawa M et al: Evaluation of respiratory chain failure in mitochondrial cardiomyopathy by assessments of ^{99m}Tc-MIBI washout and ^{123}I-BMIPP/^{99m}Tc-MIBI mismatch. Mitochondrion **7**: 164-170, 2007

CD36 欠損症

細胞表面マーカーの一つである CD36 は，血小板，脂肪細胞，心筋細胞，単球・マクロファージ，血管内皮細胞，骨格筋細胞など全身に広く分布している糖蛋白である．CD36 欠損症は，血小板，単球などを含めたすべての細胞に発現のない I 型と血小板のみに発現がない II 型に分類されている．CD36 欠損症患者では，妊娠や輸血により CD36 に感作されることで抗 CD36 抗体を産生することが知られているが，最初の報告は血小板輸血不応答例である[1]．その後，その機能は長鎖脂肪酸受容体や酸化 LDL 受容体として脂質代謝に関与していることが明らかとなってきた[2]．1997年，井上らは心筋脂肪酸代謝 RI トレーサーとして開発された ^{123}I-BMIPP（β-methyl-p-iodophenyl-pentadecanoic acid）を用い，心臓の壁運動正常（心室中隔厚/左室後壁厚 13/14 mm），正常冠動脈を有する患者の核医学検査において，無集積像を呈する例が存在することを報告した[3]．田中らは，CD36 欠損症を伴う肥大型心筋症（HCM）患者において，同様の BMIPP 取り込み欠損像を報告し[4]，井上らの患者とともに CD36 cDNA 解析と血小板，単球における CD36 の発現を調べた結果，両者は ^{478}C→T，90 番目のプロリンがセリンに置換される同一の遺伝子変異であることが同定された．

一般的に，CD36 欠損症は，米国，欧州よりも日本，タイ，アフリカに多いとされ，わが国における頻度は I 型 0.56%，II 型 4.0% との報告がある．HCM が高頻度で合併するといわれているが，一方で，健常者においても遺伝子変異が同定され，これら健常者における BMIPP 取り込み欠損の有無を含めて臨床的意義は明らかではない．しかしながら，BMIPP 取り込み完全欠損を示した 4 例の HCM 例は I 型欠損であり，BMIPP 取り込み部分欠損を示した 41 例中 12 例（29%）は II 型欠損であった[5]．他には，β 遮断薬により脂肪酸代謝および心機能が改善した拡張型心筋症（DCM）例の報告[6]や，小児例では健常者と同頻度であったとする報告[7]がある．以下に，CD36 欠損症例を呈示する．

a　症例（60 歳代男性）

【家族歴】特記すべき事項なし．

【現病歴】46 歳時に心尖部 HCM を指摘され，47 歳時に心不全で入院（心エコー検査では左室拡張末期径/収縮末期径 75/66 mm，心室中隔厚/左室後壁厚 12/11 mm）．精査の結果，CD36 欠損症に伴う拡張相肥大型心筋症（D-HCM）と診断

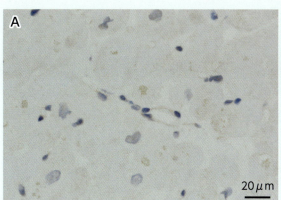 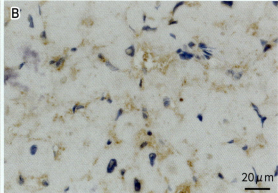

図1 CD36欠損症例の心筋生検組織像
A：CD36欠損症例では抗CD36の免疫染色は陰性である．B：正常心筋では，間質の毛細血管内皮に抗CD36の免疫染色陽性像がみられる．

された．14年後，再度心不全にて入院した際に行われた心筋生検では，毛細血管の内皮細胞のCD36は陰性であり（図1A），CD36欠損症に合致する所見であった．

本症における心肥大の機序は明らかではないが，長鎖脂肪酸輸送を阻害したラットでは心肥大が認められる．また，代償性に亢進する糖の利用がミオシン重鎖のシグナル伝達と関連すること[8]や，TGF-α，bFGFなどの増殖因子の産生を活性化すること[9]が考えられている．健常者にも欠損例がみられる点や必ずしもBMIPP取り込み欠損が認められないなど不明な点も多く，今後のさらなる病態解明が期待される．

◆ 文献

1) Ikeda H et al: A new platelet-specific antigen, Naka, involved in the refractoriness of HLA-matched platelet transfusion. Vox Sang **57**: 213-217, 1989
2) Hirano K et al: Pathophysiology of human genetic CD36 deficiency. Trends Cardiovasc Med **13**: 136-141, 2003
3) Inoue F et al: Absence of myocardial ^{123}I-BMIPP uptake in the presence of a normal coronary angiogram and normokinetics on a left ventriculogram. Jpn Circ J **61**: 263-267, 1997
4) Tanaka T et al: Is CD36 deficiency an etiology of hereditary hypertrophic cardiomyopathy? J Mol Cell Cardiol **29**: 121-127, 1997
5) Nakata T et al: Scintigraphic evidence for a specific long-chain fatty acid transporting system deficit and the genetic background in a patient with hypertrophic cardiomyopathy. Jpn Circ J **63**: 319-322, 1999
6) Hirooka K et al: Improvement in cardiac function and free fatty acid metabolism in a case of dilated cardiomyopathy with CD36 deficiency. Jpn Circ J **64**: 731-735, 2000
7) Teraguchi M et al: Influence of CD36 deficiency on heart disease in children. Circ J **68**: 435-438, 2004
8) Rupp H et al: Sucrose feeding prevents changes in myosin isoenzymes and sarcoplasmic reticulum Ca2+-pump ATPase in pressure-loaded rat heart. Biochem Biophys Res Comm **156**: 917-923, 1988
9) McClain DA et al: Glucose and glucosamine regulate growth factor expression in vascular smooth muscle cells. Proc Natl Acad Sci USA **89**: 917-923, 1992

MEMO メモ 高血圧心

　わが国の高血圧有病者数は，2010年において約4,300万人（男性2,300万人，女性2,000万人）と試算され，高血圧はまさに国民病である．今後，人口の高齢化に伴い，わが国の高血圧有病者数はさらに増加すると思われる．

　心臓は高血圧の重要な標的臓器の一つであり，心肥大・心筋間質の線維化などの心筋リモデリングや冠動脈内膜障害が生じる．近年増加している心房細動発症において高血圧は最も重要な危険因子であり，特に左室肥大と左房拡大が心房細動の新規発症における独立した危険因子である．

■高血圧性心肥大

　心肥大は高血圧患者の予後を規定する独立要因の一つであり，心肥大を合併する患者では，死亡率，冠動脈疾患による心事故や心不全の発症率が高い．高血圧性心肥大を呈する患者を診察する際には，最も多い本態性高血圧症のほかに，褐色細胞腫，甲状腺機能低下症あるいは甲状腺機能亢進症，先端巨大症などの二次性高血圧症も考えなければならない．また，心筋に蓄積した結果肥大し，同時に高血圧も呈するFabry病も鑑別疾患であり，さらには肥大型心筋症に高血圧が合併した症例にもしばしば遭遇する．心筋生検所見によって特徴的組織所見が得られれば，診断が確定する場合もある．

　高血圧性心肥大は，心仕事量の増加に対し生理学的および生化学的に対応した状態とされ，形態学的には，代償期では左室容積の変化を伴わずに左室壁肥厚を生じる求心性肥大，非代償期に陥ると左室拡張末期容積の増大をきたす遠心性肥大を示す．この肥大には心筋細胞自体が肥大するのか，心筋細胞数が増えるのか，それとも間質が増えるのかについての検討は多くなされていない．

　心筋生検で得られた心筋標本を対象とした検討によると，心室中隔厚と左室後壁厚の和と左室心筋細胞平均横径とは有意の正相関を示し，心室壁厚増大には心筋細胞の肥大が大きく関与していると思われる[1]．Linzbachら[2,3]は，肥大心筋の光学顕微鏡用切片で心筋線維横径，核の分布などを計測し，心重量が500g以下では心筋線維は肥大のみで増殖せず，それ以上に心重量が増大する場合には心筋線維と核は縦方向に断裂し増殖すると結論し，心重量500gをそのcritical heart weightとした．

　高血圧性心肥大と鑑別を要する肥大型心筋症は，組織学的には，錯綜配列を示す奇妙な核や細胞質を持った肥大心筋細胞が特徴とされているが[4-6]（図1），臨床的には高血圧心と肥大型心筋症を合併している例もあり，鑑別困難な場合も少なくない．関口らは，肥大型心筋症においては，その心筋細胞横径のばらつきが大きいことが特徴であると結論し[7]，星野らは，正常心，高血圧心，肥大型心筋症の剖検心における心室中隔深層1/3の部位の心筋細胞横径の検討から，心筋細胞平均横径は正常心，高血圧心，肥大型心筋症の順に大きいことを報告している[8]．

　5年以上の高血圧歴を有する高血圧症群の左室心筋細胞平均横径は，収縮期大動脈圧（R＝0.51），全身血管抵抗（R＝0.66）と正相関し，心係数と有意の負相関を認め，心筋細胞横径が大きくなれば，心係数が小さくなるという報告もある[9]．これまでにも肥大した心筋では毛細血管間の距離が増大し，毛細血管密度は減少し，心筋細胞は相対的に低酸素状態に陥り，細胞内においてはミトコンドリアと筋原線維の比は減少し，ATP濃度も減少することが示されており，肥大した心筋細胞は代償性肥大であっても十分な収縮性を保持できないものと考えられる．これと同様の関係は右室においても認められ，正常対照群と右室に慢性的圧負荷をもたらす僧帽弁膜症群の右室心筋細胞平均横径は，収縮期肺動脈圧，肺血管抵抗係数と正の相関関係を，心係数と負の相関関係が示されている[9]．そして，肥大型心筋症で

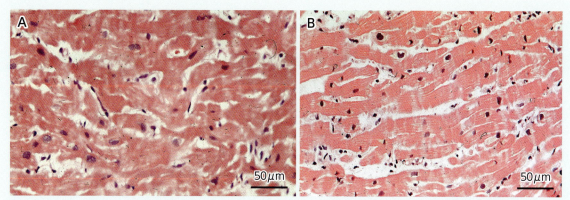

図1 心エコーで同じ心室中隔の肥厚を認める肥大型心筋症と高血圧性心肥大の右室心筋生検組織像
肥大型心筋症（**A**）では、心筋細胞は肥大するものの大きさのばらつきを認め、錯綜配列、奇妙な核を呈する、いわゆるBMHD（bizarre myocardial hypertrophy with disorganization）を呈するのに対し、高血圧性心肥大（**B**）では心筋細胞の均一な肥大を認めるが、大きさのばらつきや、構築上の異常はあまり認められない。

は、左室において正常血圧群、高血圧症群の回帰直線から外れており、右室においても正常対照群、僧帽弁膜症群の回帰直線より肥大の方向に偏位していたと報告されている[1]。

高血圧性心肥大には心筋細胞肥大以外に間質の増加も関係していると思われるが、本態性高血圧症について両心室の心筋生検を29例に施行した報告[10]によると、高血圧が軽度、中等度、高度となるにつれて左室心筋細胞横径は増加し、それは右室心筋細胞横径にも同様に認められ、また間質線維化は、左室右室ともに、軽度、中等度、高度となるにつれて増加する。

◇文献

1) 布田伸一：心内膜心筋生検法による心筋細胞横径の臨床病理学的検討. 金沢大十全医会誌 **93**: 58-72, 1984
2) Linzbach AJ: Heart failure from the point of view of quantitative anatomy. Am J Cardiol **5**: 370-382, 1960
3) Linzbach AJ: Hypertrophy, hyperplasia and structural dilatation of the human heart. Adv Cardiol **18**: 1-14, 1976
4) Maron BJ et al: Differences in distribution of myocardial abnormalities in patients with obstructive and nonobstructive asymmetric septal hypertrophy (ASH). Light and electron microscopic findings. Circulation **50**: 436-446, 1974
5) Maron BJ et al: Quantitative of the distribution of cardiac muscle cell disorganization in the left ventricular wall of patients with hypertrophic cardiomyopathy. Circulation **63**: 882-894, 1981
6) Nunoda S et al: Left ventricular endomyocardial biopsy findings in patients with essential hypertension and hypertrophic cardiomyopathy with special reference to the incidence of bizarre myocardial hypertrophy with disorganization and biopsy score. Heart and Vessels **1**: 170-175, 1985
7) 関口守衛ほか：心内膜心筋生検法により生検心筋の病理組織学的判定に関する診断基準について, 第1報：肥大心筋, 厚生省特定疾患特発性心筋症調査研究班, 昭和50年度研究報告集, p81-85, 1976
8) Hoshino T et al: Myocardial fiber diameter and regional distribution in the ventricular wall of normal adult hearts, hypertensive hearts and hearts with hypertrophic cardiomyopathy. Circulation **67**: 1109-1116, 1983
9) Nunoda S et al: The correlation between the diameter of biopsied left and right ventricular myocardial cells and hemodynamic parameters in essential hypertension and mitral valve disease. Clin Exp Hypertens A **8**: 53-65, 1986
10) Amanuma S et al: Biventricular endomyocardial biopsy findings in essential hypertension of graded severity. Postgrad Med J **70**(Suppl 1): S67-S71, 1994

MEMO メモ 糖尿病性心筋症

糖尿病性心筋症（diabetic cardiomyopathy）とは，有意な冠動脈疾患や，明らかな遺伝疾患（糖原病やミトコンドリア変性疾患など）を原因としない糖尿病を合併し，それが主因で生じた心機能障害（収縮不全・拡張不全は問わない）を指す．

海外の文献や，2013年に改訂発表された欧州心臓病学会（ESC）ガイドラインおよびアメリカ心臓協会（AHA）ガイドラインには"diabetic cardiomyopathy"という用語が正式に採用されたが，日本循環器学会ガイドラインには記載されていない[1]．

a 糖尿病は心臓病である

国際糖尿病連合（IDF）の2014年報告によると，世界の糖尿病人口は約4億人に増加しており，日本は2014年時点で世界10位の高い糖尿病有患者数を示す[2]．糖尿病は非糖尿病患者と比して心疾患の有病率が高く，糖尿病でない人の心臓病有病率12.3％に比べて約2倍を示す[2]．特に糖尿病患者における心不全の発症率は，古くはFramingham研究やSOLVD研究の解析に示されたように，糖尿病男性患者で2倍，女性患者で5倍と心不全発症リスクが高いことが知られており[3,4]，米国心臓病学会（ACC）は10年以上前にすでに「糖尿病は心臓病である」との声明を発表している．

b 糖尿病性心合併症は大血管障害だけではない：糖尿病と心不全に関する臨床知見

糖尿病の心合併症として冠動脈の動脈硬化進展による虚血性心疾患（狭心症，心筋梗塞）に代表される大血管障害は広く認知されている．それに加え，血管造影検査で虚血性心疾患の原因となる有意狭窄を認めない原因不明の心機能障害をきたす，前述の糖尿病性心筋症と呼ばれる病態が存在する[5]．また，心不全の原因にかかわらず，糖尿病の合併が心機能を増悪させることも示唆されている[6]．

糖尿病性心筋症の血行動態的変化の特徴として，左室拡張障害が挙げられ，血糖コントロール良好な糖尿病患者においてでさえ60％の割合でみられるとの報告もある[7]．糖尿病が引き起こす2種類の特徴的な代謝異常，すなわち高血糖と高インスリン血症は，心臓に対して毛細血管障害と心筋線維化[5]，そしてミトコンドリア機能障害を伴う病的心筋肥大をもたらす．もう一つ重要なのは，高インスリン血症および合併する糖尿病性腎症の存在であり，うっ血傾向を引き起こすためうっ血性心不全発症頻度が高いことが知られる．

c 糖尿病性心筋症の病理
1）心臓毛細血管不全

糖尿病患者の心臓は，心筋細胞は軽度肥大を示すが変性は少なく，血管周囲性ならびに心筋細胞を取り囲むような網目状の膠原線維の増生が目立つとされる（図1）．また，心筋内小動脈壁の変化，心筋間の毛細血管密度の低下，基底膜の変性・肥厚など，いわゆる"diabetic microangiopathy"の所見を認めることがある．

また，心筋細胞に広範な脂肪沈着が観察されることがあり，脂質代謝異常を示唆する所見と思われる．さらに電子顕微鏡レベルでは心筋細胞に傷害ミトコンドリアの増加を認める．すなわち，糖尿病という血糖上昇状態およびその背景に潜在するインスリンやインクレチンなど複合的な血糖調節ホルモン異常による代謝障害の結果，心筋および心臓毛細血管の両者に基質的・機能的障害が生じる．糖尿病性網膜症がうっ血性心不全の独立した危険因子であり，冠動脈疾患や高血圧など大血管障害のない糖尿病患者で網膜症を合併した群は，約4倍の新規心不全発症をきたすことが報告されている[8]．

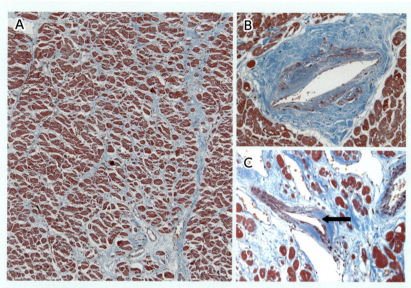

図1 糖尿病期間30年の剖検心（マッソン・トリクローム染色）
A：心筋細胞は軽度肥大を呈し，心筋細胞を網目状に取り囲む線維化と心筋内血管周囲の線維化が観察される．B：径170 μmの血管には内膜の線維化と外膜側の顕著な線維化がみられる．C：径70 μmの血管には，内膜細胞は保たれているが，壁全層の硝子化（矢印）がみられる．
（遠藤久子，廣江道昭：メタボリックシンドロームと心筋病変―特に糖尿病性心筋症を中心に．病理と臨床 **29**：249-253，2011 より改変）

2）代謝性リモデリングと構造的リモデリング

健常者の心筋細胞では，主に長鎖脂肪酸を基質としてミトコンドリアでエネルギーを産生している（β酸化）．心臓は酸素要求度が高い臓器で，その酸素利用率は全身の70～80％に及ぶ（腎臓・肝臓・脳の酸素利用率は10～20％）．その理由は，ミトコンドリアでのATP産生は，好気性酸化的リン酸化（TCAサイクル）により行われ，この際に酸素が必要となるからである．

心筋細胞でのATP産生の基質は，脂肪酸以外にもグルコース，ケトン体，乳酸およびアミノ酸があるが，心筋細胞で代謝される基質選択は，供給状態と状況により変化するATPなどエネルギー基質産生低下とそれに続く代謝基質のシフトが起こり，これが糖尿病による心臓の病理変化へと続く［例：心筋虚血時の脂肪酸から糖への代謝基質変化（代謝性リモデリング）］．

2型糖尿病患者では，インスリン分泌とインスリン作用のミスマッチによる糖・脂質代謝の異常が，糖尿病での心筋障害を引き起こす．前述のごとく，正常な心臓は絶え間なく収縮・弛緩を繰り返すため，心臓は大量のATPを必要とし，ATPは主としてミトコンドリアの酸化的リン酸化により供給される．しかし，糖尿病患者の心臓では，ミトコンドリア障害とそれによるATP産生の低下がみられ，これら代謝性リモデリングの結果，構造的リモデリング（例：心筋肥大，アポトーシス，線維化，サルコメア蛋白異常）が生じる[7,9]．

また，糖尿病においては糖・乳酸代謝が低下している一方，脂肪酸代謝が亢進している．脂肪酸利用が亢進しているにもかかわらず，脂肪酸取り込みが脂肪酸酸化率を上回っているため，心筋への脂肪沈着が起こり，それが心筋にとっていわゆる脂肪毒性となり，心筋細胞死や機能障害を引き起こす．このエネルギー産生における基質変化により，前述のミトコンドリア障害を介した酸化ストレス増加や，主には小胞体のSERCA2aの発現レベル減少を介した細胞内カルシウムハンドリン

グ異常による心筋細胞の収縮蛋白分子のリン酸化低下とそれに続く収縮力の減弱や，さらなるミトコンドリア機能障害が引き起こされる．

さらに，セラミドなど脂肪代謝の中間産物のなかには心筋アポトーシスを誘導するものがあることも知られており，もう一つの心筋に対する脂肪毒性として挙げられる．

糖尿病を合併する心筋症を診た際にもう一つ念頭に置くべきこととしては，糖原病やミトコンドリア脳筋症などの糖尿病関連の遺伝子異常も挙げられる．

◆文献

1) Bando YK, Murohara T: Diabetes-related heart failure. Circ J **78**: 576-583, 2014
2) Unwin N et al: The IDF Diabetes Atlas: providing evidence, raising awareness and promoting action. Diabetes Res Clin Pract **87**: 2-3, 2010
3) Kannel WB, McGee DL: Diabetes and cardiovascular disease. The Framingham study. JAMA **241**: 2035-2038, 1979
4) Effect of enalapril on survival in patients with reduced left ventricular ejection fractions and congestive heart failure. The SOLVD Investigators. N Engl J Med **325**: 293-302, 1991
5) Bell DS: Heart failure: the frequent, forgotten, and often fatal complication of diabetes. Diabetes Care **26**: 2433-2441, 2003
6) Rubler S et al: New type of cardiomyopathy associated with diabetic glomerulosclerosis. Am J Cardiol **30**: 595-602, 1972
7) Frustaci A et al: Myocardial cell death in human diabetes. Circ Res **87**: 1123-1132, 2000
8) Cheung N et al: Diabetic retinopathy and risk of heart failure. J Am Coll Cardiol **51**: 1573-1578, 2008
9) Bugger H, Abel ED: Molecular mechanisms for myocardial mitochondrial dysfunction in the metabolic syndrome. Clin Sci(Lond) **114**: 195-210, 2008

MEMO メモ　小児科領域の肥大心

本項ではサルコメアなどの遺伝子異常に基づく肥大型心筋症（HCM）を特発性HCMとし，その他を特定HCMとして述べていくこととする．

a　疫学，病因，予後

小児肥大心をきたす疾患は多様である（表1）．日本小児循環器学会稀少疾患サーベイランスでは，小児のHCMは年間約40例の新規発症があり，約半数に家族歴がある．米国のPediatric Cardiomyopathy Registry（PCMR）では，小児HCMの年間発症率は100万人あたり1歳未満で30.3人，1歳〜18歳で3.2人であり，特発性（74%），代謝疾患（9%），症候群（9%），神経筋疾患（8%）と報告されている[1]．乳幼児期診断例には症候性（Noonan症候群，糖原病など）のHCMが多く，学齢期診断例には無症状で学校検診にて発見される特発性HCMや，運動中の失神や突然死が初発症状である特発性HCMも含まれる．予後は肥大心をきたす原疾患や発症年齢により異なり[2]，総じて1歳未満で診断される例の予後は悪い．

b　特発性HCM

小児特発性HCMの年間発症率は100万対3.6人で，約1/3が1歳未満で診断され，1歳以降の診断例では男児に多い（男：女＝3：1）．1歳未満の診断例では心不全症状を伴うことが多く，予後不良である．また，HCMと拘束型心筋症（RCM）の混合型も予後不良である．小児でも左室流出路狭窄が予後に影響し，右室流出路狭窄を同時に呈する症例がある．突然死の危険因子として，心肺蘇生の既往，非持続性心室頻拍，突然死の家族歴，失神の既往，著明な肥大，運動時血圧低下のほかに，左室流出路狭窄，心臓MRIの遅延造影，myocardial bridgingの関与も指摘されている．

表1 小児領域における肥大心

■特発性 HCM
サルコメア遺伝子異常，Z 帯遺伝子異常，カルシウム調節遺伝子異常ほか

■特定 HCM
Genetic/Familial
- 症候性
  Noonan 症候群（*PTPN11*, *KRAS*, *SOS1*, *RAF1* ほか）
  LEOPARD 症候群（*PTPN11*）
  Costello 症候群
  Beckwith-Wiedemann 症候群
  Friedreich 失調症（*FXN*）
  先天性筋緊張性ジストロフィ
- 糖原病：Pompe（*GAA*），Forbes, Danon（*LAMP2*），*PRKAG2* ほか
- リソソーム（ライソゾーム）病：Fabry（*GLA*），Sandhoff, Hurler, Hunter, I（inclusion）-cell ほか
- ミトコンドリア病：呼吸鎖欠損症候群の一部，脂肪酸代謝異常の一部
- 金属代謝異常：Wilson，ヘモクロマトーシス

Non-genetic/Non-familial
- 糖尿病母体児（infant of diabetic mother: IMD）
- 双胎間輸血症候群（twin-to-twin transfusion syndrome: TTTS）
- ステロイド治療関連
- 少年スポーツ選手（スポーツ心）

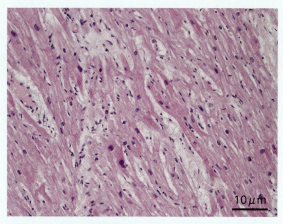

図1　Noonan 症候群
8 歳男児の剖検心（心室中隔厚 21 mm，左室後壁厚 21 mm）より得られた左室壁標本．錯綜配列を伴う心筋細胞肥大と間質線維化を認める．HE 染色．

c　Noonan 症候群

RAS/MAPK 症候群（RASopathies）の一部であり，複数の責任遺伝子（*PTPN11*, *SOS1*, *RAF1*, *BRAF*, *KRAS*, *HRAS*, *SHOC2*）が報告されている．低身長，翼状頸，外反肘，特異顔貌などの特徴があり，心合併症としては HCM，肺動脈弁異形成・狭窄，心房中隔欠損，心室中隔欠損，両大血管右室起始などがある．

HCM は，左室壁肥厚，非対称性中隔肥大など特発性 HCM と同様の所見を呈する．*RAF1* 遺伝子変異を伴う例では高率（約 90％）に高度の HCM を呈する[3]．心筋組織像は，基本的に錯綜配列を伴う心筋細胞肥大像を示す（図1）．

d　LEOPARD 症候群

Noonan 症候群と同じく RAS/MAPK 症候群の一つであり，主要症状の多発性黒子（multiple Lentigines），心電図異常（Electrocardiographic conduction abnormalities），眼間解離（Ocular hypertelorism），肺動脈狭窄（Pulmonary artery stenosis），性器異常（Abnormal genitalia），成長障害（Retardation of growth），感音性難聴（sensorineural Deafness）を認める．常染色体優性遺伝であるが，孤発例が多い．

HCM を約 80％の症例に認め，その重症度が予後に影響する．非対称性中隔肥大や全周性肥大を呈し，約 40％に左室流出路の狭窄を認める．責任遺伝子の *PTPN11* の変異箇所と重症度との関連も示唆され，Gln510Glu 変異例は，新生児期より重度の HCM を呈する．組織像は錯綜配列を伴う心筋細胞肥大像で，特発性 HCM に類似する（図2）．小児期の著明な心室壁肥厚は，個々の心筋細胞肥大に加えて，心筋細胞の数的異常も関与が指摘されている[4]．

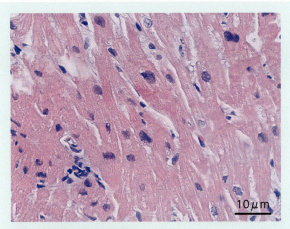

図2 LEOPARD 症候群
心筋生検組織像．軽度の錯綜配列を伴う心筋細胞肥大を認める．HE 染色．

双胎の胎盤間に血管吻合が存在し，一方の胎盤動脈から他方の胎盤静脈へ血液が慢性的に送られると，受血側は多血で体格は大きく，供血側は貧血で体格が小さくなる．受血児に，心肥大，心筋障害，右室流出路狭窄などがみられる．胎内から両心室肥大を認め，致死的経過をたどる例もあるが，生後10日～2ヵ月で消退する．組織像では，錯綜配列を伴わない心筋細胞肥大のほか，時に心内膜線維弾性症や血管中膜肥厚を認める．

Pompe 病（糖原病Ⅱ型）は各論Ⅲ-2-b「糖原病」，Danon 病は各論Ⅲ-2-d「Danon 病」，ミトコンドリア病は各論Ⅲ-3「ミトコンドリア心筋症」の各項を参照されたい．

e その他の肥大心

1）糖尿病母体児

糖尿病母体（1型，2型）から出生する児の約1/3に病的心肥大の合併を認める．母体の高血糖が，胎児の高血糖と高インスリン血症を起こし，心筋細胞肥大を起こす．軽度の左室肥大から高度の両心室肥大まで重症度は幅広く，時に致死的な経過をたどる．心肥大の多くは数日～数ヵ月で消退する．組織像は，一部空胞変性と腫大を伴う心筋細胞肥大で，錯綜配列や間質線維化，グリコーゲン蓄積は認めない．

2）双胎間輸血症候群

一絨毛膜双胎の10～30％にみられる合併症で，

◇文献

1) Colan SD et al: Epidemiology and cause-specific outcome of hypertrophic cardiomyopathy in children. Findings from the Pediatric Cardiomyopathy Registry. Circulation **115**: 773-781, 2007
2) Colan SD: Hypertrophic cardiomyopathy in childhood. Heart Fail Clin **6**: 433-444, 2010
3) Ezquieta B et al: Alterations in RAS-MAPK genes in 200 Spanish patients with Noonan and other neuro-cardio-facio-cutaneous syndromes. Rev Esp Cardiol **65**: 447-455, 2012
4) Ishida H et al: LEOPARD-type SHP2 mutant Gln510Glu attenuates cardiomyocyte differentiation and promotes cardiac hypertrophy via dysregulation of Akt/GSK-3β/β-catenin signaling. Am J Physiol Heart Circ Physiol **301**: H1531-H1539, 2011

第Ⅳ章　拡張障害を主病態とする疾患

1　拘束型心筋症

a）成人の拘束型心筋症

拘束型心筋症（restrictive cardiomyopathy：RCM）は，原発性RCMとアミロイドーシスなどの疾患から引き起こされる二次性RCMに分けられる．

原発性RCMは，原発性心筋症の三大病型のなかでは肥大型心筋症，拡張型心筋症などの心筋症に比べてまれな疾患である．わが国では厚生労働省により「指定難病」疾患に指定されている[1]．病状の進行は，比較的急速に悪化していく症例や数十年の経過をとる症例などさまざまで，小児症例は予後不良である．心筋トロポニンIや心筋トロポニンTのサルコメア蛋白遺伝子変異も報告されており[2]，肥大型心筋症とのオーバーラップも指摘されている[3]．アメリカ心臓協会（AHA）は，心筋症を広く先天性，混合性，後天性に分類しているが，RCMは拡張型心筋症と同様に混合型に分類されている[4]．

2005年の特発性心筋症調査研究班による診断の手引きによると，基本病態は左室拡張障害であり，①硬い心筋（stiff left ventricle）の存在，②左室拡大や肥大の欠如，③正常または正常に近い左室収縮機能，④原因（基礎疾患）不明の4項目が診断の必要十分条件である．①〜③は画像検査（心エコー，心臓MRI，心臓CT）と心臓カテーテル検査により診断できるが，④の除外診断には全身疾患の検索に加えて心臓の病理診断が重要となる．拘束型血行動態（restrictive physiology）を示す心内膜・心筋疾患には，他の原疾患に伴う二次性のもの（浸潤性，蓄積性，炎症性など）が多く含まれ（表1），原発性RCMの診断には，心筋生検ないし剖検病理によって他の特異的組織像がないことを示す必要がある．

表1　拘束型血行動態を呈する心内膜心筋疾患

■心筋に病変の首座があるもの
- 浸潤性心筋症：アミロイドーシス，サルコイドーシス，Gaucher病，Hurler病
- 蓄積性心筋症：ヘモクロマトーシス，Fabry病，糖原病
- 強皮症心病変

■心内膜に病変の首座があるもの
- 心内膜心筋線維症
- 好酸球増多症候群（Loeffler心内膜炎）
- 腫瘍：カルチノイド，転移性
- 放射線障害

■化学療法後心筋症

a　診断

診断の参考事項として表2のような項目が挙げられている[5]．心エコーによる評価が重要で，心筋肥大や心収縮力低下のない心不全症例ではRCMを疑い，拡張障害を評価することが重要である[5]．病状の進行に伴い右心系の拡大や三尖弁閉鎖不全症が出現する．

心筋生検では，心筋間質の線維化，心筋細胞肥大，錯綜配列，心内膜肥厚などを認めるもののRCMに特異的な所見はない．

RCMと鑑別が困難な疾患として，収縮性心膜炎，肥大の強くない肥大型心筋症や高血圧性心臓病，高齢者心，そのほかに拘束型血行動態を呈する心内膜心筋疾患が挙げられる（表1）．収縮性心膜炎との鑑別には，心筋生検での異常所見の有無，CT/MRIによる心膜肥厚や遅延造影の有無が有用である[6]．心エコーで左室収縮能は保たれているものの，拡張障害所見，つまり両心房の拡大，パルスドプラ法におけるE波の増高，E波減速時間（DcT）短縮，E/Aの呼吸性変動の消失や組織ドプ

表2 RCMの診断のための参考事項

① 疫学：拡張型心筋症や肥大型心筋症に比較してまれな疾患である
② 家族歴：家族内にRCMや肥大型心筋症を認めることがある
③ 自覚症状：呼吸困難，浮腫，動悸，塞栓症
④ 他覚所見：著明なⅣ音（洞調律症例）
⑤ 心電図：特異的な心電図所見はない．しかし，しばしばP波異常，上室性期外収縮，心房細動，軽度の左室肥大，非特異的ST-T変化を認める
⑥ 胸部X線像：軽症例では心陰影が正常，進行すれば左房拡大，さらに病期が進めば左室を除く左房，右房および右室拡大および肺うっ血を認める
⑦ 心エコー図：左室拡大および壁肥厚がなく，左室壁運動が正常または正常に近いにもかかわらず左室流入速波形に拘束型を認める．すなわち，パルスドプラ法で拡張早期波（E波）増高，E波と心房収縮波（A波）のピーク血流比増大（E/A＞2），E波減速時間（DcT）短縮（＜150 msec），等容弛緩時間（IRT）短縮（＜70 msec）などが参考になる．通常，左房または両心房拡大や右室拡大があり，重症例では三尖弁逆流を認める．また，左室流入速波形に呼吸性変動のないことが収縮性心膜炎との鑑別に有用である
⑧ 心臓カテーテル検査：左室拡張障害の指標として，左室のa波増高，左室拡張末期圧上昇，左室圧最大陰性dP/dt低下，左室圧下降時定数（τ）延長などが参考になる．また，左室圧曲線にsquare root signを認めることがある
⑨ 心筋シンチグラム：心筋血流シンチグラフィで灌流欠損を認めることがある．心プールシンチグラフィでは最大充満速度（peak filling rate）の低下や最大充満速度到達時間（time to peak filling）の延長などが拡張障害の指標になる
⑩ 心筋組織所見：しばしば心筋間質の線維化，心筋細胞肥大，心筋線維錯綜配列，心内膜肥厚を認める
⑪ 鑑別診断：収縮性心膜炎，心アミロイドーシスや心内膜心筋線維症との鑑別が必要である．また，明らかな肥大を伴わない肥大型心筋症および高齢者心との鑑別が困難なことがある

［寺崎文生，北浦 泰：拘束型心筋症．心筋症—診断の手引きとその解説，北畠 顕，友池仁暢（編），かりん舎，北海道，p51-52，2005より改変］

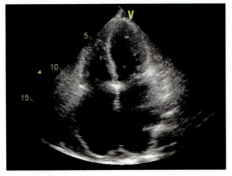

図1 RCMと診断された33歳男性の四腔断面像

左室壁は全周性に12 mmと軽度肥厚している．左室拡張期末期径／収縮期末期径は35/21 mmと心内腔拡大はなく，駆出率は71％と保たれている．著明な両心房の拡大を認める．

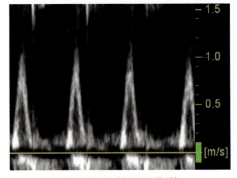

図2 左室流入波形（心房細動時）
E波の増高とDcT短縮（81 msec）を認める．

ラ法における拡張早期僧帽弁輪速度（E'）の著明な低下はRCMに特徴的な所見である（図1，2）．

b 治療

本質的な治療法はなく，利尿薬を中心とした対症療法を行う．また，心室拡張不全に伴う心房リモデリングから心房細動が問題となる．RCMによる心房リモデリングは進行性で，心房拍出の消失により急激に血行動態が悪化し，心不全症状の増悪をきたすことがある．

病状によって心臓移植も考慮され，病状が進行性の症例では，肺高血圧が進行する前段階で，早期に心臓移植の検討が必要である．RCMの移植

後の予後は，RCM以外の移植後の予後と変わらない[7]．

◆文献

1) 厚生労働省：平成25年度衛生行政報告．http://www.mhlw.go.jp/toukei/saikin/hw/eisei_houkoku/13/
2) Kaski JP et al: Idiopathic restrictive cardiomyopathy in children is caused by mutations in cardiac sarcomere protein genes. Heart **94**: 1478-1484, 2008
3) Nonaka M, Morimoto S: Experimental models of inherited cardiomyopathy and its therapeutics. World J Cardiol **6**: 1245-1251, 2014
4) Maron BJ et al: Contemporary definitions and classification of the cardiomyopathies: an American Heart Association Scientific Statement from the Council on Clinical Cardiology, Heart Failure and Transplantation Committee; Quality of Care and Outcomes Research and Functional Genomics and Translational Biology Interdisciplinary Working Groups; and Council on Epidemiology and Prevention. Circulation **113**: 1807-1816, 2006
5) 寺崎文生，北浦 泰：拘束型心筋症．心筋症—診断の手引きとその解説，北畠 顕，友池仁暢（編），かりん舎，北海道，p51-52，2005
6) Cheng H et al: The relative atrial volume ratio and late gadolinium enhancement provide additive information to differentiate constrictive pericarditis from restrictive cardiomyopathy. J Cardiovasc Magn Reson **13**: 15, 2011
7) DePasquale EC et al: Outcomes of adults with restrictive cardiomyopathy after heart transplantation. J Heart Lung Transplant **31**: 1269-1275, 2012

b）小児の拘束型心筋症

a 疫学

わが国の疫学調査では，拘束型心筋症（RCM）の有病率は10万対0.2人，罹患率は10万対0.06人/年である．小児領域では，日本小児循環器学会稀少疾患サーベイランス調査で，年間平均9.0人のRCMが報告されている[1]．米国のPediatric Cardiomyopathy Registry（PCMR）では，RCMは小児期に発症する心筋症の4.5％を占める[2]．一般に小児原発性RCMはまれな心筋症であるが，心臓移植適応検討を要する心筋症のなかでは拡張型心筋症に次いで頻度は高い．

近年，原発性RCMの責任遺伝子（表1）が報告されるようになり，原因不明とされてきたRCMの病態解明への糸口となる可能性がある．

b マクロ病理

通常，小児期に診断される原発性RCMでは心室の基本的構造は保たれるが，なかには先天的に特異な形態を呈するものの病態的にはRCMの一群と考えられる疾患も存在する．

1）原発性RCM

左室形態は，心内腔拡大や壁肥厚がなく，心内膜・心外膜にも変化がないことを基本とする．ただし実臨床では，①pure RCMのほかに，②軽度の心筋壁肥厚を伴うRCM（HCM/RCM），③左室拡大を伴うRCM（DCM/RCM），④左室の粗い肉柱様構造を伴うRCM（NCLV/RCM），⑤心内膜が若干厚く見えるRCMなどを経験する．

表1 RCM関連遺伝子

遺伝子記号	遺伝子名	
ACTC1	α-cardiac actin	心筋αアクチン
BAG3	BCL2-associated athanogene 3	BCL2関連遺伝子
DES	desmin	デスミン
MYH7	β-myosin heavy chain 7	心筋βミオシン重鎖
MYL2	myosin regulatory light chain 2, slow	心筋調節ミオシン軽鎖
MYL3	myosin light chain 3, slow	ミオシンアルカリ軽鎖
MYPN	myopalladin	ミオパラジン
TNNI3	cardiac troponin I, type 3	心筋トロポニンI
TNNT2	cardiac troponin T, type 2	心筋トロポニンT
TPM1	α-tropomyosin 1	αトロポミオシン
TTN	titin	タイチン

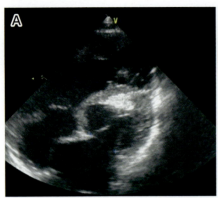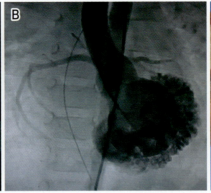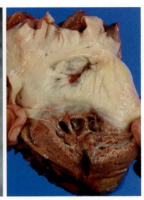

図1 先天性 RCM
4歳男児．心エコー（A）および左室造影（B）で，左室心尖部を欠いたような特徴的左室形態を認める．剖検心（C）は，左室心尖部を欠き，粗い肉柱が内面を覆い，左房の拡大が著明である．

2）先天性 RCM

先天的な形態的特徴を有し RCM の病態を呈する一群が存在する．左室は心尖部構造を欠く形態でラグビーボール状ではなく球状に近く，心尖は右室が覆い，左室の著明な拡張能障害のため左房拡大が目立つ（図1）．この形態的特徴は，孤立性左室心尖部低形成（isolated left ventricular apical hypoplasia）として報告されたものと同等であるが[3]，この報告例が小児期に無症候性であったのに対し，乳幼児期に高度の左室拡張障害による重症心不全を呈し，早期から不可逆的肺高血圧を伴うため心肺同時移植の対象となる重篤な先天性 RCM も実在する．

c 病理組織像

小児期に診断される原発性 RCM の病理組織像の基本は，「心内膜も心筋間質もほぼ正常で，心筋細胞肥大はなく，心筋細胞内の微細構造異常を伴う」である（図2）．しかし，実臨床では，心筋間質の線維組織が増加しているもの，心内膜肥厚を伴うもの（心内膜心筋線維症との鑑別が必要），錯綜配列や心筋細胞肥大と間質の線維化を伴うもの（HCM with restrictive physiology との鑑別が必要）も観察され，必ずしも典型的なものばかりではない．

間質の線維化は必ずしも左室全体に均一に存在するとは限らず，左室壁の内側より中央に輪状に存在し，線維化が心筋細胞を梯子状に囲むことにより，間質の線維化が心収縮力に影響せず心室の硬さに影響することを示唆する例もある．

電子顕微鏡像では，心筋細胞内の変性した心筋線維の塊（deposit）や Z 帯の拡大（Z 帯様物質の流出・集塊），ミトコンドリアの増加，筋原線維の粗鬆化などが観察される．このような細胞内微細構造異常が，心筋細胞の拡張障害を引き起こすと考えられる．

d 臨床症状

乳幼児期発症例では，哺乳低下，呼吸症状（うっ血による多呼吸，呼吸困難），浮腫，腹部膨満（肝腫大，腹水）などの心不全症状が初発であることが多い．学齢期では，学校心臓検診の心電図異常（心房負荷，ST-T 異常，左室肥大など）で発見されることがある．動悸や失神，息切れ，倦怠感，胸痛などの症状のほか，血栓塞栓症や突然死をきたす例もある．

e 画像所見と病理

胸部 X 線所見では，病期の進行とともに，両心房の拡大，肺うっ血，右室の拡大所見を呈する．臨床診断には心エコーが最も有用であり，①著明な心房拡大，②ほぼ正常の左室拡張末期径，③ほぼ

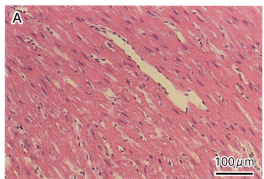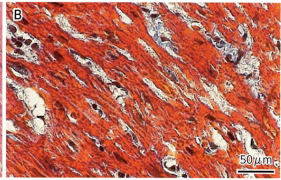

図2　原発性RCMの病理組織像
6歳女児．**A**：心筋細胞の肥大は認めず，軽度の間質の増生を認める（HE染色）．**B**：心筋間質は軽度増生しているが，膠原線維の増加は軽度である（マッソン・トリクローム染色）．

正常の心室壁厚，④拘束型の左室流入血流パターン［E/A>2，E波減速時間（DcT）<150 msec，等容弛緩時間（IRT）<70 msec；偽正常化もあり肺静脈血流波形も参照］，⑤正常に近い左室収縮率などが一般的である．左室流入血流波形に呼吸性変動のないことが，収縮性心膜炎との鑑別に有用である．前述の先天性RCMでは，左室は心尖部を欠いたような構造で球状を呈し，心尖は右室が占有している（図1）．心臓カテーテル検査では，心室拡張末期圧の上昇を認め，心室圧波形はdip and plateauを呈する例もあるが，絶対的ではない．肺高血圧の評価は重要であり，後毛細血管性肺高血圧に前毛細血管性肺高血圧が加わると注意を要する．つまり，酸素および一酸化窒素負荷で肺血管抵抗（PVR）が6 Wood単位以上［11歳未満は肺血管抵抗係数（PVRI）>9 Wood単位・m^2］の場合には心臓移植の適応から外れ，心肺同時移植を考慮する．収縮性心膜炎との鑑別にはCTやMRIによる心外膜の評価が必要であり，試験的開胸が行われることもある．

f　予後

小児の原発性心筋症のなかで，RCMの生命予後は最も悪い．5年生存率は約30％であり[2, 4]，特に2歳未満で発症したRCMは進行が早く心臓移植のタイミングを逸すると救命できない可能性も高い．一方，10歳代以降で診断される例のなかには年余にわたり緩徐に心不全が進行する症例もある．死因としては心不全と突然死が重要である．不整脈は心房負荷による心房細動，心房粗動が多いが，心室頻拍や徐脈（AVブロック）もあり[5]，突然死の危険因子となる．血栓塞栓症の合併もQOL低下をきたすため注意する．

最近のPCMRの解析では，心臓移植を除く5年生存率は，pure RCMで22％，RCM/HCMで43％と報告され，うっ血性心不全の存在と収縮能の低下（低いEF）が予後不良因子とされている[2]．

g　治療

特異的な治療法はなく，運動制限，水分管理，対症的薬物療法が中心となる．根本的には心臓移植しかなく，時期を逸せず移植適応を検討する．

◇文献

1) 市田蕗子ほか：平成21年度稀少疾患サーベイランス調査結果．日小児循環器会誌 **26**：348-350，2010
2) Webber SA et al: Outcomes of restrictive cardiomyopathy in childhood and the influence of phenotype: a report from the Pediatric Cardiomyopathy Registry. Circulation **126**: 1237-1244, 2012
3) Tumabiene KD et al: A plump and fatty heart: isolated left ventricular apical hypoplasia. Echocardiography **29**: E193-E196, 2012
4) Weller RJ et al: Outcome of idiopathic restrictive cardiomyopathy in children. Am J Cardiol **90**: 501-506, 2002
5) Walsh MA et al: Conduction abnormalities in pediatric patients with restrictive cardiomyopathy. Circ Heart Fail **5**: 267-273, 2012

2 アミロイドーシス

a) 臨床

心アミロイドーシスは全身性アミロイドーシスの心臓病変として，アミロイド線維の心臓への沈着により拡張不全や致死的不整脈が出現する難治性の予後不良な疾患である．

a 疾患の概要

心アミロイドーシスとは，心内膜，刺激伝導系，冠血管，弁膜に線維性のアミロイド蛋白が細胞外に沈着する疾患であり，左室壁厚や硬さが進行性に増加し，拘束性障害による心不全，重篤な不整脈などを呈する予後不良な疾患である．

b 病型分類（表1）

1）ALアミロイドーシス

免疫グロブリンアミロイド軽鎖（AL）よりなるアミロイド蛋白の沈着により，しばしば骨髄腫に合併する．ALアミロイドーシスの50%に心病変が合併するとされる．心不全が重症となりやすく，生命予後は極めて不良であり，無治療のALアミロイドーシスの場合は平均生存期間は6ヵ月とされる．

2）ATTRアミロイドーシス

野生型トランスサイレチン関連（ATTR野生

表1 心・血管系アミロイドーシスの主要病型

アミロイド蛋白	前駆蛋白	臨床病名
Ⅰ．全身性アミロイドーシス		
1．非遺伝性		
AA	血清アミロイドA（SAA）	続発性/反応性AAアミロイドーシス
AL	免疫グロブリンL鎖	原発性あるいは骨髄腫合併ALアミロイドーシス
Aκ	κ鎖	
Aλ	λ鎖	
Aβ_2M	β_2-ミクログロブリン	透析アミロイドーシス
ATTR	トランスサイレチン（TTR）＜野生型＞	老人性全身性アミロイドーシス（SSA）
2．遺伝性（家族性）		
ATTR	トランスサイレチン（TTR）＜変異型＞	家族性アミロイドポリニューロパチー（FAP）Ⅰ，Ⅱほか
Ⅱ．限局性アミロイドーシス		
1．内分泌アミロイドーシス		
AANF	心房ナトリウム利尿因子	限局性心房アミロイドーシス［不全心や高齢者の心房］
2．その他のアミロイドーシス		
AMed	ラクタヘドリン	大動脈中膜アミロイドーシス［高齢者の大動脈・動脈の中膜］
不明アミロイド	不明	心臓弁アミロイドーシス

用語は，国際アミロイドーシス学会用語委員会（2010年4月，ローマ）による．
通常では全身性の5つの主要病型が心筋生検の対象となる．なお，弁膜に限局して生じるisolated valvular amyloidosis/dystrophic valvular amyloidはしばしば認められる病変であるが，前駆蛋白を含めて病態の詳細は未だ明らかではない．
（厚生労働科学研究費補助金 難治性疾患克服研究事業 アミロイドーシスに関する調査研究班：アミロイドーシス診療ガイドライン2010，p3，2010．http://amyloid1.umin.ne.jp/guideline2010.pdf より改変）

型)と遺伝性トランスサイレチン関連 (ATTR 変異型) がある. 野生型は老人性全身性アミロイドーシスをきたすが, 通常 infiltrative cardiomyopathy (浸潤性心筋症) として発現する. 変異型は 100 種類以上の TTR 遺伝子変異が報告されており, 変異の様式によって心病変の程度が異なる. TTR 関連のタイプは AL 型よりも予後良好で, ATTR 野生型で平均生存期間は約 6 年程度とされる[1].

3) 二次性アミロイドーシス (AA アミロイドーシス)

血清アミロイド A 蛋白は急性期の反応性蛋白であり, 関節リウマチなどの種々の慢性炎症性疾患における二次性アミロイドーシスの原因となる. しかし, AA アミロイドーシスによって明らかな心疾患を起こすことはまれとされている.

c 症状

息切れ, 浮腫などの心不全症状をきたすが, 細小血管障害による狭心症, 失神も時にみられる. 失神は自律神経障害や利尿薬の使用により生じ, 3ヵ月以内の突然死の予測因子であるとされている. AL アミロイドーシスでは, 食欲不振, 早期の満腹感, 体重減少などの他臓器合併症状もみられる. 進行性の心伝導障害は老人性および家族性の ATTR アミロイドーシスでよくみられ, ペースメーカーの適応となるが, AL アミロイドーシスでは洞結節や His-Purkinje 系が障害される.

d 診断法

心肥大の程度の割に心電図で高電位とならず, むしろ低電位であり, かつ V1-3 の QS パターンを示す場合には心アミロイドーシスを疑う (図 1). この所見は, 特に AL アミロイドーシスに特徴的である. 心筋生検による直接的な診断, 他臓器の生検による非直接的な診断によって診断が確定する.

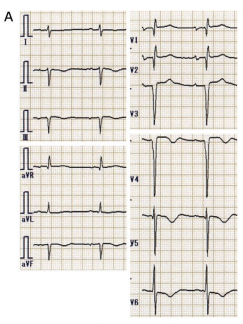
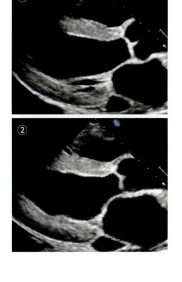

図 1 心アミロイドーシス (AL 型)
A: 12 誘導心電図. 洞調律であるが, 1 度房室ブロック, 左房負荷, 完全右脚ブロック, 左脚前肢ブロックを示す. 壁厚の割に, 左室肥大パターンを示していない. **B**: 心エコー像 (①拡張末期像, ②収縮末期像). 左室長軸像を示す. 心室中隔 14 mm, 後壁 14 mm と左室壁厚増加, LVDd/LVDs 47/41 mm, LVEF 29%, 左室拡張能は拘束性障害パターンを認めている. 心筋の性状では granular sparkling pattern およびエコー輝度上昇がみられる.

1）心エコー

非侵襲的な診断ツールとして重要である．典型例では，心室壁，心室中隔，心房中隔の肥厚，心室腔の狭小化，心筋のgranular sparkling patternや輝度上昇（図1），あるいは拘束型心筋症の所見を呈する．

2）核医学検査

^{99m}Tc-pyrophosphate（ピロリン酸：PYP）シンチグラフィは主にATTRアミロイドーシスの診断に役立つ（図2）．^{99m}Tc-PYPはもともと心筋梗塞などの障害心筋の検出のために用いられていたが，アミロイドーシスではアミロイドそのものへ結合するとされているため診断のために用いられる．日本循環器学会の「心臓核医学検査ガイドライン」では，原発性あるいは家族性アミロイドーシスで高頻度に陽性所見を示すものの二次性アミロイドーシスでの陽性頻度は低いため，両者の鑑別に有用であるとしている[2]．ただし，早期診断での有用性が低いことや，特異度が低いことに注意が必要である．

3）MRI

シネMRIでは，心室・心房壁の肥厚と拡張障害がみられる．ガドリニウム造影MRIでは，心内膜下へのガドリニウムのびまん性の増強像がみられる（図3）．また，心房へのガドリニウムの取り込みもアミロイドーシスに特徴的である．その増強効果の程度はLV massや全体の心収縮能と比例関係である．これらの所見から，MRIにより97％の正確性でアミロイドーシスが診断できるという報告もある[3]．

4）心臓カテーテル検査

心臓カテーテル検査は，狭心症が疑われないかぎりルーチンに行う検査ではないが，左室拡張末期圧（LVEDP）の増加，収縮性心外膜炎に類似したdip and plateauやsquare rootパターンを示す．狭心症状があっても通常冠動脈造影は正常であることが多く，微小血管の平滑筋へのアミロイド浸潤によって生じる冠血管予備能の異常によって微小血管性狭心症（microvascular angina）が起こることが狭心発作の原因であると考えられている．

5）バイオマーカー

アミロイドーシス心における心筋細胞はANP，BNPの遺伝子発現を増加させるため，NT-proBNPがsensitive（93％）な診断のマーカーとなり得る．また，それは治療により低下することから治療への反応性のマーカーとも考えられている[4]．

e 治療

1）一般的治療

ALアミロイドーシスの根本的治療のポイントは，アミロイドを産生する免疫グロブリン軽鎖を産生するB細胞に対して治療を行うかどうかである．すなわち形質細胞性，リンパ形質細胞性など

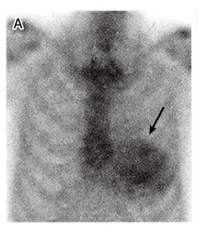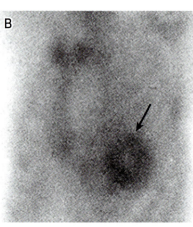

図2　老人性（ATTR）アミロイドーシス症例の^{99m}Tc-ピロリン酸像

77歳男性．**A**：正面像，**B**：左前斜位45°像．心陰影に一致して，びまん性にピロリン酸の取り込みがみられる（矢印）．

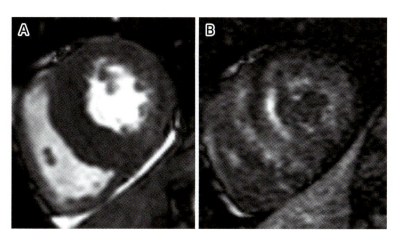

図3　MRI
シネ画像（**A**）では心室壁の肥厚がみられ，ガドリニウムによる遅延造影像（**B**）では心内膜側から陽性像がみられる．

のリンパ増殖性疾患への治療と同様であり，アミロイド蛋白の供給源であるリンパ球様細胞を減少させることが目標となる．プロテアソーム阻害薬であるbortezomibをベースとした化学療法が有効であることが示されているが，自律神経障害合併例，心機能高度低下例では適応とならない[5]．

2) 心不全に対する治療

ループ利尿薬が治療の中心であるが，ACE阻害薬，β遮断薬，カルシウム拮抗薬は時に有害である．特に，β遮断薬はアミロイドーシスにおいて1回拍出量が低下し，心拍数で代償しているような状態では心不全を増悪させる．一方，老人性アミロイドーシスでは自律神経障害の合併がまれなため，ACE阻害薬やARBは使用可能である．

3) その他

心臓に孤発したALアミロイドーシスは4％とまれなため，心臓移植の適応となることもまれである．心アミロイドーシスでは心臓突然死が多いが，その機序は心室頻拍（VT），心室細動（VF）よりも電動収縮解離（electromechanical dissociation: EMD），または無脈性電気活動（pulseless electrical activity: PEA）の状態となるためであり，ICDの意義は確立されていない．

f 予後

治療効果や予後はアミロイド前駆蛋白のタイプや臓器浸潤の範囲と程度によるが，以前の生存期間の中央値18ヵ月と比べ，現在では生存期間の中央値5年以上と成績が改善している．しかし，心機能が高度に低下した例では治療効果は限定的であり，今後の課題である．

◆文献

1) Ng B et al: Senile systemic amyloidosis presenting with heart failure: A comparison with light chain-associated amyloidosis. Arch Intern Med **165**: 1425-1429, 2005
2) 日本循環器学会ほか：心臓核医学検査ガイドライン，2005. http://www.j-circ.or.jp/guideline/pdf/JCS2005_tamaki_h.pdf
3) Kapoor P et al: Cardiac amyloidosis: a practical approach to diagnosis and management. Am J Med **124**: 1006-1015, 2011
4) Palladini G et al: Serum N-terminal pro-brain natriuretic peptide is a sensitive marker of myocardial dysfunction in AL amyloidosis. Circulation **107**: 2440-2445, 2003
5) Kastritis E et al: Long-term outcomes of primary systemic light chain (AL) amyloidosis in patients treated upfront with bortezomib or lenalidomide and the importance of risk adapted strategies. Am J Hematol **90**: E60-E65, 2015

b) 病理

心アミロイドーシスは，特有のβ折りたたみシート構造を有するアミロイドと呼ばれる不溶性の特異な線維蛋白が心臓の細胞外に沈着して，心症状を呈してくる病態・疾患群である．アミロイドは病理形態学的に定義されており，コンゴレッド染色で赤染し，これを偏光顕微鏡下で観察すると緑色複屈折を呈し，電子顕微鏡的には8〜15 nm幅の枝分かれのない細線維の集積よりなる物質を示す．このためアミロイドーシスの確定診断には，生検を主体とする病理組織検査が必須となる．アミロイドーシスの診断は，臨床医がまず疑うことに始まり，採取された病理組織が病理技師により適切に標本作製され，病理医により正確に組織診断されることによりなされ，これにより早期治療が可能となる[1,2]．

a アミロイドーシス剖検心の病理肉眼所見（図1）

アミロイドーシス剖検心は，心臓全体が硬く腫大して重くなっており，解剖台の上に置いても自重に伴う変形がほとんどない．割面では透明感を伴う蝋（ロウ）状の光沢を認め，両心室とも壁肥厚を示す（図1A）．左室〜心室中隔の割面にて，心室壁のやや心内膜側寄りに全周性白色調リング状の線維化層が観察され，心アミロイドーシスの画像診断に有用とされる心臓MRIでのガドリニウム遅延造影（LGE）像との合致がみられる．LGE像は心筋細胞間の開大を意味するが，間質でのアミロイド沈着・線維化・浮腫の反映と考えられる．ヨード・硫酸反応により，剖検時に簡便かつ即時にアミロイド沈着の肉眼診断が可能である．Virchowが1853年にこの物質をamyloid（類澱粉質）と命名した由来でもある．臓器片（未固定・固定後ともに可能）（図1B）にヨード・ヨウ化カリウム液（ルゴール液）をかけると沈着部が数十秒で茶褐色に変色し（図1C），さらに希硫酸（5〜10％）をかけると同部は直ちに黒褐色に変わって濃く明瞭に浮き上がる[1,3]．

b 心アミロイドーシスの診断手順（図2）

コンゴレッド染色によるアミロイド沈着の確認，次いで免疫組織化学的検索によるアミロイド蛋白同定を行う．場合により電子顕微鏡にてアミロイド線維の超微形態を確認する．

全身性の心アミロイドは，心房・心室の区別なく，心内膜，筋層の間質・小血管，刺激伝導系，弁などのいずれにも沈着し得る．

アミロイドは，HE染色にて好酸性（淡桃色）の無構造物硝子化物として認められ（図2A），PAS染色では赤紫色，マッソン・トリクローム染色では灰色に見える．

アミロイドは，コンゴレッド染色で橙赤色〜桃

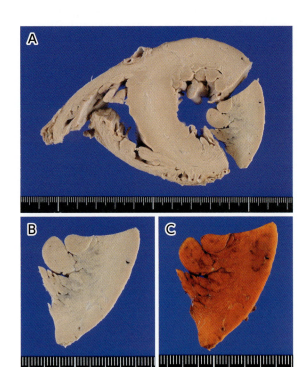

図1 アミロイドーシス剖検心の肉眼所見［AL（Aλ）症例］

A：壁肥厚と光沢を示す両室割面像．左室〜心室中隔には壁全周性リング状の白色調線維化層をみる．B：左室側壁割面像．光沢をみるが，アミロイド沈着部位はわかり難い．C：ルゴール液浸漬によりアミロイド沈着部位は茶褐色に変色している．

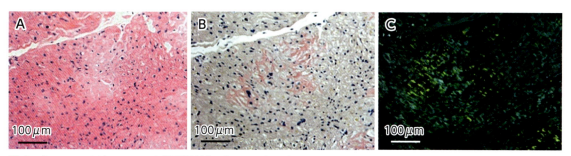

図2 心アミロイドーシスの光学顕微鏡像［ATTR（SSA）症例］
A：HE染色にて心筋層内に好酸性（淡桃色）の硝子化物がみられる（網目状斑状）．**B**：コンゴレッド染色にて赤染．**C**：コンゴレッド染色を偏光下で観察すると緑色複屈折を示す．

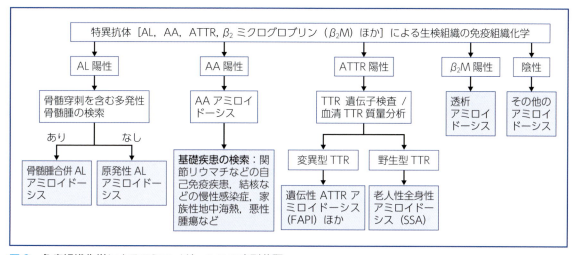

図3 免疫組織化学によるアミロイドーシスの病型分類
［厚生労働科学研究費補助金 難治性疾患克服研究事業 アミロイドーシスに関する調査研究班：アミロイドーシス診療ガイドライン 2010，p7，2010．http://amyloid1.umin.ne.jp/guideline2010.pdf（2017年1月閲覧）］

色に染まる（図2B）．DFS染色やダイロン染色でも赤染するが，定義に則してコンゴレッド染色で確認することが望ましい．特にピリジンコンゴレッド染色を実施することにより，他の染色よりも格段に高い染色精度と再現性と簡便性を確立できるため，特に推奨したい[4-6]．一般にアミロイドの染色はどれも弾性線維が共染しやすいため，動脈の内弾性板などに共染がないことを目安にするとよい．さらに，コンゴレッド染色標本を偏光顕微鏡下で観察し，緑色（エメラルドグリーン）複屈折を確認する（図2C）．なお，AA型アミロイド沈着（AA）は，過マンガン酸カリウム処理後のコンゴレッド染色で染色性が完全に消失する（感受性）ことで，他の型と区別可能である（偏光下の緑色複屈折も消失する）．逆に，非AA型は同処理後も染色性が残る（抵抗性）．

アミロイドーシスに関する調査研究班は，アミロイド蛋白あるいは前駆体蛋白に対する免疫組織化学を用いた病型分類を推奨している（図3）．すなわち，パラフィン切片をアミロイドA，κ鎖，λ鎖，トランスサイレチン（TTR），β_2ミクログロブリン（β_2M）の5種類の一次抗体を用いて，AA，（AL）Aκ，（AL）Aλ，ATTR，Aβ_2Mのいずれの蛋白であるかを同定する[5]（図4）．市販抗

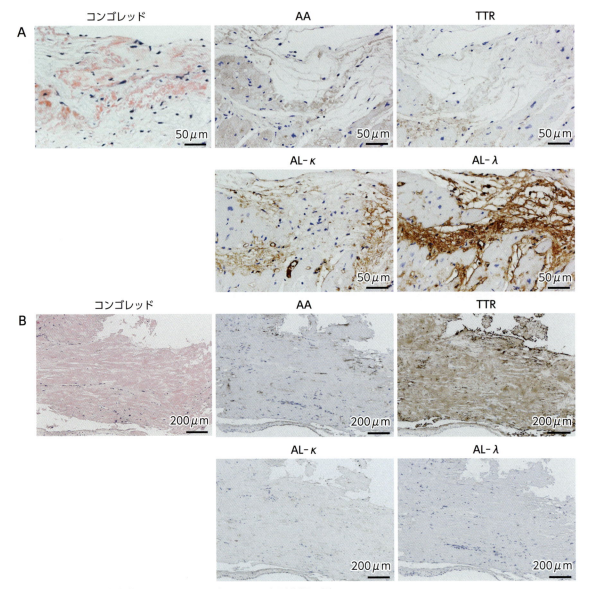

図4　免疫組織化学によるアミロイドーシスの病型分類の例
A：AL-λ型心アミロイドーシス例．コンゴレッド染色（左上挿入図）で橙色を示す部分には，反応性 AA アミロイド陰性（左上），トランスサイレチン（prealbumin）陰性（右上），免疫細胞性 AL アミロイド-κ鎖陰性（左下），免疫細胞性 AL アミロイド-λ鎖陽性（右下）の像を示す．
B：ATTR 型心アミロイドーシス例．コンゴレッド染色（左上挿入図）で橙色を示す部分には，反応性 AA アミロイド陰性（左上），トランスサイレチン（prealbumin）陽性（右上），免疫細胞性 AL アミロイド-κ鎖陰性（左下），免疫細胞性 AL アミロイド-λ鎖陰性（右下）の像を示す．

体を使用できるが（総論6-c「免疫組織化学的評価と *in situ* hybridization」-2「評価のポイント」参照），限界としてALのAκとAλの判定がしばしば問題となる．蛋白同定に苦慮した場合は，自家製抗体などを有する専門施設への診断支援依頼も考慮される[2,7]．最終的には，ALの場合は骨髄穿刺などで多発性骨髄腫の有無を確認し，ATTRの場合は血清TTR質量分析やTTR遺伝子検査を依頼して変異型か野生型かの判定を行うことが必要である[7]．

電子顕微鏡下では，アミロイドは幅8〜15 nmの枝分かれのない細線維の集積よりなる（総論6-b「電子顕微鏡的評価」参照）．通常は直線状だが，$A\beta_2M$は弯曲しており曲線状である[6]．

なお，生検部位に関しては，直接証明となる心筋からの生検が最適だが，生検リスクを考慮すべき症例においては，証明すべき心アミロイドーシスが全身性である点を考えて，消化管や腹壁脂肪組織などの他臓器生検の選択肢もあり得る[3]．蛋白同定までを考えると，胃・十二指腸生検（粘膜筋板や粘膜下層の小血管を含む検体が最適）が推奨される[2]．

◆ **文献**

1) 河村俊治：心アミロイドーシス．病理と臨床 **29**：137-141, 2011
2) 星井嘉信, 石原得博：生検部位の選択とアミロイド蛋白の免疫組織化学的同定法．アミロイドーシスの基礎と臨床, 池田修一（編）, 金原出版, 東京, p34-38, 2005
3) 河村俊治ほか：循環器疾患の臨床病理学．心アミロイドーシスの病理学的診断図説．診断と治療 **93**：670-673, 2005
4) 山下 勝, 村上喜信：アミロイド症の病理学的研究 I. Pyridine congo redによる新しいアミロイド染色法．衛検 **22**：33-35, 1973
5) 星井嘉信, 村上喜信：アミロイド染色．最新染色法のすべて，水口國雄（編）, 医歯薬出版, 東京, p33-37, 2011
6) 岩田隆子：アミロイド線維の形態学的特徴と染色法．アミロイドーシスの基礎と臨床, 池田修一（編）, 金原出版, 東京, p14-19, 2005
7) 厚生労働科学研究費補助金 難治性疾患克服研究事業 アミロイドーシスに関する調査研究班：アミロイドーシス診療ガイドライン2010. http://amyloid1.umin.ne.jp/guideline2010.pdf

MEMO ヘモクロマトーシス

　局所的な鉄過剰による組織への鉄沈着をヘモジデローシス（hemosiderosis）と呼び，たとえば心原性の肺うっ血にみられる心不全細胞（ヘモジデリンを貪食した肺胞マクロファージ）も好例である．一方，全身の鉄量は成人男性で3.5 g，女性で2.5 g程度であるが，5 g以上ではヘモクロマトーシス（hemochromatosis）となり，過剰な鉄沈着が細胞内酸化ストレスの増大や細胞死を誘導し，臓器障害をもたらす．遺伝性（特発性）ヘモクロマトーシスは第6染色体短腕上でHLA遺伝子と連鎖したHFE遺伝子の変異により，その遺伝子産物の異常が鉄移送蛋白であるトランスフェリンとその受容体の相互作用に影響する．常染色体劣性遺伝形式であるが実際には男性患者が多く，女性は月経や妊娠時の鉄の喪失が防御的に作用するため閉経後に発症する．北欧系の白人では1,000人あたり5人の発症が指摘されているが，それ以外の人種では少ない．続発性では難治性の貧血性疾患に対する頻回輸血や鉄剤の不適切な投与による医原性の病態も知られている．心不全は重要な死因であり，通常，拡張型心筋症様の病態を示すが（図1），生前に心筋生検で確定される症例は少なく，米国でも2,300生検例中，2例（0.4％）であったとされるが，鉄沈着が心外膜側から進行することが心筋生検で偽陰性となる一因ともされている．

　心筋組織における鉄沈着が少ない場合，同じく褐色色素顆粒であるリポフスチンと紛らわしく診断上のピットフォールと言える．リポフスチンは粗大顆粒状，ヘモジデリンは比較的均一な明るい顆粒状とされるが，両者とも核周囲に多く蓄積するため，鑑別は容易ではない．不安な場合はベルリンブルー染色を行うとよいが，そもそも念頭にない場合は見逃す可能性があり注意を要する[1]．鉄は皮膚や膵臓，肝臓などにも沈着し，青銅色糖尿病（bronze diabetes）とも称されてきたが，心症状が先行する場合もあり注意が必要である．心筋の崩壊が進むと間質のマクロファージへのヘモジデリン沈着も診断の手がかりとなる．

◆文献

1) Factor SM: Cardiomyopathy, iron toxicity-associated. Diagnostic Criteria for Cardiovascular Pathology: Acquired diseases, Bloom S(ed), Lippincott-Raven, Philadelphia, p27-28, 1997

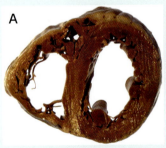 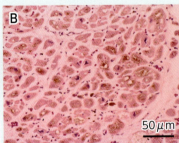 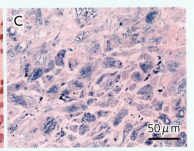

図1　ヘモクロマトーシス（剖検心）
A：心重量440 g．拡張型心筋症様の両心腔の拡張を示すが，心筋は褐色調が強い．B：心筋細胞に多量の褐色色素顆粒の沈着を認める（HE染色）．C：心筋内の褐色色素顆粒は鉄染色陽性を示す（ベルリンブルー染色）．
（加藤誠也：拡張型心筋症様の臨床経過を示し，剖検にて診断された心ヘモクロマトーシス．Cardiac Prac 17: 335-339, 2006より改変）

第Ｖ章　不整脈・伝導障害を主病態とする疾患

1　不整脈原性心筋症

「不整脈原性」は，不整脈を「発生させる」，または「起こしやすい」という意味であるが,「不整脈原性」を病理形態学的に理解するには，どのような心筋組織の変化が「不整脈原性」の背景組織になるかを理解する必要がある．

さまざまな心筋症において，炎症・変性などの心筋細胞の変化や線維化などの間質の変化が心筋組織の電気的特性を変えて「不整脈原性」となるが，他にも不整脈に直結する心筋組織の異常な電気的興奮をきたす原因としては以下の3つが挙げられる．

①細胞膜イオンチャネルの異常（Na^+，K^+，Ca^{2+} チャネル）
②細胞内のカルシウムイオン動態異常
③心筋細胞間結合を担う介在板部分の異常

この3つの原因に関わる心筋組織の一部が障害されれば不整脈を起こしやすくなる．それぞれの代表的疾患として，①はBrugada症候群やQT延長症候群があり，②にはカテコラミン感受性多形性心室頻拍や一部の心筋症などが該当する．これらはいずれも組織形態学的に捉えにくい異常やまれな疾患であるが，③に該当する疾患はまさに「不整脈原性右室心筋症」である．つまり，心筋の電気的興奮を隣り合う心筋に伝える要の部分に病変の首座があるため「不整脈が起こりやすい」＝「不整脈原性」右室心筋症と称されているのである．

a　不整脈原性右室心筋症/異形成症（arrhythmogenic right venricular cardiomyopathy/dysplasia: ARVC/D）

1) 疾患名について：歴史的背景

形態学的なARVC/Dの定義は右室を主体に，線維脂肪化が進行する心筋症である．右室主体に病変が進行する病態として，1952年にUhlが右室心筋の消失とともに右室壁が「紙様」に菲薄化して拡大する小児例を報告し，同じように右室を主体に拡大する病態を総じてUhl病と称していたこともあったが，ARVC/Dのほかにも先天性心奇形のEbstein病でも類似の形態を示すことがあり，これらの疾患も混同していたと考えられる．その後，1982年にARVC/Dのまとまった報告がなされた[1]．この論文のタイトルは"Right ventricular dysplasia（RVD）"であるが，このなかでは心房，心室を問わず不整脈が出現することが特徴の一つに挙げられ，心室頻拍を主徴とする場合は"arrhythmogenic" RVDと称すると示されている．また，"dysplasia（異形成）"の用語はこのときにすでに使用されており，後に"cardiomyopathy（心筋症）"が併記され，現在では「心筋症」が主流になっている．「異形成」は病理学的には正常組織の一部が異常な組織に変化していくことを示す言葉で，「上皮性腫瘍/癌」の領域で主に使用される用語である．ARVC/Dでは後述する初期病変を生じやすい部分が存在し，その部位から病変が広がる経過をみて「異形成」が付記されたと考えられる．

2) 病態と不整脈のメカニズム

近年の分子生物学的な研究によりARVC/Dの病変の首座として心筋細胞間結合（介在板，intercalated disk）に存在するデスモソーム（接着斑，desmosome）を構成する蛋白質が指摘され，それに関連する遺伝子異常が多く報告されている．デスモソームは細胞間接着の機能だけでなく，同じ介在板に存在する細胞間の電気的結合を担うギャップ結合蛋白質のコネキシン43の発現に関与したり，Na^+チャネルの機能にも影響したりすることがいわれている[2]．また，心筋細胞自体のアポトーシス（apoptosis）や脂肪生成

（adipogenesis）に関与したりするとの報告もあり，デスモソームの異常により心筋細胞に生じる電気生理学的および組織学的変化が分子生物学的にも解明されつつある．また，デスモソーム以外の遺伝子の異常も報告されている．遺伝子以外の病因では心筋炎の原因にもなるウイルス感染の関与も指摘されている[3]．

ARVC/Dは右室を主体に病変が進行するが，元来右室は体・肺動脈圧の差にしたがって心筋壁厚が左室より薄く，心筋細胞量が少ない．しかし，心外膜の面積は左右心室でそれほど大きな差がないため，心外膜側から線維脂肪化が進行すれば心筋細胞に対する病的間質の比率も大きくなり，右室側がより早期に不整脈原性基質となりやすくなると考えられる．

3）臨床像（図1）

ARVC/Dは病期として，① concealed phase，② electrical phase，そして③ right ventricular or biventricular failure に分けられる．

① **concealed phase**：右室の拡大や機能障害はみられず画像検査などで診断は困難であるが，時に突然死をきたすこともあるため，遺伝子異常が明らかになっている場合は，運動など日常生活にも注意する必要がある．

② **electrical phase**：心電図異常も出現し始め，右室の拡大など形態学的変化も明らかになってくるため，ARVC/Dの診断基準に当てはめて考えることができる．現在のARVC/Dの診断基準は2010年に改訂されたものが用いられ，近年進歩したMRIやエコーなどの画像検査所見も詳細に記載されている．また，遺伝子検査

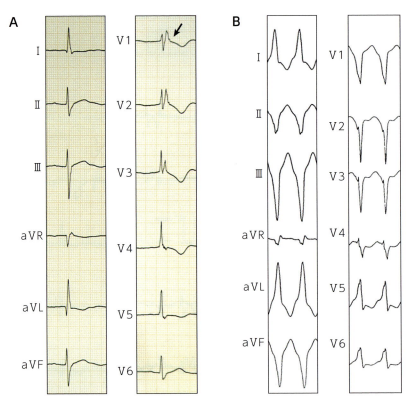

図1　ARVC/Dの12誘導心電図
A：洞調律時．不完全右脚ブロックでV1-5で陰性T波がみられ，V1ではQRS波形の直後に小さなε波を認める（矢印）．B：心室頻拍．左脚ブロック型で右室起源であることを示している．

も項目に追加されている[4]．

③ **right ventricular or biventricular failure**：病変が進行すると終末期は右心不全から両心不全に至る．右室ではほぼ心筋細胞が心内膜面にわずかに残存するのみで，右室壁は菲薄化する．心筋細胞がほとんど消失する過程で，伝導遅延を担う残存心筋まで減少して，不整脈の出現頻度が逆に低下することもある．

4) 病理解剖

a) 肉眼所見

病初期のconcealed phaseはARVC/Dの特徴的所見が目立たない段階であり，病理解剖においても診断できない可能性もある．また，後述するBrugada症候群とオーバーラップする症例も存在すると考えられる．Electrical phaseから終末期の心不全に至った症例は病理解剖や心臓移植の摘出心として病理学的に解析する機会がある．他の特発性心筋症と同じく，病変は心外膜側から進行する．心外膜面はほぼ全体が脂肪組織に覆われ，右室は著明に拡大する．心筋がほぼ消失した症例では，右室壁が線維組織と脂肪組織のみで置き換わることもある．ARVC/Dの初期病変部位としては三尖弁輪，肺動脈弁下，右室心尖部が挙げられ，この3点は"triangle of dysplasia"と呼ばれる（図2A）．左室の脂肪浸潤や線維化の程度は右室に比して軽度であるが，病期の進行とともに左室心筋壁内に脂肪浸潤や線維化が及び，LV involvement ARVC/Dと呼ばれる（図2B）．80％以上の症例で左室にもさまざまな程度の病変を伴い[5]，最終的には左室腔も拡大して両心不全となることが多い．

b) 組織所見

他の心筋症と同様に，間質には線維化をきたし，それに加えて脂肪化を高度に伴うことが特徴である．脂肪細胞は成熟した脂肪細胞で，褐色脂肪などの機能性の脂肪組織ではない．一部慢性炎症が関連する症例では，リンパ球やマクロファージのまばらな浸潤を認めることもある．

心房は心室ほど高度の脂肪浸潤はみられないが，組織学的には線維化とともに心房筋間にも脂

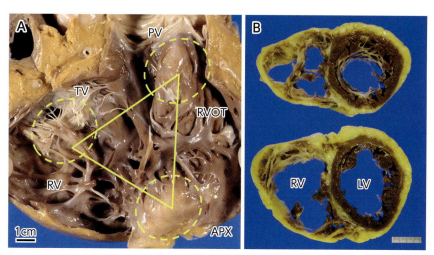

図2 ARVC/Dの肉眼所見

A：右室流入路−流出路の心内膜面で"triangle of dysplasia"を示す．丸印で示す三尖弁輪下，右室心尖部，肺動脈弁下が病変の初発部分となることが多い．肉眼的にも線維化が進行している．
B：両心室短軸断面．全周性に心外膜面には脂肪組織がみられ，右室は著明な拡大とともに菲薄化し，残存する心筋もまばらになっている．左室側も脂肪で覆われ，中隔にも線維化と脂肪化部分が帯状に広がっている．左室壁もやや菲薄化して内腔が拡大している．
APX：右室心尖部，LV：左室，PV：肺動脈弁，RV：右室，RVOT：右室流出路，TV：三尖弁

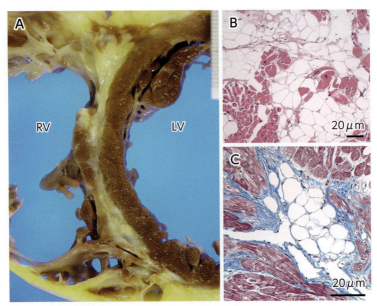

図3　心筋生検採取部分となる図2Bの中隔の拡大像とARVC/D症例の心筋生検標本

A：右室自由壁は菲薄化が著明で，心筋はほぼ全層性に消失している．中隔部分でも両室接合部では線維化や脂肪化がみられる．
B，C：右室心筋生検組織像．B：間質に脂肪組織の不規則な浸潤がみられる（HE染色）．C：脂肪組織と線維化が入り混じったfibrofatty changeがみられる（マッソン・トリクローム染色）．
LV：左室，RV：右室
(B，C図：廣江道昭ほか：心内膜心筋生検標本の見方．循環器内科 **72**：641-649, 2012 より改変)

肪浸潤がみられる．ARVC/Dでは心房性不整脈の頻度も高く，それに矛盾しない組織像といえる．

5) 心筋生検

2011年に欧州心臓病理学会（AECVP）が出した統一見解では，ARVC/Dの診断に心筋生検は「有用」とされた[6]．しかし，心室中隔からの採取では十分な所見が得られないことが多いため，採取条件としてMRIやelectroanatomical mappingで自由壁の傷害部位を同定して，その部分から組織の採取を行うと診断効率が上がるとしているが，ARVC/Dの右室自由壁は薄く，手技的に合併症をきたす可能性も考えられ，注意を要する．進行したARVC/Dでは右室側の中隔でも脂肪浸潤や線維化が及び（図3A），ここからの採取でも十分と考えられる．また，組織学的所見はHEやマッソン・トリクロームなどの通常の組織染色では，いわゆるfibrofatty change（図3B，C）がみられることがある．家族歴があり遺伝性と考えられる症例では，障害されたデスモソーム蛋白質（plakoglobin, plakophilin-2, desmoplakin, desmoglein-2）やconnexin 43などの抗体による免疫染色も有用であるが，抗体発現の低下した所見を有意と評価するため[7]，症例数の少ない施設では固定や染色過程の状況によっては一定した評価が難しい場合も考慮され，参考程度としたほうがよいかもしれない．また，透過型電子顕微鏡では，介在板の構造を詳細に捉えることができ，ARVC/Dの典型例では介在板の間隙の開大を認めることがある（図4）．その他，心筋生検標本では，中年以降の女性に多い非特異的な脂肪組織の心筋間への

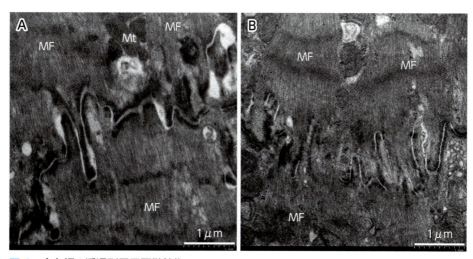

図4 介在板の透過型電子顕微鏡像
ARVC/D 症例（**A**）の介在板は，非 ARVC/D 症例（**B**）の心筋症での介在板に比して間隙が開大している．
MF：筋原線維，Mt：ミトコンドリア

介在を過剰評価し，ARVC/D と診断しないよう注意する必要がある．

b 左室優位の不整脈原性心筋症（left-dominant arrhythmogenic cardiomyopathy: LDAC）

ARVC/D は右室を主体に病変が進行する疾患であるが，2000年前後から左室優位に線維脂肪化の組織変化が進行し，左室起源の心室不整脈が出現する left-dominant arrhythmogenic cardiomyopathy という疾患概念が報告されるようになった[8]．鑑別すべき疾患としては拡張型心筋症や左室に病変の進行した ARVC/D が挙げられるが，家族性の ARVC/D と同様にデスモソーム蛋白質関連遺伝子の異常を有する症例もみられる．

c Brugada 症候群

Brugada 症候群は，右側胸部誘導（V1，V2）で右脚ブロック型波形とともに coved 型や saddleback 型の特徴的な ST 上昇を伴う心電図異常を示し，心室細動による突然死の原因となる疾患である．壮年期の男性に多く，基本的に心拡大なとどの器質的異常を伴わないが，アメリカ心臓協会（AHA）の心筋症の分類では "Primary cardiomyopathy" の "Genetic" のカテゴリーに入っている．これまでに Na$^+$ チャネルに関連する *SCN5A* をはじめとした10数個の原因遺伝子が同定されているが，実際に原因遺伝子が判明するのは10〜20％程度で，その病態は十分に解明されていない．

Brugada 型心電図波形と心室細動の発生には，特に右室流出路心筋の心外膜側と心内膜側における活動電位の電位勾配の増加や持続時間の差の増大が電気生理学的病因として明らかにされているが，近年，Brugada 症候群の一部に，右室流出路を中心に線維化などの器質的異常を有する症例が報告されている[9]．このように障害部位が右室であるため，ARVC/D とオーバーラップする症例も存在すると指摘されている．ARVC/D の一部の遺伝子異常（plakophilin-2）では Na$^+$ チャネルの機能障害も指摘されており，このような症例がそれに相当するのかもしれないが明らかでない[10]．

Brugada 症候群を病理組織学的見地でまとめた報告は乏しく，心筋生検でリンパ球の浸潤を指摘する報告もあるが，特異的な所見とはいえない．

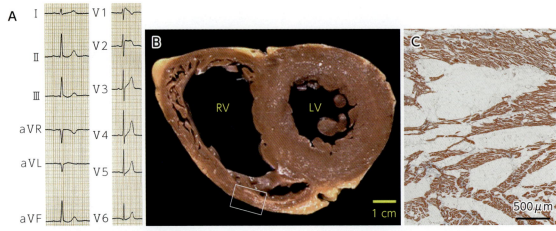

図5 Brugada症候群の病理解剖症例
A：12誘導心電図，**B**：剖検心の両心室横断面，**C**：右室（白枠部）の組織像．50歳代男性．洞調律でV1にcoved型ST上昇を認める．右室はやや拡大し，組織学的に炎症，線維化に乏しく，脂肪組織の浸潤が目立つ．
LV：左室，RV：右室

　また，致死性不整脈が壮年期以降に出現することや，心房細動の頻度も高くなることは，経年的に線維化などの組織学的な不整脈原性基質が進行している可能性を示すが，心筋生検でその変化を捉えるのは困難である．図5にBrugada型心電図を有した剖検例を示す．右室が拡大傾向を示し，ARVC/Dにやや類似した変化を認めたが，特異的な所見を認めない症例もある．現在のところ，Brugada症候群は心電図で診断される疾患であり，形態変化のみでその疾患の本質を捉えることは難しい．

◇文献

1) Marcus FI et al: Right ventricular dysplasia: a report of 24 adult cases. Circulation **65**: 384-398, 1982
2) Sato PY et al: Interactions between ankyrin-G, Plakophilin-2, and Connexin43 at the cardiac intercalated disc. Circ Res **109**: 193-201, 2011
3) Bowles NE et al: The detection of cardiotropic viruses in the myocardium of patients with arrhythmogenic right ventricular dysplasia/cardiomyopathy. J Am Coll Cardiol **39**: 892-895, 2002
4) Marcus FI et al: Diagnosis of arrhythmogenic right ventricular cardiomyopathy/dysplasia: proposed modification of the task force criteria. Circulation **121**: 1533-1541, 2010
5) Sen-Chowdhry S et al: Clinical and genetic characterization of families with arrhythmogenic right ventricular dysplasia/cardiomyopathy provides novel insights into patterns of disease expression. Circulation **115**: 1710-1720, 2007
6) Leone O et al: 2011 consensus statement on endocardial biopsy from the association for European Cardiovascular Pathology and the Society for Cardiovascular Pathology. Cardiovasc Pathol **21**: 245-274, 2012
7) Noorman M et al: Remodeling of the cardiac sodium channel, connexin43, and plakoglobin at the intercalated disk in patients with arrhythmogenic cardiomyopathy. Heart Rhythm **10**: 412-419, 2013
8) Sen-Chowdhry S et al: Left-dominant arrhythmogenic cardiomyopathy: an under-recognized clinical entity. J Am Coll Cardiol **52**: 2175-2187, 2008
9) Nademanee K et al: Prevention of ventricular fibrillation episodes in Brugada syndrome by catheter ablation over the anterior right ventricular outflow tract epicardium. Circulation **123**: 1270-1279, 2011
10) Cerrone M et al: Missense mutations in plakophilin-2 cause sodium current deficit associate with a Brugada syndrome phenotype. Circulation **129**: 1092-1103, 2014

略 語 一 覧

数字			
	99mTc-PYP	technetium（99mTc）pyrophosphate	ピロリン酸テクネチウム

A			
	AA	amyloid A	アミロイドA
	ACC	American College of Cardiology	米国心臓病学会
	ACE	angiotensin converting enzyme	アンジオテンシン変換酵素
	ACR	acute cellular rejection	急性細胞性拒絶反応
	AHA	American Heart Association	アメリカ心臓協会
	AL	light chain derived amyloid	ALアミロイド
	AML	anterior mitral leaflet	（僧帽弁）前尖
	AMR	antibody-mediated rejection	抗体関連型拒絶反応
	ANCA	antineutrophil cytoplasmic antibody	抗好中球細胞質抗体
	ANP	atrial natriuretic peptide	心房性ナトリウム利尿ペプチド
	APH	apical hypertrophic cardiomyopathy	心尖部肥大型心筋症
	APM	anterior papillary muscle	前乳頭筋
	ARB	angiotensin receptor blocker	アンジオテンシン受容体拮抗薬
	ARVC/D	arrhythmogenic right ventricular cardiomyopathy/dysplasia	不整脈原性右室心筋症／異形成症
	ASH	asymmetric septal hypertrophy	非対称性中隔肥大
	ATGL	adipose triglyceride lipase	アディポーストリグリセリドリパーゼ
	ATP	adenosine triphosphate	アデノシン三リン酸
	AV	aortic valve	大動脈弁
	AV（B）	atrio-ventricular（block）	房室（ブロック）

B			
	$\beta_2 M$	beta-2 microglobulin	ベータ2ミクログロブリン
	BMD	Becker muscular dystrophy	ベッカー型筋ジストロフィ
	BMHD	bizarre myocardial hypertrophy with disorganization	錯綜配列を伴う奇妙な心筋肥大
	BNP	brain natriuretic peptide	脳性ナトリウム利尿ペプチド
	BWG	Bland-White-Garland（syndrome）	ブランド・ホワイト・ガーランド（症候群）

C			
	CAV	cardiac allograft vasculopathy	移植心冠動脈病変
	CD	cluster of differentiation	表面抗原CD分類
	CE	cholesterol ester	コレステロールエステル
	CMR	cardiovascular magnetic resonance	心血管MR
	COX	cytochrome c oxidase	チトクロームc酸化酵素
	CRT	cardiac resynchronization therapy	心臓再同期療法
	CRT-D	cardiac resynchronization therapy defibrillator	心臓再同期療法機能付き植込み型除細動器
	CS	coronary sinus	冠静脈洞
	CT	computed tomography	コンピューター断層撮影法

略語一覧

D	DCM	dilated cardiomyopathy	拡張型心筋症
	DcT	deceleration time	（E波）減速時間
	DFS	direct fast scarlet（stain）	ダイレクトファーストスカーレット（染色）
	D-HCM	dilated phase of hypertrophic cardiomyopathy	拡張相肥大型心筋症
	DMD	Duchenne muscular dystrophy	デュシェンヌ型筋ジストロフィ
E	E/A	early diastolic filling velocity/atrial filling velocity	左室急速流入血流速度／心房収縮期流入血流速度
	ECG（EKG）	electrocardiogram（Elektrokardiogramm：独）	心電図
	ECV	extracellular volume	細胞外液分画
	EF	ejection fraction	駆出率
	EFE	endocardial fibroelastosis	心内膜線維弾性症
	EMD	electromechanical dissociation	電気機械解離
	ECP	eosinophilic cationic protein	好酸球性カチオン蛋白
	EPGA	eosinophilic granulomatosis with polyangiitis	好酸球性多発血管炎性肉芽腫症
	ERT	enzyme replacement therapy	酵素補充療法
	ESC	European Society of Cardiology	欧州心臓病学会
	EVG	Elastica van Gieson（stain）	エラスティカ・ワンギーソン（染色）
F	FAP	familial amyloidotic polyneuropathy	家族性アミロイドポリニューロパチー
	FDG PET	fluorodeoxyglucose-positron emission tomography	フルオロデオキシグルコースを用いた陽電子放射断層撮影
G	Ga	gallium	ガリウム
	GAG	glycosaminoglycan	グリコサミノグリカン
	Gb3	globotriaosylceramide	グロボトリアオシルセラミド
	GCM	giant cell myocarditis	巨細胞性心筋炎
	Gd	gadolinium	ガドリニウム
H	HCM	hypertrophic cardiomyopathy	肥大型心筋症
	HE	Hematoxylin eosin（stain）	ヘマトキシリン・エオジン（染色）
	HLA	human leukocyte antigen	ヒト白血球型抗原
	HOCM	hypertrophic obstructive cardiomyopathy	閉塞性肥大型心筋症
	HRS	Heart Rhythm Society	米国不整脈学会
I	ICD	implantable cardioverter defibrillator	植込み型除細動器
	ICM	ischemic cardiomyopathy	虚血性心筋症
	iDCM	inflammatory dilated cardiomyopathy	炎症性拡張型心筋症
	IL	interleukin	インターロイキン
	IRT	isovolumic relaxation time	等容弛緩時間
	ISH	*in situ* hybridization	インサイチュハイブリダイゼーション
	ISHLT	International Society for Heart and Lung Transplantation	国際心肺移植学会
	IVST	interventricular septal thickness	心室中隔厚

略語一覧

L
LA	left atrium		左房
LAA	left atrial appendage		左心耳
LAO	left anterior oblique		左前斜（位）
LCFA	long chain fatty acid		長鎖脂肪酸
LDAC	left-dominant arrhythmogenic cardiomyopathy		左室優位の不整脈原性心筋症
LGE	late gadolinium enhancement		ガドリニウム遅延造影
LS	longitudinal strain		長軸方向ストレイン
LV	left ventricle		左室
LVAD	left ventricular assist device		左心補助装置
LVDd	left ventricular end-diastolic dimension		左室拡張末期径
LVDs	left ventricular end-systolic dimension		左室収縮末期径
LVEDP	left ventricular end-diastolic pressure		左室拡張末期圧
LVNC	left ventricular noncompaction		左室緻密化障害

M
MBP	major basic protein		主要塩基性蛋白
MDCT	multi detector-row computed tomography		多列検出器型コンピューター断層撮影法
MFR	myocardial flow reserve		心筋血流予備能
MHC	major histocompatibility complex		主要組織適合複合体
MPS	mucopolysaccharidoses		ムコ多糖症
MR	mitral regurgitation		僧帽弁逆流
MRI	magnetic resonance imaging		核磁気共鳴画像法
MS	membranous septum		膜性中隔
MV	mitral valve		僧帽弁
MVO	mid-ventricular obstruction		心室中部閉塞

N
NE	norepinephrine		ノルエピネフリン
NIH	National Institutes of Health		米国国立衛生研究所
NT-proBNP	N terminal-pro B type natriuretic peptide		脳性ナトリウム利尿ペプチド前駆体N端フラグメント

O
OCR	oxygen consumption rate		酸素消費速度

P
PA	pulmonary artery		肺動脈
PAS	periodic acid Schiff（stain）		パス（染色）
PC	phosphatidylcholine		ホスファチジルコリン
PCMR	（North American）Pediatric Cardiomyopathy Registry		（北米）小児心筋症登録
PCR	polymerase chain reaction		ポリメラーゼ連鎖反応
PEA	pulseless electrical activity		無脈性電気活動
PET	positron emission tomography		陽電子放射断層撮影法
PML	posterior mitral leaflet		（僧帽弁）後尖
PN	polyarteritis nodosa		結節性多発動脈炎
PPCM	peripartum cardiomyopathy		周産期心筋症
PTSMA	percutaneous transluminal septal myocardial ablation		経皮的中隔心筋焼灼術

	PVR	pulmonary vascular resistance	肺血管抵抗
	PVRI	pulmonary vascular resistance index	肺血管抵抗係数
	PYP	pyrophosphate	ピロリン酸
	PWT	posterior wall thickness	（左室）後壁厚
Q	QOL	quality of life	生活（人生）の質
R	RA	rheumatoid arthritis	関節リウマチ
	RA	right atrium	右房
	RAA	right atrial appendage	右心耳
	RAAS	renin-angiotensin-aldosterone system	レニン・アンジオテンシン・アルドステロン系
	RAO	right anterior oblique	右前斜（位）
	RCM	restrictive cardiomyopathy	拘束型心筋症
	RI	radioisotope	放射性同位元素
	RRF	ragged-red fiber	赤色ぼろ線維
	RV	right ventricle	右室
S	SAM	systolic anterior movement	（僧帽弁）収縮期前方運動
	SLE	systemic lupus erythematosus	全身性エリテマトーデス
	SPECT	single photon emission computed tomography	単一光子放射コンピューター断層撮影法
	SSA	senile systemic amyloidosis	老人性全身性アミロイドーシス
	SVC	superior vena cava	上大静脈
T	TGCV	triglyceride deposit cardiomyovasculopathy	中性脂肪蓄積心筋血管症
	Th1	helper T cell type 1	1型ヘルパーT細胞
	Th2	helper T cell type 2	2型ヘルパーT細胞
	TNF	tumor necrosis factor	腫瘍壊死因子
	TTR	transthyrethin	トランスサイレチン
	TV	tricuspid valve	三尖弁
V	VAD	ventricular assist device	心室補助装置
	VF	ventricular fibrillation	心室細動
	VT	ventricular tachycardia	心室頻拍
W	WASOG	World Association of Sarcoidosis and Other Granulomatous Disorders	国際サルコイドーシス・肉芽腫性疾患学会
	WPW	Wolfe-Parkinson-White（syndrome）	ウォルフ・パーキンソン・ホワイト（症候群）
	WU	Wood's unit	ウッド単位

索 引

和 文

あ
アーチファクト 27
アデノウイルス 52
アドリア細胞 35
アポトーシス 70
アミロイド 196
アミロイドーシス 31, 192, 196
　──剖検心 196
アルコール性心筋症 119

い
異常樹枝状分岐 23
移植心 106
　──冠動脈病変 108
遺伝的 ATGL 欠損症 146

う
ウイルス感染 50
ウイルスゲノム 50
右室心筋生検法 9, 11

え
液性拒絶反応 107
壊死性好酸球性心筋炎 8, 85, 88
エラスティカ・ワンギーソン染色 18
炎症細胞浸潤 26
炎症性拡張型心筋症 46, 89, 114
エンテロウイルス 50

お
オイルレッド O 染色 19
オートファゴソーム 35, 71
オートファジー 35, 70
オートリソソーム 35, 71

か
角質化 70

拡張型心筋症 2, 111
　──，原因遺伝子 55
拡張相肥大型心筋症 31, 151, 156, 158
画像検査 8
ガドリニウム遅延造影 113
顆粒状変性 20, 21
間質 23
　──性線維化 24
関節リウマチ 129

き
急性細胞性拒絶反応 106
急性心筋炎 78
凝血塊 27
巨細胞性心筋炎 86
拒絶反応 106
筋緊張性ジストロフィ 134
筋原線維粗鬆化 38
筋ジストロフィ 44, 132
筋周膜 24
近接効果 81
筋内膜 24

く
空胞変性 21, 31
グリコゲノソーム 35, 118
グリコサミノグリカン 167

け
蛍光抗体法 42
経皮的中隔心筋焼灼術 155
血管周囲性線維化 24
血管新生 26
結節性多発動脈炎 130
血中バイオマーカー 8
原発性心内膜線維弾性症 149

こ
好塩基性変性 21, 22

高血圧性心肥大 180
膠原病合併心筋症 129
抗原賦活化法 43
好酸球 87
　──性カチオン蛋白 83
　──性心筋炎 83
　──性多発血管炎性肉芽腫症 130
拘束型心筋症 187
酵素抗体法 41
酵素補充療法 164, 166, 167
抗体関連型拒絶反応 107
呼吸鎖酵素複合体 173
コクサッキーウイルス 50
コラーゲン 23
孤立性左室心尖部低形成 190
コンゴレッド染色 19

さ
サイトメガロウイルス 52
細胞外液分画 59
細胞死 70
錯綜配列 23, 37, 157
左室心筋生検法 12
左室緻密化障害（心筋緻密化障害） 136, 177
左室優位の不整脈原性心筋症 205
左心補助装置 112
サラセミア 60
サルコイドーシス 94
産褥心筋症 126
サンプリングエラー 27, 100

し
刺激伝導系 14
質量顕微鏡 67
質量分析法 67
脂肪浸潤 26, 59
脂肪滴 31
脂肪変性 59
周産期心筋症 126

索引

収縮帯　27
主要塩基性蛋白　83
小児拘束型心筋症　189
小児の肥大心　184
心Fabry病　162
心アミロイドーシス　31, 192, 196
腎移植　172
心エコー検査　8
心筋細胞横径　20
心筋細胞核異常　20, 23, 37
心筋脂肪　59
心筋脂肪酸代謝　62
心筋症　2
　──，原因遺伝子　54
　──，動物モデル　73
心筋生検鉗子　5, 9
心筋生検レポート　47
心筋線維化　57
心筋遅延造影　58
心筋緻密化障害（左室緻密化障害）　136, 177
心筋内細動脈狭窄　31
心筋浮腫　57
人工産物　27
心室逆リモデリング　125, 139, 141
心室中部閉塞性肥大型心筋症　151
心尖部肥大型心筋症　151
心臓移植　104
　──，拒絶反応　106
　──，レシピエント　104
心臓カテーテル検査　8
心臓限局性サルコイドーシス　96, 103
心臓再同期療法　112
心臓サルコイドーシス　30, 87, 94, 102
心臓毛細血管不全　182
心内膜線維弾性症　149
心肺同時移植　190
心肥大　155
心房性特殊顆粒　38

せ

星状体　99

赤色ぼろ線維　175
線維化　24, 57
染色むら　28
全身性エリテマトーデス　129
先天性拘束型心筋症　190

そ

双胎間輸血症候群　186
僧帽弁収縮期前方運動　154, 155, 161

た

多核巨細胞　87, 99, 101
たこつぼ型心筋症　57, 142
多発血管炎性肉芽腫症　88
単一光子放射線コンピューター断層撮影法　61

ち

遅延造影CT　58, 60
遅延造影MRI　58, 78, 114, 154
置換性線維化　24, 82
中性脂肪蓄積心筋血管症　146
中皮細胞　28

て

鉄沈着　60, 200
テネイシンC　46
電気生理学的検査　8
電子顕微鏡　29
　──標本　17

と

洞結節　14
凍結標本　17
糖原病　35, 165
透析心　171
糖尿病性心筋症　37, 182
糖尿病母体児　186
動物モデル　73
突然死　156, 184, 190

に

肉芽腫　87
二次性アミロイドーシス　193

妊娠高血圧症候群　126

ね

ネクローシス　70

は

肺高血圧症　141
肺性心　141
パルボウイルス　52

ひ

ピクロシリウスレッド染色　18, 24
肥大型心筋症　2, 151
　──，原因遺伝子　54
非対称性中隔肥大　62, 153, 155, 161
ヒトヘルペスウイルス　52
標本　16
　──挫滅　27

ふ

フィブリン塊　27
福山型筋ジストロフィ　134
不整脈原性右室心筋症　2, 201
分類不能心筋症　2

へ

閉塞性肥大型心筋症　151
ヘモクロマトーシス　200
ヘモジデローシス　200
ベルリンブルー染色　19

ほ

房室結節　15
補助人工心臓治療　112, 139

ま

マイトファジー　38
マウスモデル　73
マッソン・トリクローム染色　18
慢性拒絶反応　108
慢性心筋炎　89

み

ミエリン小体　32

ミトコンドリア心筋症　21, 173
ミトコンドリア病　34

む

ムコ多糖症　167

め

免疫組織化学染色　41
免疫電顕法　18

や

薬剤過敏　88
薬剤性心筋症　122, 139

よ

陽電子放射断層撮影法（PET）　65

り

リウマチ性心炎　130
リソソーム病　44, 162
リバースリモデリング　125, 139, 141
リンパ球性心筋炎　80

る

類上皮細胞　99
　──肉芽腫　98

ろ

老人性アミロイドーシス　65, 193

欧文，数字

^{123}I-MIBG　62
^{18}F-FDG　66, 95
^{201}Tl　61
^{99m}Tc-MIBI　120, 158
^{99m}Tc 標識製剤　61
^{99m}Tc 標識-ピロリン酸スキャン　64, 194

A

AA アミロイドーシス　193
acute cellular rejection（ACR）　106
adria cell　35
adriamycin 心筋症　37, 122
AHA 分類　2
AL アミロイドーシス　192
Andersen 病　166
antibody-mediated rejection（AMR）　107
apical hypertrophic cardiomyopathy（APH）　151
apoptosis　70
arrhythmogenic right venricular cardiomyopathy/dysplasia（ARVC/D）　201
artifact　27
asteroid body　99
asymmetric septal hypertrophy（ASH）　62, 153, 155, 161
ATGL 欠損症　44
ATTR アミロイドーシス　192

B

Becker 型筋ジストロフィ　132, 133, 134
Berlin blue 染色　19
bizarre shaped nucleus　71
BMHD（bizarre myocardial hypertrophy with disorganization）　20, 23, 181
Brugada 症候群　205
BWG 症候群　150

C

C 型肝炎ウイルス　52
cardiac allograft vasculopathy（CAV）　108
cardiomyopathy　2
CD36 欠損症　44, 178
CMR（cardiovascular MR）　8
Congo red 染色　19
contamination　27
contraction band　27
Cori-Forbes 病　166
cornification　70
crash artifact　27

D

Danon 病　32, 44, 168
diabetic cardiomyopathy　182
diabetic microangiopathy　182
dialysis-induced myocardial stunning　171
dilated phase of HCM（D-HCM）　151, 156, 158
Duchenne 型筋ジストロフィ　132, 134

E

EB ウイルス　52
Elastica van Gieson 染色　18
electroanatomic voltage mapping　102
endocardial fibroelastosis（EFE）　149
endomysium　24
enzyme replacement therapy（ERT）　164, 166, 167
eosinophilic cationic protein（ECP）　83
eosinophilic granulomatosis with polyangiitis（EGPA）　130
epoprostenol　141
ESC 分類　2
extracellular volume（ECV）　59

F

Fabry 病　31, 44, 162
　──，心筋組織解析　67
FDG PET　66, 95
fibrofatty change　26, 204

G

gallium-67 citrate シンチグラフィ　95
Gd-DTPA（gadolinium-diethylene-triamine pentaacetic acid）　95
giant cell myocarditis（GCM）　86
glycogen storage disease　165
glycogenosis　165
glycogenosome　35, 118

索引

glycosaminoglycan（GAG） 167

H

HE（Hematoxylin eosin）染色 18
hemochromatosis 200
hemosiderosis 200
humoral rejection 107
Hunter 症候群 167
Hurler 症候群 167
hypertrophic cardiomyopathy(HCM) 2, 151
　——，原因遺伝子 54
hypertrophic obstructive cardiomyopathy（HOCM） 151

I

iDCM（inflammatory dilated cardiomyopathy） 46, 89, 114
in situ hybridization（ISH）法 13, 43, 50
isolated left ventricular apical hypoplasia 190
ivabradine 112

J

Jordans' anomaly 45, 147

K

Konno 式心内膜心筋生検鉗子 5

L

late gadolinium enhancement(LGE) 78, 99, 113, 153, 154, 156, 158, 196
left ventricular assist device(LVAD) 112
left-dominant arrhythmogenic cardiomyopathy（LDAC） 205
LEOPARD 症候群 185

Libman-Sacks 心内膜炎 129
Loeffler 心内膜炎 84

M

major basic protein（MBP） 83
Maron 分類 151
Masson trichrome 染色 18
matricellular protein 26
MDCT（multi detector-row computed tomography） 57
mid-ventricular obstructive cardiomyopathy（MVO） 151
mitochondriosis 118
Morquio 症候群 167
Morrow 手術 155
MRI 57
mucopolysaccharidoses（MPS） 167

N

Native T1 59
necrosis 70
noncaseating epithelioid granuloma 99
Noonan 症候群 152, 185

O

Oil red O 染色 19

P

PAS（periodic acid Schiff）染色 19
perimysium 24
PET(positron emission tomography) 65
Picrosirius red 染色 18
polyarteritis nodosa（PN） 130
Pompe 病 35, 165
post-embedding 法 18
post myocarditic change 82

pre-embedding 法 18
Propionibacterium acnes 94
Purkinje 細胞 15

Q

Quilty 効果 108

R

ragged-red fiber 175
rheumatoid arthritis（RA） 129

S

Sanfilippo 症候群 167
Schaumann 小体 99
Scheie 症候群 167
SICAD（small intramural coronary artery dysplasia） 156
SPECT（single photon emission computed tomography） 61
systemic lupus erythematosus(SLE) 129
systolic anterior movement（SAM） 154, 155, 161

T

T1 マッピング 58
T2 マッピング 57
telescoping artifact 28
trastuzumab 123
triangle of dysplasia 203
triglyceride deposit cardiomyovasculopathy（TGCV） 146

U

uremic cardiomyopathy 171

W

WPW 症候群 169

診断モダリティとしての心筋病理

2017 年 3 月 15 日　第 1 刷発行	編集者　心筋生検研究会
2019 年 5 月 31 日　第 2 刷発行	発行者　小立鉦彦
	発行所　株式会社 南 江 堂
	℡113-8410 東京都文京区本郷三丁目 42 番 6 号
	☎(出版)03-3811-7236　(営業)03-3811-7239
	ホームページ http://www.nankodo.co.jp/
	印刷・製本　横山印刷
	装丁　花村 広

Cardiac Pathology as the Diagnosis Modality
© Nankodo Co., Ltd., 2017

定価はカバーに表示してあります．
落丁・乱丁の場合はお取り替えいたします．
ご意見・お問い合わせはホームページまでお寄せください．

Printed and Bound in Japan
ISBN978-4-524-25908-3

本書の無断複写を禁じます．
[JCOPY]〈出版者著作権管理機構 委託出版物〉
本書の無断複写は，著作権法上での例外を除き，禁じられています．複写される場合は，そのつど事前に，出版者著作権管理機構(TEL 03-5244-5088，FAX 03-5244-5089，e-mail: info@jcopy.or.jp)の許諾を得てください．

本書をスキャン，デジタルデータ化するなどの複製を無許諾で行う行為は，著作権法上での限られた例外(「私的使用のための複製」など)を除き禁じられています．大学，病院，企業などにおいて，内部的に業務上使用する目的で上記の行為を行うことは私的使用には該当せず違法です．また私的使用のためであっても，代行業者等の第三者に依頼して上記の行為を行うことは違法です．